上巻

使える皮弁術

―適応から挙上法まで―

編集

慶應義塾大学教授　中島龍夫
日本医科大学教授　百束比古

全日本病院出版会

序　文

　皮弁開発の歴史は，形成外科の歴史そのものと言っても良い程，種々な皮弁が考案され，再建手術の発展やQOLの向上に大きく貢献しています．

　本書の題名の「使える皮弁術」は，古典的な皮弁の血管解剖や血行動態の解析から生まれた皮弁を呈示し，皮弁の生着域の向上にたいするトライヤルや長さや大きさの限界について解説するだけでなく，いかにしてその場の状況に応じて非侵襲的で安全な皮弁を的確に選択し，整容的にも満足のいく結果が得られるかを論じることを主目的としています．また四肢や顔面では動的機能喪失を皮弁により修復再建する項目も加えました．

　執筆者には選択した皮弁の難易度と安全に手術を行うコツを明記していただくように要請しました．執筆者はいずれも現時点で皮弁移植の手術を積極的に行い，この世界で第一線として活躍中の先生ばかりなので，その内容は最新の治療水準を網羅していると自負しています．勿論進歩の激しい世界の常として本書の内容がいつまで通用するかはわかりませんが，皮弁移植の手引き書，虎の巻として診療の傍らにおいていただければ編集者として望外の喜びです．

2010年2月

慶應義塾大学形成外科　中島龍夫

　皮弁外科は形成外科の基本的手技であってその発展が種々の再建手術を可能にしてきた．かつて皮弁外科は深部からの血管解剖に依存する傾向があったが，皮弁が薄くなるにつれ体表からの血管解剖が進み，あらゆる皮膚穿通枝を栄養血管とする穿通枝皮弁の概念が台頭してきた．あわせて，従来からの実用的な皮弁は廃れることはなく，むしろ新たな穿通枝皮弁の概念を吸収してそれを発展させた種々のバリエーションが生まれている．

　本書では，あまりマニアックな皮弁に偏ることがないよう，患者を治療するという目的のために，あくまでも「使える」という観点から皮弁を語ることを念頭に置き，現在考えられる本邦の最先端の執筆者にお願いして著した参考書である．すべての形成外科医の座右の書となり，かつ向上心ある新進の皮弁外科医の更なる育成に貢献できれば幸甚である．

2010年2月

日本医科大学形成外科　百束比古

使える皮弁術 —適応から挙上法まで— 上巻

目　次

Ⅰ．局所皮弁法および小皮弁術

Z 形成術とその理論 —planimetric Z plasty を含めて—	鈴木　茂彦	1
皮膚欠損修復に有用な幾何学的局所皮弁法	吉村　陽子ほか	8
正方弁法と square flap principle	百束　比古	14
眼瞼，頰部再建に有用な局所皮弁	楠本　健司ほか	20
逆行性顔面動脈皮弁 —特に外鼻，口唇の再建—	山下　建ほか	26
SMAP 皮弁 —顔面再建—	石原　剛	33
美容外科で用いる局所皮弁	宮本　純平	40
唇裂手術に有用な局所皮弁・皮下茎皮弁	玉田　一敬ほか	46
手・指の再建に有用な皮弁	栗原　邦弘	53
皮下茎皮弁の適応 —体幹四肢の再建—	鈴木　茂彦	68
Central axis flap method —multilobed propeller flap, scar band rotation flap, pin-wheel flap—	村上　正洋ほか	74
舌弁の適応と作製法	稲川　喜一ほか	82

Ⅱ．有茎皮弁術

大胸筋皮弁 —頭頸部再建—	山田　潔ほか	87
後頭頸部皮弁　Occipito-Cervico(OC)flap	小野　真平ほか	95
SCAP(superficial cervical artery perforator)皮弁 —頭頸部再建 遊離皮弁の可能性も含めて—	大木更一郎ほか	101
鎖骨上皮弁 —頸部再建—	小川　令ほか	107
DP 皮弁・僧帽筋皮弁 —頸部再建—	緒方　寿夫	111
広背筋皮弁	浅井　笑子ほか	120
有茎腹直筋皮弁 —乳房・胸壁・会陰部・骨盤腔の再建—	松田　健ほか	127
SEPA 皮弁 —男性外陰部再建など—	江浦　重義ほか	134

殿溝皮弁(Gluteal fold flap)………………………………………	輪湖　雅彦ほか	140
大殿筋穿通枝皮弁 ―仙骨部再建―………………………………	大木更一郎ほか	147
VAFを利用した大腿部皮弁 ―鼠径外陰部再建―………………	中嶋　英雄ほか	152
大腿二頭筋皮弁 ―坐骨部褥瘡再建―……………………………	石井　暢明ほか	160
遠位茎腓腹皮弁による下腿・足再建……………………………	百束　比古	165
内側足底皮弁 ―踵再建―…………………………………………	柏　　克彦ほか	170
DP皮弁 ―頭頚部再建―……………………………………………	清川　兼輔ほか	182

〈下巻のお知らせ〉

III．遊離皮弁術

前外側大腿皮弁 ―ALT皮弁，Anterolateral thigh flap―	橋本　一郎ほか	
鼠径皮弁………………………………………………………………………	柏　　克彦ほか	
浅腸骨回旋動脈穿通枝皮弁		
(superficial circumflex iliac artery perforator flap；SCIP flap)………	光嶋　勲ほか	
肩甲下動脈皮弁 ―肩甲皮弁，広背筋皮弁，肩甲骨弁，肋骨弁―	柏　　克彦ほか	
TAP皮弁……………………………………………………………………	成島　三長ほか	
腹直筋皮弁…………………………………………………………………	武石　明精ほか	
DIEP flap…………………………………………………………………	矢野　健二	
S-GAP flap(上殿動脈穿通枝皮弁)・I-GAP flap(下殿動脈穿通枝皮弁)……	佐武　利彦ほか	
前腕皮弁……………………………………………………………………	横川　秀樹ほか	
内側腓腹筋穿通枝皮弁……………………………………………………	佐野　和史	
腓骨穿通枝皮弁と腓骨弁…………………………………………………	櫻庭　実	
足・足趾からの遊離皮弁…………………………………………………	田中　克己ほか	

IV．特殊な概念の皮弁術・新しい方法

瘢痕皮弁 Scar(red)flap……………………………………………………	百束　比古	
キメラ型移植術による頭頚部再建………………………………………	光嶋　勲ほか	
穿通枝スーパーチャージング超薄皮弁…………………………………	小川　令ほか	
穿通枝茎プロペラ皮弁法 ―The Perforator Pedicled Propeller(PPP)Flap Method―	小野　真平ほか	
穿通枝皮弁とsupramicrosurgery…………………………………………	光嶋　勲ほか	
プレファブ皮弁 ―血管束移植皮弁と組織移植皮弁―…………………	百束　比古ほか	
顔面神経麻痺の機能再建①：側頭筋移行術……………………………	上田　和毅	
顔面神経麻痺の機能再建②：薄層前鋸筋弁……………………………	田中　一郎ほか	
機能再建 ―有茎肋骨付き広背筋皮弁を用いた上腕の機能再建―…	貴志　和生ほか	
皮弁による上眼瞼の機能再建……………………………………………	服部　典子ほか	
内胸動脈第3肋間穿通枝を用いた大胸筋皮弁…………………………	力丸　英明ほか	
Expanded-prefabricated flap………………………………………………	櫻井　裕之	
VAFとV-NAF………………………………………………………………	福積　聡ほか	
拡大大殿筋皮弁……………………………………………………………	三鍋　俊春	

執筆者一覧（執筆順）

編集者：

中島　龍夫　　慶應義塾大学形成外科，教授
百束　比古　　日本医科大学形成外科，教授

執筆者：

鈴木　茂彦　　京都大学医学研究科形成外科学，教授
吉村　陽子　　藤田保健衛生大学医学部形成外科，教授
岡本　泰岳　　トヨタ記念病院形成外科，部長
百束　比古　　日本医科大学形成外科，教授
楠本　健司　　関西医科大学形成外科，教授
鈴木　健司　　関西医科大学滝井病院形成外科，講師
竹本　剛司　　関西医科大学形成外科
堀尾　　修　　関西医科大学滝井病院形成外科
山下　　建　　札幌医科大学形成外科
四ッ柳高敏　　札幌医科大学形成外科，教授
石原　　剛　　熊本大学大学院生命科学研究部皮膚病態治療再建学，准教授
宮本　純平　　慶應義塾大学形成外科
蘇　　雅宏　　慶友クリニック，院長
玉田　一敬　　慶應義塾大学形成外科
中島　龍夫　　慶應義塾大学形成外科，教授
栗原　邦弘　　元東京慈恵会医科大学形成外科
村上　正洋　　日本医科大学武蔵小杉病院形成外科，教授
稲川　喜一　　川崎医科大学形成外科，講師
高田　温行　　国立病院機構岡山医療センター形成外科
森口　隆彦　　川崎医療福祉大学医療技術学部感覚矯正学科，特任教授
山田　　潔　　岡山大学病院形成外科，助教
木股　敬裕　　岡山大学大学院医歯薬学総合研究科形成再建外科，教授
小野田　聡　　岡山大学病院形成外科，医員
小野　真平　　日本医科大学形成外科，助教／米国ミシガン大学形成外科
小川　　令　　日本医科大学形成外科，准教授
大木更一郎　　日本医科大学形成外科，講師
Vu Quang Vinh　ベトナム国立熱傷センター形成外科
緒方　寿夫　　慶應義塾大学医学部形成外科，准教授

浅井　笑子	福島県立医科大学形成外科	
上田　和毅	福島県立医科大学形成外科，教授	
松田　健	大阪大学大学院医学系研究科形成外科学講座，講師	
矢野　健二	大阪大学大学院医学系研究科乳房再生医学寄附講座，教授	
細川　亙	大阪大学大学院医学系研究科形成外科学講座，教授	
江浦　重義	日本医科大学形成外科，助教	
青木　律	グリーンウッドスキンクリニック立川，院長／日本医科大学形成外科	
輪湖　雅彦	国立病院機構千葉医療センター形成外科，医長	
吉本　信也	千葉大学医学部大学院医学研究院形成外科・美容外科学，准教授	
西巻　啓子	秋田大学医学部皮膚科学・形成外科学	
一瀬　正治	千葉大学医学部大学院医学研究院形成外科・美容外科学，名誉教授	
中嶋　英雄	慶應義塾大学医学部形成外科，准教授	
貴志　和生	慶應義塾大学医学部形成外科，教授	
今西　宣晶	慶應義塾大学医学部解剖学，准教授	
石井　暢明	日本医科大学形成外科	
柏　克彦	岩手医科大学医学部形成外科，准教授	
樋口　浩文	岩手医科大学医学部形成外科，講師	
小林誠一郎	岩手医科大学医学部形成外科，教授	
清川　兼輔	久留米大学医学部形成外科・顎顔面外科，教授	
森久陽一郎	久留米大学医学部形成外科・顎顔面外科	

Ⅰ．局所皮弁法および小皮弁術

Z形成術とその理論
―planimetric Z plasty を含めて―

鈴木茂彦

KEYWORDS　Z形成（Z-plasty），VY形成（VY-plasty），瘢痕拘縮（scar contracture），横転皮弁

緒　言

Z形成術は，形成外科の基本的手技であるが，実際にはやさしい手技ではなく，バリエーションが多く奥が深い．Z形成術に関する基礎的事項や幾何学的解析については，詳しく述べられている[1〜4]ので，本稿では実用に即したことを中心に述べる．

Ⅰ．Z形成術の血管解剖と概念

1．通常のZ形成術

Z形成術は筋膜状で挙上される2つの三角皮弁を互いに置き換える横転（転位）皮弁型局所皮弁手技をいう．血行的には局所皮弁であり本来は乱走型皮弁であるが，大きな皮弁の場合は可能なら穿通枝を含むほうが安全に移動できる．

Z形成術は，
1）一方向への延長
2）立体的構築の入れ替え．中央の切開線（limb，以降「中央脚」とする）の凹凸が入れ替わる
3）直線縫合線の断線効果
4）部位の入れ替え

などを目的として施行される．

延長量は三角弁の中心角に比例して大きくなるが，基本作図は60°の正三角形の皮弁2つで中央脚と側方2つの切開線（arm，以降「側方脚」とする）からなり，入れ替えると元の作図が90°回転した形になり，理論上は中央脚方向に1.7倍に延長される（図1-a）．しかし実際の延長率は三角皮弁自体の伸展性，三角弁に加わっていた緊張度，周囲の皮膚の伸展性や拘縮程度など種々の状況により変わってくる．理論値の1.7倍の延長というのが，凹凸が入れ替わる効果（図1-b）を加味してのことで，平面のままだと周囲の皮膚に圧縮されて延長効果は減じる．特に小さなZ形成を連続させた場合は，一組ずつのZ形成移動後の凸凹が連続するだけで，中心脚に沿った延長効果はほとんどなく（図1-c），直線分断効果と再拘縮予防効果が主な使用目的となる．

中心角が小さくなると延長効果は減弱する．部位を入れ替える目的で，延長効果や立体構築の変化をきたすと困る場合は，三角弁の中心角を小さく作図する．

2．Planimetric Z plasty

通常のZ形成術は皮弁を置き換えることで立体的な移動が生じる．これに対し，Roggendorf[5]は三角形のdog ear切除を行うことで皮弁移動後も平面を保たせる術式をplanimetric Z形成として報告した（図2）．このdog ear切除を利用すると，延長効果と瘢痕の減量という2つの効果が得られる[6]．

Ⅱ．手術デザイン

1．通常のZ形成術

Z形成術は縦方向には延長効果があるが横方向には短縮効果があり，長いZ形成術ほど縫合後の緊張が強くなる．必要な延長を得られるだけの横方向に余裕があるかを確かめて手術を行わなければならない．皮弁移動後の新たな中心線がしわのラインに平行になるように工夫する．そのためには必ずしも角度にはこだわらない（図3）．ただし角度が細くなると延長効果が減弱し皮弁の血流も

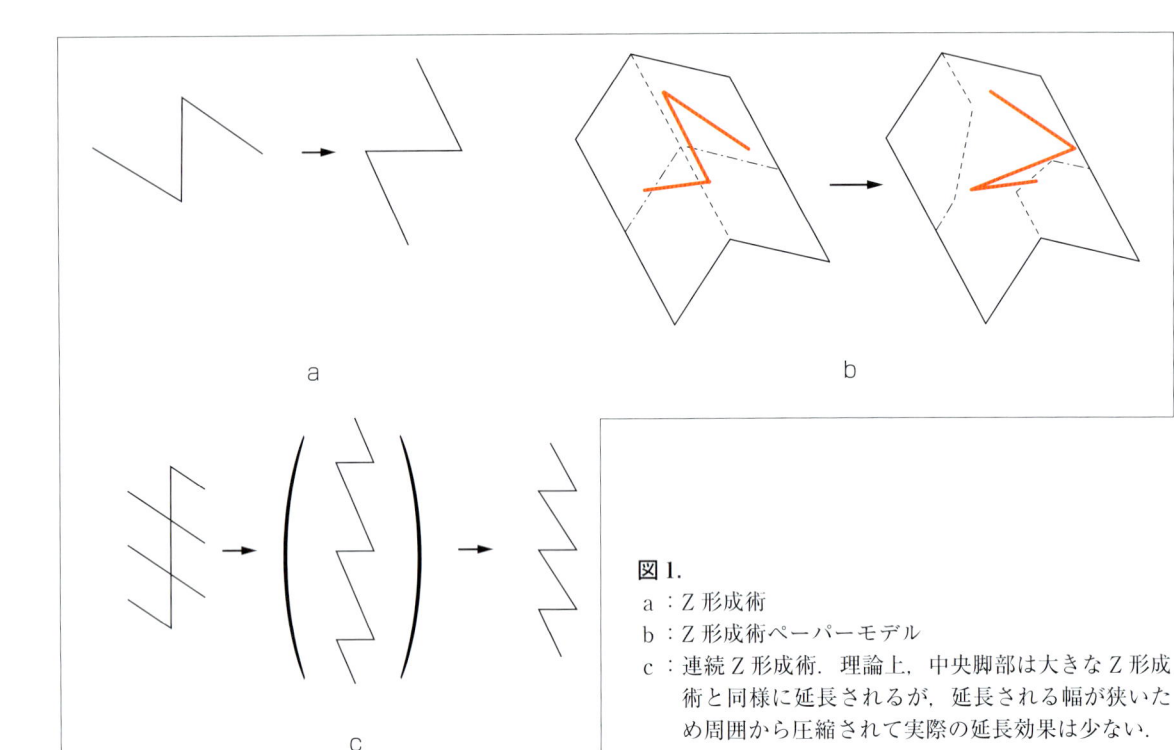

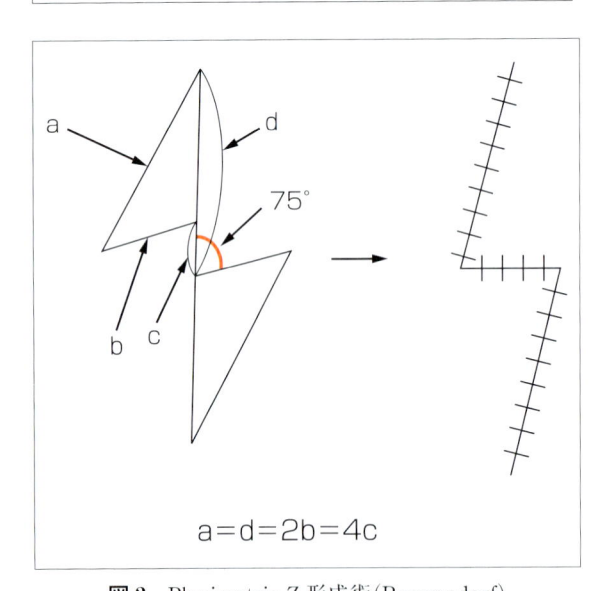

図1.
a：Z形成術
b：Z形成術ペーパーモデル
c：連続Z形成術．理論上，中央脚部は大きなZ形成術と同様に延長されるが，延長される幅が狭いため周囲から圧縮されて実際の延長効果は少ない．

図2．Planimetric Z形成術（Roggendorf）
a：長外側脚（longer lateral limb）
b：短外側脚（shorter lateral limb）
c：短中央脚（shorter central limb）
d：長中央脚（longer central limb）

縦方向に緊張がかかり引き伸ばされた状態にあることを念頭に置かねばならない．Planimetric Z形成の項で詳しく説明する．

2．他の局所皮弁との組み合わせ

VY形成術やdouble VY形成術との組み合わせで，5Z形成術（図4-a）[7]や7Z形成術（図4-b）[8]がよく知られているが，必ずしも2つのZ形成術が必要とは限らない．VY形成術，double VY形成術の片側はBurowの三角切除または逆Burowの三角切除を行い，片側のみZ形成術という作図もありうる[9]．その他回転皮弁や正方皮弁との組み合わせもある．

3．Planimetric Z plasty

Roggendorfの原法では三角弁の中心角は75°であるが，拘縮がある場合，角度を小さくしないと切開後中心脚が縮むため，長さが合わなくなる（図5-a）．拘縮程度の予測がつかない場合は皮膚切除を最小限にしてZ皮弁を鋭角で移動し，あとでトリミングするのが無難である（図5-b）[6]．拘縮が強い場合は三角皮膚切除ができない場合もありうる．潜在的な瘢痕拘縮があるものの程度が軽く，主に瘢痕の減量を目的とする手術の場合，最初からある程度の幅の瘢痕切除を予定した拡大

悪くなる．必要な延長効果を得るために中心角を大きくとらねばならず，皮弁移動後の中心線をしわの向きと平行にできない場合は，外側脚が少しでもしわの向きに近づくような作図を行う[1]．

瘢痕上に作図するときは，潜在的な拘縮のため

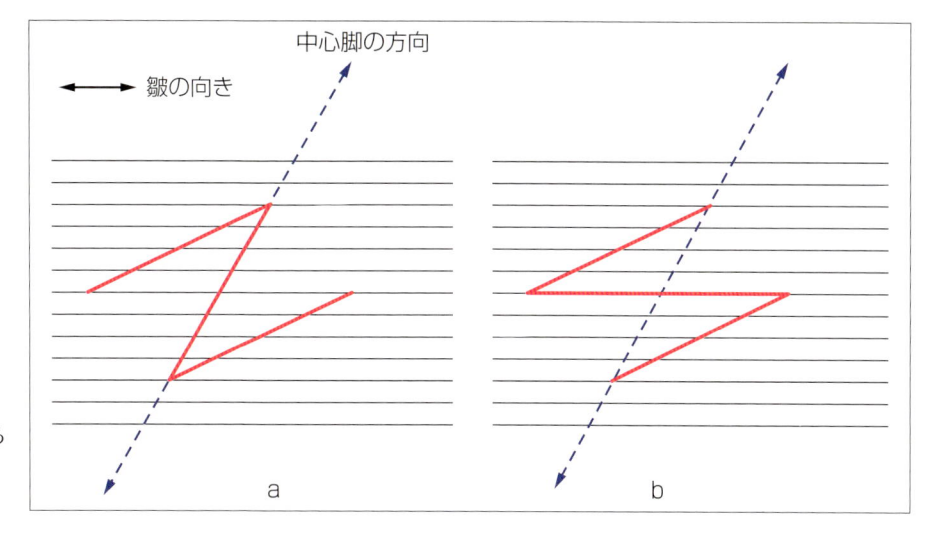

図3.
中心脚がしわを斜めに横切る場合のZ形成術の作図

planimetric Z形成術が有用である(図6).
　planimetric Z形成術も通常のZ形成術と同じく連続して作図することが可能であるが，この場合は通常の連続Z形成術において延長効果を保ちながらdog ear処理をしていく術式[2]と実質的に変わらなくなる．瘢痕を効率よく切除するには互い違いの方向にZを入れていく交互連続planimetric Z形成術が有効である(図7)．一方，通常の連続Z形成とは違い，斜めに連続していく作図も実用性が高い(図8)．斜め連続planimetric Z形成術も，横方向に皮膚の余裕があれば拡大切除することができ，長軸方向よりやや斜めに走行する瘢痕切除に有用である．W形成術と類似しているが，延長効果がある点で異なる．

III．適　応

1．通常のZ形成術

　関節陥凹側の瘢痕拘縮で，延長効果と立体的構築入れ替えを兼ねた目的で使用されることが多い．関節の横じわが皮弁移動後の新しい中心線となるように作図する．関節陥凹面でなくても拘縮が強い場合はもともと中央線が陥凹傾向にあり皮弁を入れ替えてもまだ縦方向への緊張が強いので見かけ上，立体的構築の変化はあまり目立たない．
　楕円形，菱形の皮膚欠損が残りどうしても縫縮ができない場合，皮膚の横方向に余裕があれば，菱形皮弁(Rhomboid flap, Limberg flap)によって再建できる[10]が，これも見方によればZ形成術の

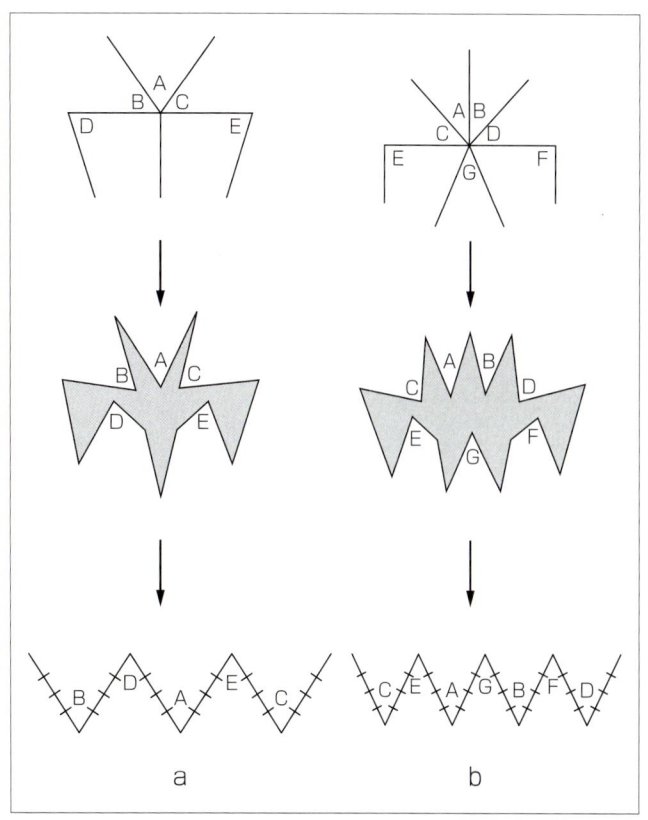

図4.
a：5Z形成術　　b：7Z形成術(B)

応用といえる．
　Z形成術による部位の入れ替えの応用としては，小耳症初回手術における耳垂のスイッチバック手術など，特にZ形成術として意識しないで使用されていることが多い．
　連続Z形成術は下腹部の肥厚性瘢痕などの際，直線分断効果と再拘縮予防を目的に使用されるこ

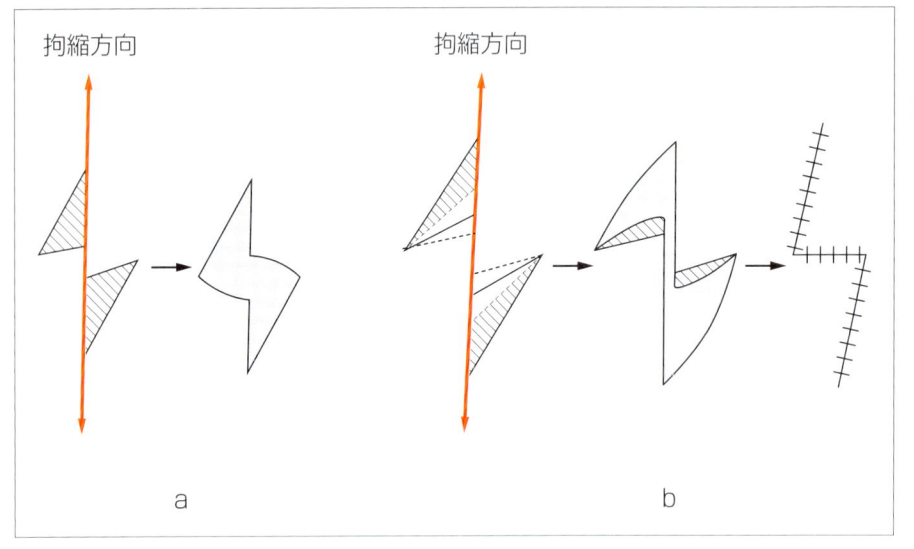

図5.
a：瘢痕拘縮手術における planimetric Z 形成術の応用．拘縮があると切開後長中央脚は縮み，長外側脚と長さが合わなくなる．
b：拘縮が軽度であれば60°程度の中央角で長さが合うが，拘縮が強い場合はそれよりも鋭角で切開し，後でトリミングしたほうがよい．

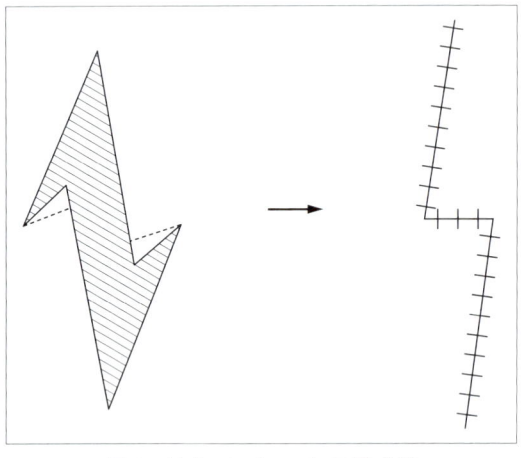

図6. 拡大 planimetric Z 形成術
拘縮がなければ斜線の切開でよいが，拘縮程度に応じて少し鋭角な作図を行う．

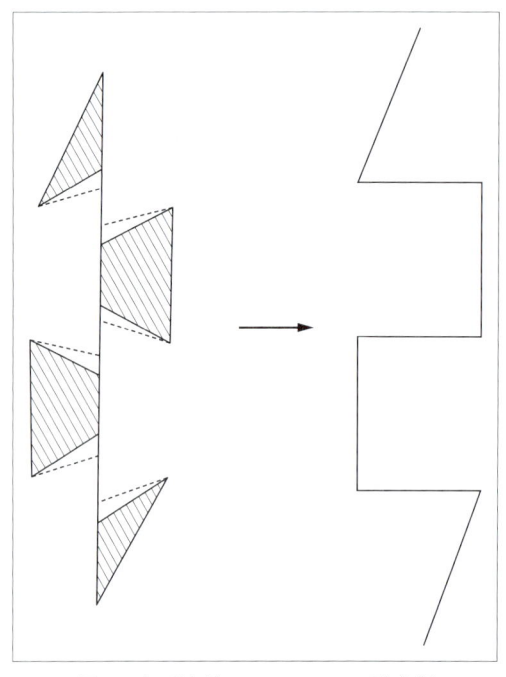

図7. 交互連続 planimetric Z 形成術

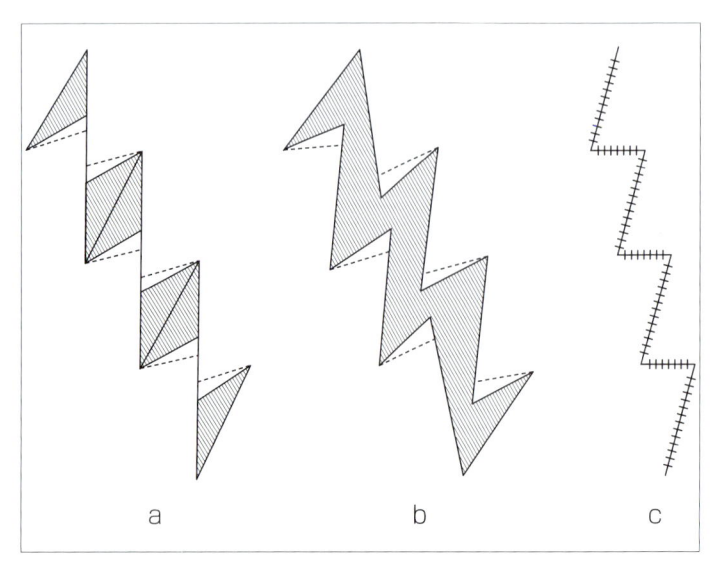

図8.
a：斜め連続 planimetric Z 形成術．三角弁の中心角は拘縮程度に応じて鋭角にする．
b：拡大斜め連続 planimetric Z 形成術
c：縫合終了時

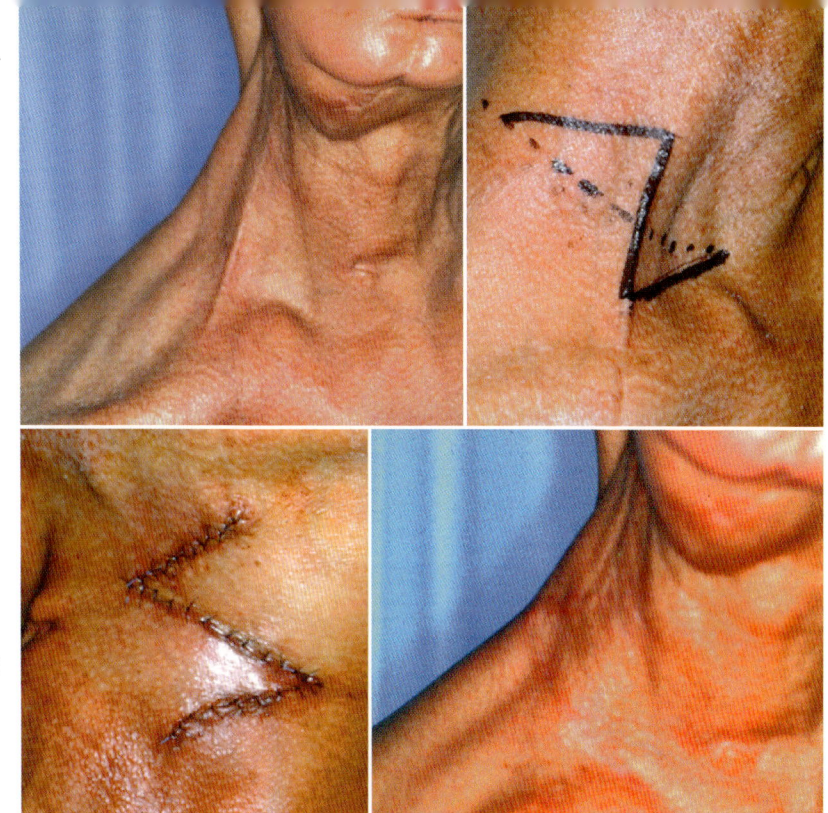

図9.
症例1：72歳，男性
　a：頚部手術創の瘢痕拘縮
　b：Z形成術を作図したところ
　c：皮弁移動直後
　d：術後6か月

とが多い．Zの長さは1cm未満にとどめるほうがよい．Zは多く入れたほうが目的にかなうが，丁寧に縫合しないとかえって縫合瘢痕部の段差が目立つ．4Z形成術はテキストには記載されているが適応は少ない．

2．他の局所皮弁との組み合わせ

VY形成術やdouble VY形成術との組み合わせで，5Z形成術や7Z形成術となるが，拘縮がかなり強くかつ拘縮方向と直交する方向の皮膚に余裕がある場合にのみ適応になる．

3．Planimetric Z plasty

瘢痕の幅が広いが拘縮程度が軽い場合はplanimetric Z形成術を用いると，三角切除部を目立つ瘢痕の切除部に作図することで瘢痕の減量と拘縮解除を兼ねることができる．瘢痕の形，拘縮の程度に応じた作図を行う[6]．

Ⅳ．代表症例供覧

症例1：72歳，男性

頚部に頭頚部腫瘍切除手術後の瘢痕拘縮が残る．Z形成術による治療を行った．拘縮は解除され術後経過は良好である（図9）．

症例2：37歳，女性

下腹部手術後肥厚性瘢痕が生じ，改善傾向が認められなかった．瘢痕切除と連続Z形成術による再建手術を行った．術後再発は認められない（図10）．

症例3：10歳，男児

足内側部の軽度拘縮を伴う外傷後の肥厚性瘢痕．連続planimetric Z形成変法を用い，潜在的な拘縮を解除しながら可及的に瘢痕を減量した．術後1年半経過するが，残った肥厚性瘢痕部も平坦化して目立ちにくくなっている（図11）．

Ⅴ．考　察

拘縮が残っていない縫合線に，瘢痕拘縮予防に用いる連続小Z形成術は，皮弁の移動が無理なく行えるので失敗は少ない．整容的にはZを大きくしすぎないことが重要である．

位置の修正に用いるZ形成術はZ形成というより移動したい側の皮弁が主であり，まずそちらの皮弁を挙上し，その皮弁を移動したい方向に切開を入れて移動する．

図 10.
症例2：37歳，女性
a：下腹部手術後肥厚性瘢痕
b：瘢痕切除後連続Z形成術を加えた．
c：術後1年

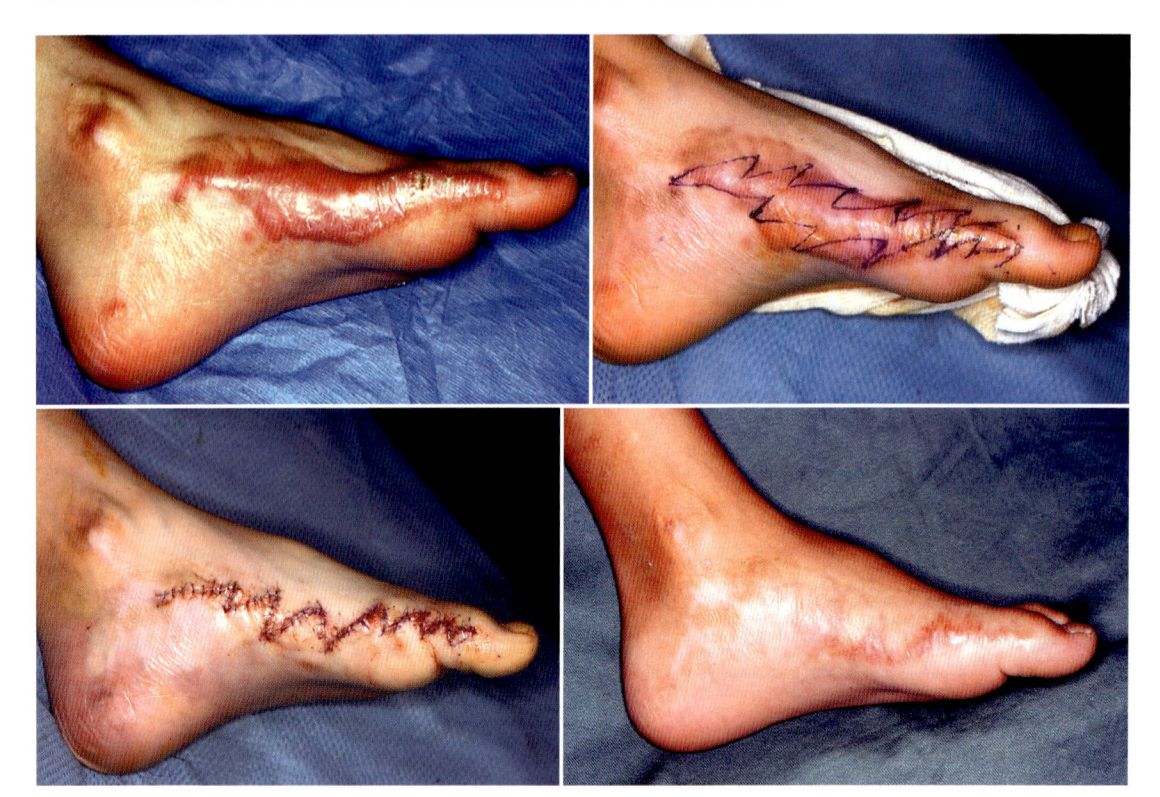

図 11. 症例3：10歳，男児
a：足内側部の軽度拘縮を伴う肥厚性瘢痕
b：拡大連続planimetric Z形成術の作図
c：術直後
d：術後18か月．残った肥厚性瘢痕部も平坦化している．

　瘢痕内に切開を加えるZ形成術は失敗しやすい．切開後，皮弁中央脚の長さが縮むことの他，瘢痕の皮弁は真皮部が皮下の脂肪組織と離れてしまいやすい．Z形成術は横転（転位）皮弁の一種であり，一度皮弁を切開挙上してから横方向にも緊張が強くて皮弁移動縫合できないとわかっても，後戻りできない．特に四肢の場合，術前の予測では皮弁の入れ替えが可能と思われても，浮腫腫脹が強く，縫合を強行すると循環障害や神経圧迫を生ずる危険性もある．一方，術後の過緊張を恐れて小さめのZ形成術を行い，無理なく皮弁の移動ができても，拘縮が残れば悪化を誘発しやすい．

6　Ⅰ．局所皮弁法および小皮弁術

Z形成術と並んで代表的な術式として伸展皮弁の1つであるYV(VY)形成術が挙げられるが，こちらは拘縮の強さと，皮弁移動の余裕を勘案しながら少しずつ切開線を延長していくことが可能であり，拘縮解除効果は少ないが初心者に向いている．YV形成術はZ形成術後にも応用できる．三角弁の移動後仮縫合を行い，もし，拘縮が残っていても，皮弁の横方向の伸展性に余力があるようなら，V皮弁の尖端に横方向(しわのライン)に切開を延長しVY形成を追加する(図12)．Dog earが生じることがあれば縦方向に縫縮線がくるBurow三角切除を加える．

　広範囲な瘢痕で拘縮線が多方向にわたる場合，Z形成術を用いて拘縮の拘縮の強い方向を延長すると，今度は別の方向に拘縮が生じる．このような場合はZ形成術の適応ではない．またZ形成術は移動後のZの幅の部分にだけしか延長効果がないので，拘縮線の幅が広い場合も適応にはならない．このような場合症例に応じ，VY形成や皮下茎皮弁(穿通枝皮弁)，植皮，遠隔(遊離)皮弁の適応となる．

　拘縮が余り強くなく瘢痕をなるべく多く切除したい場合は，planimetric Z形成術あるいはその拡大法の適応になるが，なるべく切除範囲に目立つ瘢痕が多く含まれるように作図を工夫する．拡大法施行においては，万一，皮弁が寄せられなくなってはいけないので片側から皮弁の剥離挙上を進め，余力に応じて反対側の切開線を修正するとよい．最初に設定した作図どおりに皮弁が移動できた後もまだ皮弁に余裕があり，切除する瘢痕が残っておれば，先に述べた通常のZ形成術のときと同じく，しわに沿った方向に切開を追加し，VY形成の要領で皮弁を進展し，生じたdog ear部の瘢痕皮膚を追加切除する．

結　語

　Z形成術は基本的手技であるが奥深い手技である．瘢痕拘縮の程度と皮弁部および皮弁周囲皮膚の緊張度を綿密に考慮し正しい作図を行い，慎重に手術を遂行することが必要である．

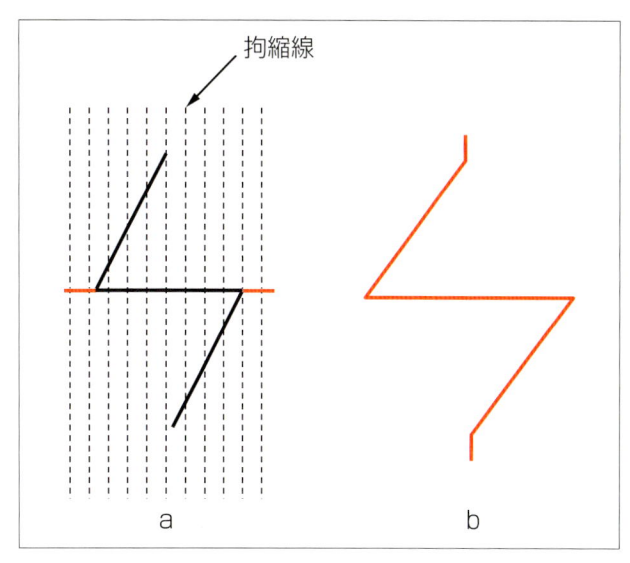

図12.
a：Z形成術施行後も拘縮が残っているので，横切開を追加
b：VY形成にならって伸展したところ．必要に応じて，縦方向に縫縮線がくるBurowの三角切除を加える．

参考文献

1) 渡辺克益：Z形成術とW形成術．標準形成外科学．秦　維郎ほか編．31-34, 医学書院，2008.
2) 梁井　皎：Z形成術の基本知識．形成外科学．波利井清紀監修．58-63, 南山堂，2004.
3) 秋元正宇：Z形成術，W形成術．PEPARS. 23：20-26, 2008.
4) 秋元正宇：汎用非線形パッケージソフトウェアによる皮膚単純縫縮・Z形成術シミュレーションの試み．日本シミュレーション学会誌．11：14-17, 2004.
5) Roggendorf, E.：The planimetric Z-plasty. Plast Reconstr Surg. 71：834-842, 1983.
6) Suzuki, S., et al.：Versatility of Modified Planimetric Z-Plasties in the treatment of Scar with Contracture. Brit J Plast Surg. 51：363-369, 1998.
7) Hirshowitz, B., et al.：Combined double Z-plasty and Y-V advancement for thumb web contracture. Hand. 7：291-293, 1975.
8) Karacaoglan, N., et al.：The seven flap-plasty. Br J Plast Surg. 47：372-374, 1994.
9) Suzuki, S., et al.：Proposal for a new comprehensive classification of V-Y plasty and its analogues：The pros and cons of inverted versus ordinary Burow's triangle excision. Plast Reconstr Surg. 98：1016-1022, 1996.
10) 鈴木茂彦：局所皮弁(Ⅰ)．PEPARS. 23：27-33, 2008.

I．局所皮弁法および小皮弁術

皮膚欠損修復に有用な幾何学的局所皮弁法

吉村陽子　岡本泰岳

KEYWORDS Limberg flap, Dufourmentel flap, Rhomboid-to-W plasty, Double-Z-rhomboid plasty

緒　言

　局所皮弁の中でも，デザインが幾何学的に計算できるものをここでは幾何学的局所皮弁として紹介する．大きな皮膚欠損を単純縫縮すれば縫合線はシンプルであるが，創縁にかかる緊張による肥厚性瘢痕の発生や，dog ear の形成，さらには長い直線に生じる術後の瘢痕拘縮などが問題となる．幾何学的局所皮弁はそれらの問題を解決する手段として有用である．トータルの縫合線は長くなるが，縫合線の方向を分散し，長さを分割することによって，術後の瘢痕拘縮を予防し，瘢痕を目立ちにくくさせ，dog ear の形成も最小限に抑えることができる．デザインの方法に習熟すると使い勝手のよい方法である．

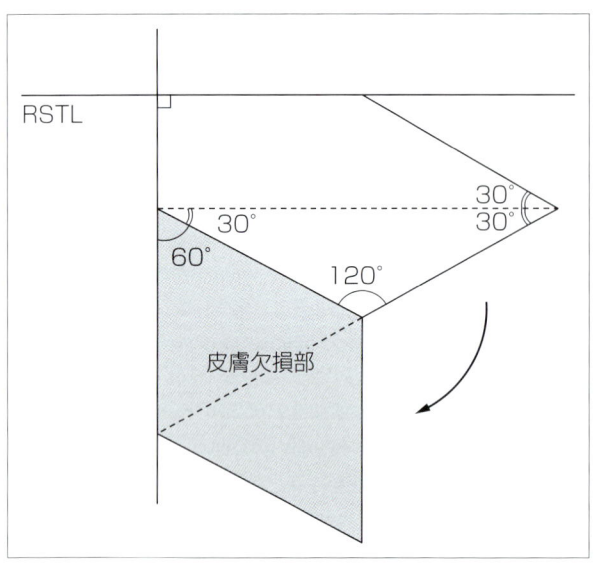

図1．Limberg flap のデザインと RSTL の関係

I．幾何学的皮弁の概念とその種類

　基本的には円形の皮膚欠損を，それに接する菱形の欠損に置き換え，その欠損の修復に用いる皮弁を幾何学的に作図する方法である．その際，欠損を1枚の菱形皮弁で修復する方法と，Z形成の応用で2枚の三角皮弁で修復する方法とに分けられる．前者の代表は Limberg flap と Dufourmentel flap であり，後者には Rhomboid-to-W 法と W-Z Rhomboid 法がある．その他，後の項目にある正方弁法や，4 flap または 5 flap Z-plasty など，Z形成術の応用による各種皮弁も幾何学的局所皮弁に含まれるが，これらは主として瘢痕拘縮の解除を目的としており，ここでのテーマである皮膚欠損への適応はないため，割愛する．

1．菱形皮弁
1）Limberg flap

　Limberg が考案した歴史的な皮弁である[1]．頂角60°と120°の菱形の欠損に対し，短軸の延長上に菱形の一辺と同じ長さの直線を引き，それに60°で交わる同長の直線を引くことによって，欠損の一辺とともにもとの欠損と同形同大の菱形皮弁が作図される（図1）．このとき，皮弁採取部の縫合閉鎖に最も緊張がかかるため，周囲皮膚に最もゆとりのある部分に皮弁をデザインするよう，欠損の菱形の向きを考える必要がある．また，術後の縫合線は複雑であるが，皮弁採取部の縫合線が最も目立つことになるため，その方向をRSTL[2]（relaxed skin tension line：安静時にしわになる方向で，最も瘢痕が目立ちにくいとされる）に一致させることが望ましく，そのためには欠損

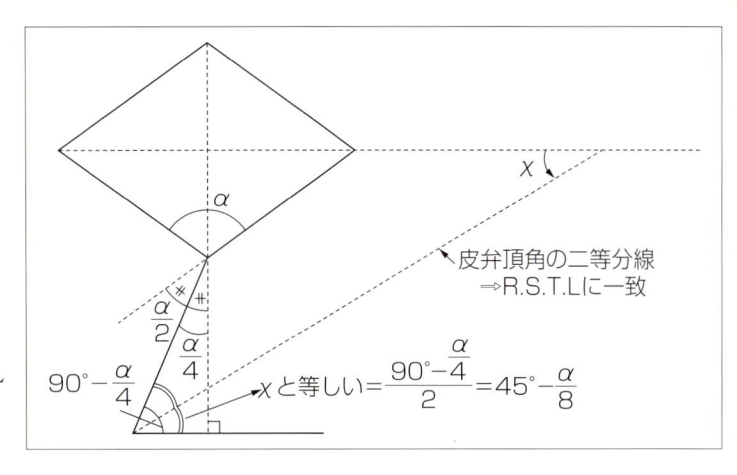

図 2.
Dufourmentel flap のデザインと RSTL との関係（文献 7 より引用）

の菱形の一辺が RSTL に直交するように作図するとよい[3]（図 1）．また，円形に近い欠損を 3 枚の Limberg flap で修復したり，細長い欠損を 2 枚の Limberg flap で修復する方法もある[4)5)]が，頭頂部など，縫合線が集中することに問題がない部位や，RSTL に対する配慮が重要視されない部位での使用に限られる．

2）Dufourmentel flap[6]

Limberg flap では，欠損の形が頂角 60°・120° の菱形に限られるが，欠損がほぼ正円形である場合には，60°・120° の菱形では正常組織の切除量が多くなってしまう．そのため，より正方形に近い菱形の欠損にすることが望ましく，実際の症例ではこの形の欠損のほうが多いため，より実用的な皮弁といえる．作図は菱形欠損の短軸の延長線と，その線に最も近い一辺とのなす角を二等分する線上に，菱形欠損の一辺と同長の距離をとり，その点から欠損の長軸に平行な直線を引いてそれを菱形の一辺と同長にする（図 2）．この場合にも，皮弁採取部の縫合線が最も緊張がかかり，目立つ縫合線になるため，この皮弁の頂角を二等分する直線を RSTL に平行になるように作図することが望ましい．我々はかつてその実際の簡便法として，想定される RSTL より 30° の傾斜をもって欠損の長軸を設定することを提唱した[7]．

3）Flexible rhombic flap

1986 年に Yanai らが提唱した方法である[8)9)]．これは欠損周囲の皮膚の伸展性を考慮して皮弁のデザインを変更していくもので，理論的には周囲の伸展性が 0 のとき，Limberg flap に一致し，最

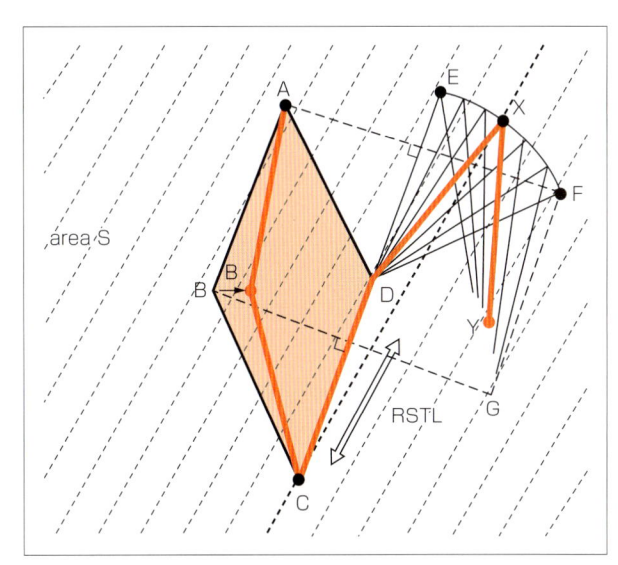

図 3. Flexible rhombic flap の作図と RSTL（文献 9 より引用）

ABCD の菱形の辺 AB と辺 CD の延長線上で AD＝DE となる点 E および DE を挟んで AB に対称な辺 FG を想定し，頂点 B の可動性の程度により，対応する皮弁の頂点 X の位置が D を中心とする半径 DE の弧上に設定される．頂点 B の可動性がない場合の DFG が Limberg flap に相当し，B が菱形の対角線 AC 上まで移動可能であれば，皮弁は DEY' の三角になる．

大限の伸展性がある場合には Z 形成に近い三角形の皮弁となる（図 3）．

2．2 つの Z 形成

1）Rhomboid-to-W 法

1979 年に Becker が報告した方法である[10]．菱形の欠損を 1 枚の皮弁で覆うのではなく，欠損の両側から 2 枚の三角弁を移動して欠損を修復する方法である．この方法では，欠損の両側に Z 形成を行うことになるが，理論的には三角弁の辺の長

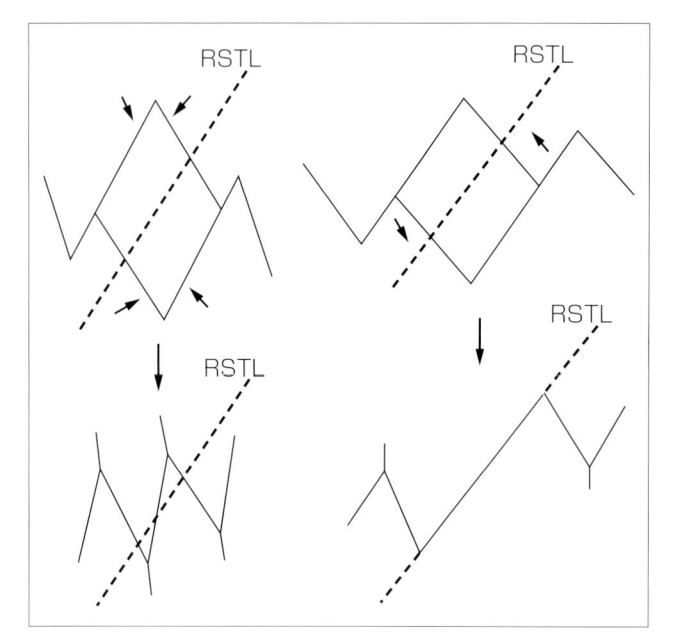

図4. Rhomboid-to-W の頂角と RSTL の関係
（文献 7 より引用）
皮弁の頂角が小さく長さが短いと中心縫合線は菱形欠損の長軸に近づき，頂角が大きく長さが菱形の長軸に近づくと，中心縫合線は欠損の 2 辺にほぼ平行になる．

さと菱形の長軸との関係により，三角弁が完全に交換できず，創閉鎖にV-Y縫合を要する．周囲皮膚の伸展性や，欠損の菱形の頂角の大きさにより縫合線の角度も微妙に変化し，術前に正確にRSTLに一致する縫合線を計画することが難しい（図4）．またV-Y縫合による三点縫合がいくつか生じるときは，周囲皮膚の伸展性も不良であることから，縫合に緊張がかかり，その部分の瘢痕が目立ちやすくなる可能性がある．

2）W-Z-Rhomboid 法

1983 年に Cuono が報告した方法である[11]．Limberg flap において皮弁採取部の縫合に緊張がかかりやすいことや，dog ear を生じやすいこと，皮弁下面の拘縮による皮弁全体の膨隆すなわち trap door 変形が起きやすいこと，RSTL に沿う縫合線を選択しにくいことなどの欠点を克服するために考案された．欠損の両側に作図する 2 つの Z 形成を，それぞれ菱形の 1 辺と同じ長さにすることにより，完全に Z の皮弁を入れ替えることが可能で，V-Y 縫合を必要としない．しかし縫合線の中心脚はもとの欠損の長軸よりも長くなる．そのため，縫合の中心脚を RSTL に完全に一致させないと，大変目立つ瘢痕になる恐れがある．Cuono のオリジナルの論文では，菱形欠損の長軸を RSTL に一致させるように作図するとなっていたが，我々はスポンジおよび動物の皮弁による実験から，RSTL は欠損の長軸ではなく，菱形の向かい合う一組の 2 辺に平行になることを示した[12]．これにより術後の縫合線の中心脚を完全に RSTL に沿わせることが可能になり，かなり長い瘢痕にもかかわらず術後ほとんど目立たず良好な結果が得られる（図5）．しかし，Rhomboid-to-W では欠損の菱形の頂角を任意に取れるのに対し，W-Z-Rhomboid では，Limberg flap と同様，頂角 60°・120°の菱形に限定されるため，実際の臨床では適応が制限される．

II．幾何学的皮弁の適応

多くの場合，単純縫合が最もシンプルな瘢痕を残すわけであるが，そのことにより極めて長い瘢痕になったり，顔面のランドマークの偏位を生じたりするような場合には，幾何学的皮弁が適応可能である．

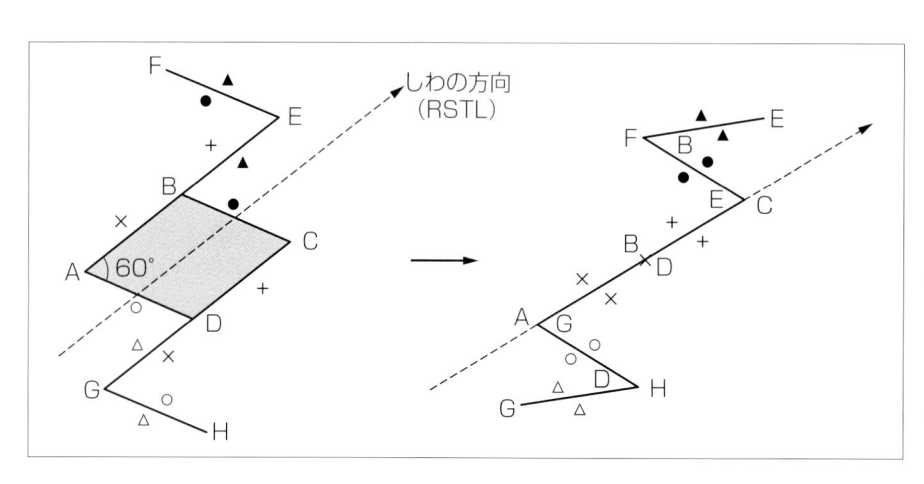

図5.
W-Z rhomboid と RSTL の関係
中心縫合線は菱形の長軸ではなく，一組の平行な 2 辺に平行になる．

図6.
症例1
　a：術前
　b：デザイン
　c：手術終了時（点滴用留置針をドレーンとしている）

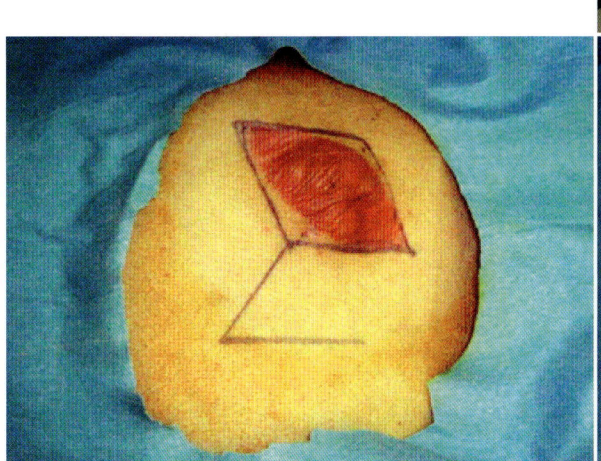

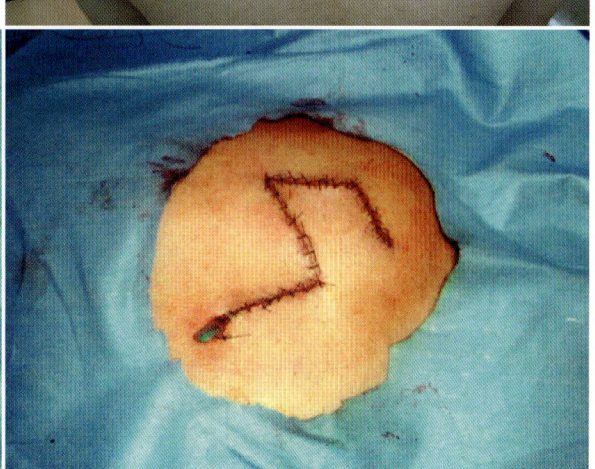

1．菱形の欠損への変換

　基本的には，欠損を菱形にできれば，上記のいずれかの方法が適応できる．複雑な形状の欠損でも，欠損を囲みできるだけ正常組織の切除量を少なくできる菱形を設定して，それが頂角 60°・120°の菱形に近ければ Limberg flap または W-Z rhomboid の適応となり，より正方形に近ければ Dufourmentel flap や Rhomboid-to-W の適応となる．

2．欠損周囲の状況

　欠損の近くに眼瞼や鼻翼，口唇，毛髪の生え際などがあるときには，それらのランドマークが偏位しないように配慮しなければならない．1枚の菱形皮弁では，皮弁採取部の縫合に最大の緊張がかかるので，その縫合によりランドマークが偏位しないよう，周囲皮膚にゆとりがある部位からの皮弁をデザインする必要がある．Rhomboid-to-W や double-Z rhomboid では，欠損を挟む2方向に緊張を分散することが可能であり，皮弁採取部の縫合線は RSTL に完全に一致しなくても，RSTL に対する傾きを最小限にできるため，瞼縁や鼻翼の近傍でも安全に使用可能である．

Ⅲ．皮弁挙上時の注意

　幾何学的皮弁はそのデザインがすべてといってよく，いずれも局所の random pattern flap であるため，皮弁の挙上に特別な技術を要するものではない．あえていえば剥離の層を一定に保ち，皮弁の厚さが均一になるようにすること，特に皮弁の茎部が薄くなってしまわないようにすることが基本である．また，皮弁採取部の縫合を楽にするために，皮弁周囲の剥離を十分に行うこと（それが可能な位置に皮弁をデザインすること）が重要である．欠損部の周囲も十分な剥離が必要であるが，ランドマークの偏位を防ぐためには，近接するランドマークの側はできる限り剥離しないことが重要である．

Ⅳ．症　例

症例1（図6）：19歳，男性
　背部の赤色隆起性病変で視診上は浮腫様（発赤

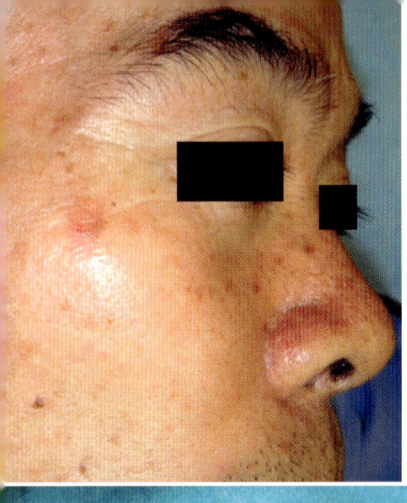

図7.
症例2
a：術前
b：デザイン
c：切除後の欠損と挙上した皮弁
d：手術終了時
e：術後6か月

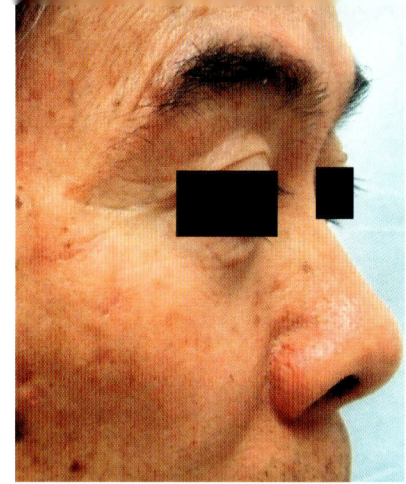

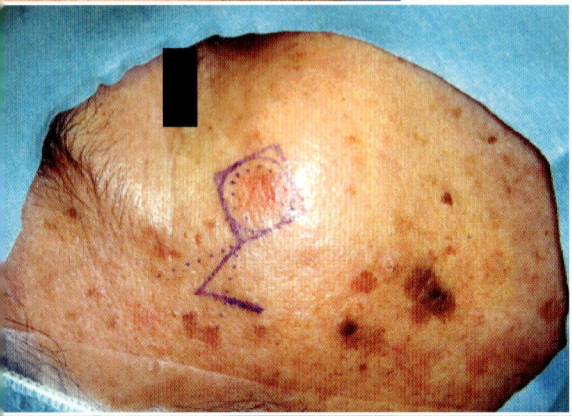

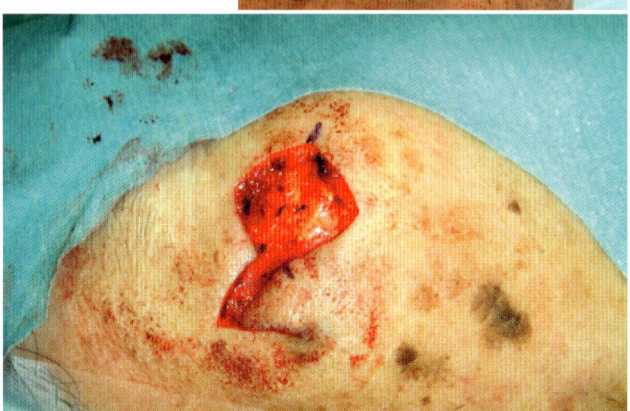

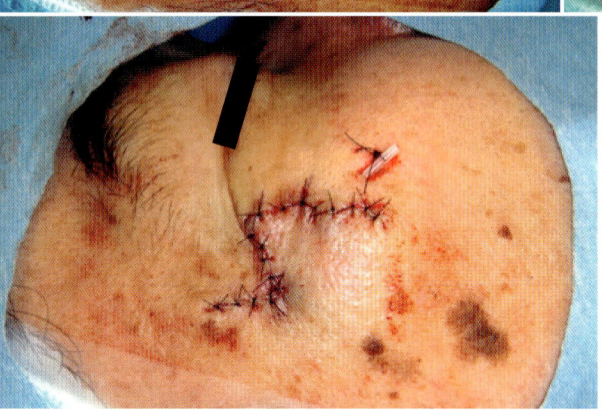

症例3（図8）：80歳，女性
　左頬部の点状色素斑に対し，皮膚科で生検の結果，日光角化症と診断された．近接する同様の病変もあり，皮膚科より手術を依頼された．周囲正常皮膚を含め2つの病変を同時に切除し，Rhomboid-to-Wで創を閉鎖した．

V．考　察

　幾何学的皮弁は，縫合線が複雑になるため，必ずしも単純縫縮に勝るものとはいえない．しかし縫合線の各辺にかかる緊張が分散され，縫合線の方向をRSTLに近い方向に設定できるため，術後の瘢痕は予想以上に目立たないものにすることができる．Borges[13]は，RSTLおよびLME（line of maximum extensibility：最も組織の伸展性の良い方向）の考え方を用いて，菱型皮弁のデザインを解析している．
　原科ら[14]はRhomboid-to-Wの適応として，(a)層の閉鎖による近隣組織やランドマークの変形・

を伴う）の脆弱な皮膚病変であったが，触診と問診から石灰化上皮腫を疑い脆弱な皮膚ごと皮下病変を切除摘出し，Limberg flapで再建した．病理で石灰化上皮腫と確認された．

症例2（図7）：62歳，男性
　右頬部の発赤を伴う皮疹に対し皮膚科で生検の結果，日光角化症と診断され，皮膚科より手術依頼を受けた．眼瞼に近くほぼ円形の病変であったため，単純切除ではなくDufourmentel flapを選択した．

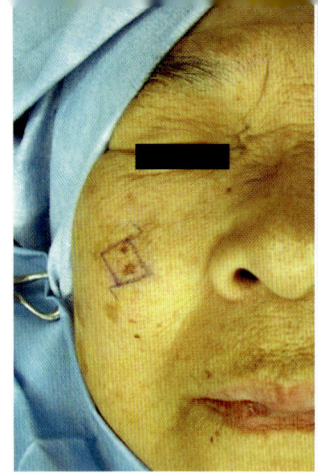

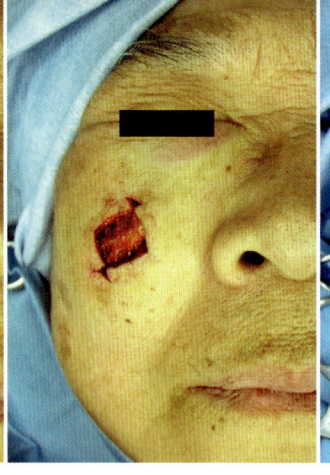

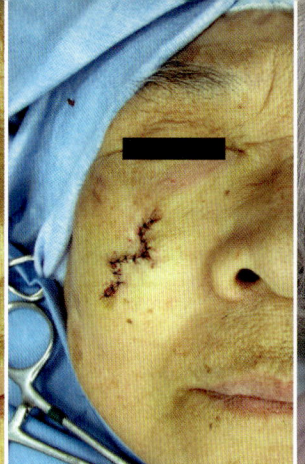

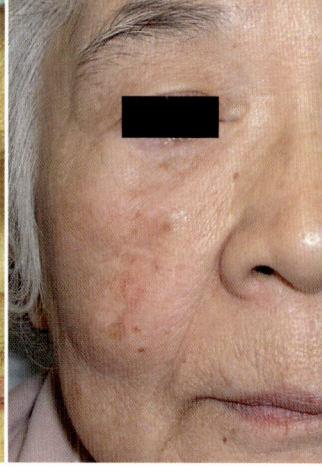

a．術前の病変とデザイン　　b．切除後の欠損と挙上した皮弁　　c．縫合線　　d．術後3か月

図8．症例3

偏位を可及的最小にとどめたい場合，(b)皮膚の緊張が強くて単純な一次縫合ができない場合，(c)切除範囲が解剖学的境界にまたがっているために，新しい境界線を再建する必要がある場合，(d)単純な一次縫合でできる縫合線と45°傾いた縫合線を作りたい場合，と述べ，中でも(a)の適応が最も多いと述べている．これらの適応基準は，方法を問わず皮膚欠損の修復に際し最も強く念頭に置かれるべきことである．幾何学的皮弁の有用性は，術後に生じる縫合線を予測可能であることにつきるといっても過言ではなく，周囲の皮膚の伸展性とその部位のRSTLの方向を考慮し，皮弁採取部を縫合閉鎖する場合に近隣の組織や，顔面の重要なランドマーク(眼瞼，眉毛，鼻翼，生え際など)が偏位したり変形したりしないかを見極めたうえで，使用する方法を選択しなければならない．

結　語

皮膚欠損の修復に有用な幾何学的局所皮弁について述べた．作図法に慣れれば，簡便で失敗の少ない方法である．

参考文献

1) Limberg, A. A.：Design of local flaps. Gibson T. Ed. Modern trends in Plastic Surgery, 2nd Ed. 38-61, Butterworths, 1966.
2) Borges, A. F.：Relaxed skin tension lines (RSTL) versus other skin lines. Plast Reconstr Surg. **73**：144-150, 1984.
3) 中島龍夫：皮膚小欠損に用いる諸法．出口康夫ほか編，新外科学体系　29B．43-61，中山書店，1987.
4) Lister, G. D., et al.：Closure of rhomboid skin defects：The flaps of Limberg and Dufourmentel. Brit J Plast Surg. **25**：300-314, 1972.
5) 中島龍夫ほか：有茎皮弁づくりのコツ．臨床外科．**42**：167-175, 1987.
6) Dufourmentel, C.：An L-shaped flap for lozenge-shaped defects. Transactions of the 3rd International Congress of Plastic Surgery. 772, Excerpta Medical Foundation, 1963.
7) 吉村陽子ほか：Z形成を応用したLocal flap．形成外科．**34**：741-751, 1993.
8) Yanai, A., et al.：Flexible rhombic flap. Plast. Reconstr. Surg. 228-232, 1986.
9) 梁井皎：菱形皮弁の変法．鳥居修平編．皮弁移植法　最近の進歩．51-59，克誠堂出版，1993.
10) Becker, H.：The rhomboid-to-W technique for excision of some skin lesions and closure. Plast Reconstr Surg. **64**：444-447, 1979.
11) Cuono, C. B.：Double Z-plasty repair of large and small rhombic defects：the double-Z rhomboid. Plast Reconstr Surg. **71**：658-666, 1983.
12) Katoh, H., et al.：The double-Z rhomboid plasty：An improvement in design. Plast Reconstr Surg. **74**：817-822, 1984.
13) Borges, A. F.：The rhombic flap. Plast Reconstr Surg. **67**：458-466, 1981.
14) 原科孝雄ほか：Rhomboid-to-W techniqueによる小皮膚欠損の閉鎖．形成外科．**25**：510-514, 1982.

I. 局所皮弁法および小皮弁術

正方弁法と square flap principle

百束比古

KEYWORDS 正方弁法, square flap, 瘢痕拘縮, 披裂形成, 唇裂鼻形成

I. 概念

形成外科の手技的基本である2点間延長法にはZ形成術がある.そして,Z形成術からは種々の2点間延長術が開発された.しかし,これらの三角弁を組み合わせる方法と趣を異とする方法である「正方弁法 square flap method」は,1985年と1987年に筆者らによって発表された.この方法はその後世界的に応用され,形成外科の一術式として認識されている[1)2)].さらに,内眥形成,外鼻形成,口角形成,耳介形成などに応用され,square flap principle とも呼称されるべき術式となっている.その後,口角や耳垂など他部位の瘢痕拘縮,舌小体や上唇小体の形成,横方向の縮小効果を利用した内眥形成などにも有効であることがわかった.また,唇裂鼻形成への応用に正方弁が有用であるとの印象もあるので,「square flap plinciple」としてその利用法を併せて紹介する.

II. 方法

正方弁法は1つの正方形の皮弁と2つの三角弁からなる.基本的には三角弁は先端角が90°と45°からなるが,場合によっては角度を変えることもできる(図1, 2).

III. 適応

適応は大別して以下の4つある.

1)瘢痕拘縮形成:2点間の延長効果は抜群であるが,横方向の縮小率が大きいので横方向に余裕のある部位に適用される.特に,腋窩,肘,指間,口角,下眼瞼,耳垂付着部に適応が多い.

2)先天性の短縮部位の形成:上唇小体,舌小体,埋没耳,拘扼輪,陥没乳頭などの形成.

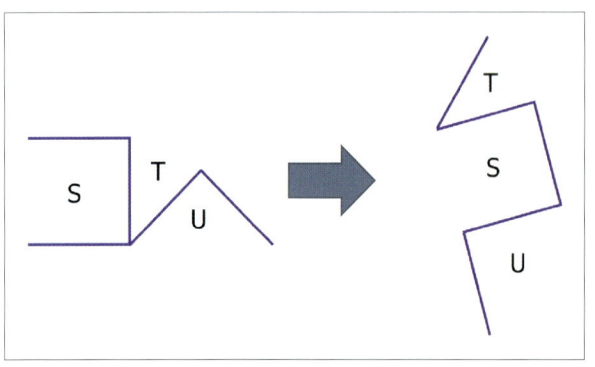

図1. 正方弁法は原則として,1つの正方形皮弁,2つの90°と45°の三角形皮弁の組み合わせからなる.

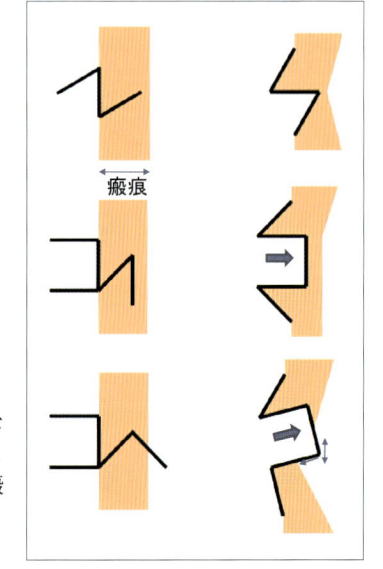

図2. 正方弁法は合同でない三角弁を持つことで,より幅の広い瘢痕を分断する.

図3.
症例1：腋窩部の瘢痕拘縮の解除に使用された正方弁法
 a：術前の状態とデザイン
 b：術後5か月の状態. 将来の腋毛の分断も回避されうる.

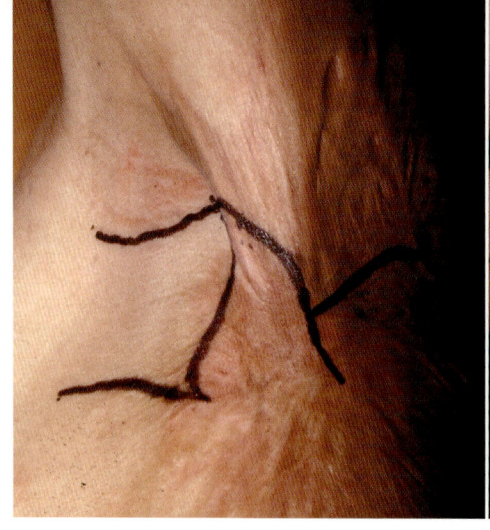

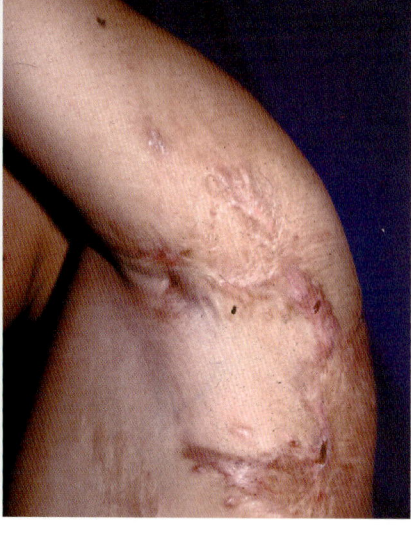

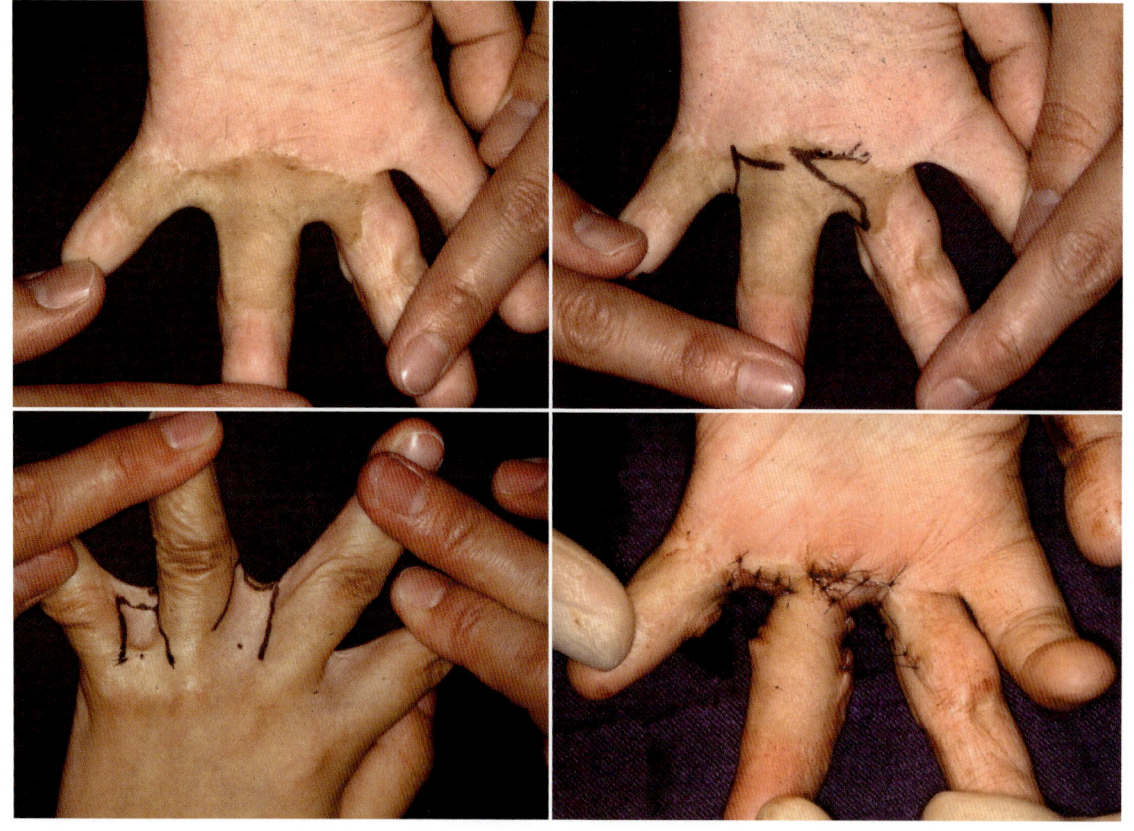

図4. 症例2：指間形成に正方弁法を適用した症例
 a：炊飯器による熱傷に植皮されたが, 指間の拘縮が生じた.
 b：正方弁法（三角弁が合同）のデザイン
 c：背側
 d：形成直後

3）披裂の形成：先天性耳垂裂, 顔面裂, 口蓋裂など.

4）横方向の縮小を利用した形成：内眥形成など.

また, 正方弁は三角弁に比べて先端の延長効果が大きいので, アドバンス皮弁として利用でき, これを square flap principle と呼称している. 例えば, 唇裂鼻の鼻孔形成などが良い適応といえる.

正方弁法と square flap principle **15**

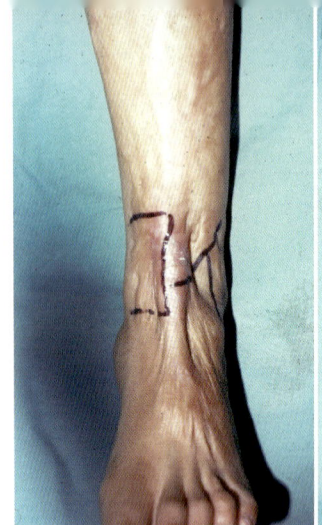

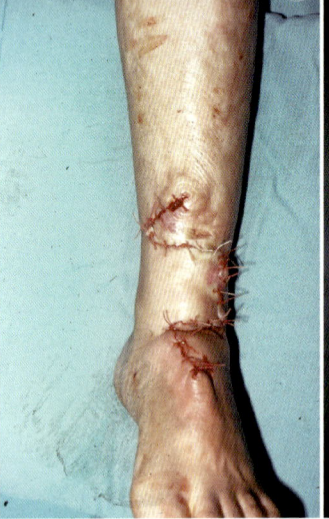

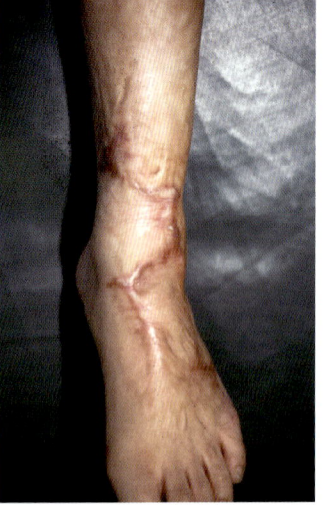

図5. 症例3：足関節の瘢痕拘縮に正方弁法を適用した症例
a：術前の状態とデザイン
b：術直後
c：術後半年

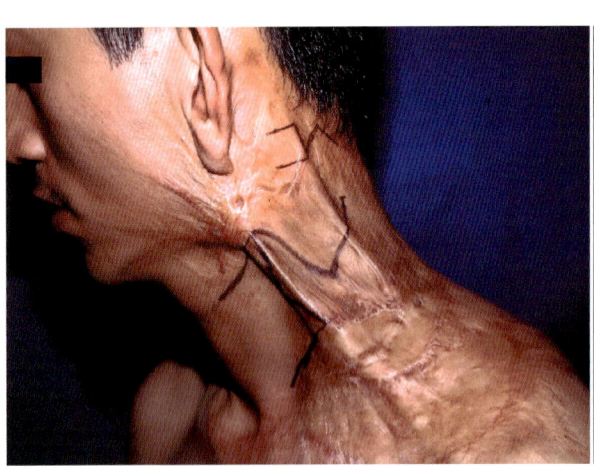

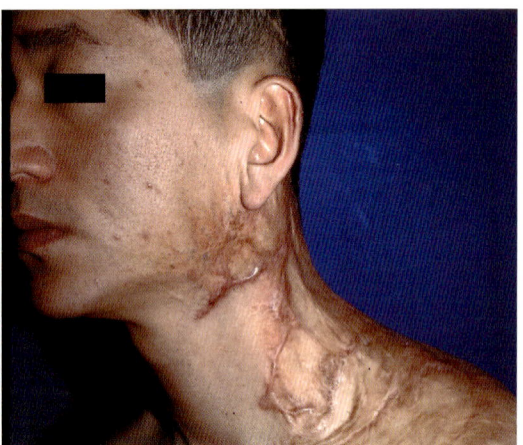

図6. 症例4：側頸部の瘢痕拘縮に正方弁法を適用した症例
a：術前
b：術後1年．正方弁は三角弁の形状となるも延長効果は損なわれていない．

Ⅳ．2点間距離延長への適応

Z形成術に比べて延長率が高いことを利用して，横方向の余裕がある腋窩，肘，指間，頸部などの瘢痕拘縮形成に適応がある．また，山を谷にする効果は抜群であるので，埋没耳などの先天異常の形成にも有用である．

＜症例供覧＞

症例1：9歳，女児．左腋窩部瘢痕拘縮の解除に正方弁法を適用した(図3)．

症例2：3歳，男児．右手の植皮後の指間拘縮の形成に正方弁を用いた(図4)．

症例3：9歳，女児．左足関節部の熱傷後瘢痕拘縮に対して正方弁法を適用した(図5)．

症例4：23歳，男性．左側頸部の熱傷後瘢痕拘縮に対して正方弁法を適用した(図6)．

症例5：82歳，男性．両側口角部の熱傷後瘢痕拘縮による開口障害と義歯装着不可能を訴えていた．正方弁法を適用して口角形成術を行い，好結果を得た(図7)．

症例6：4歳，男児．左先天性埋没耳の形成に正方弁法を適用した(図8)．

Ⅴ．披裂の形成

また，正方弁法は披裂の形成に適用できる(図9)．元々は耳垂裂の形成に用いられたが，その後鼻裂，横顔面裂などにも適用されてきた．

＜症例供覧＞

症例7：7歳，女児．左先天性耳垂裂の形成に正方弁法を適用した(図10)．

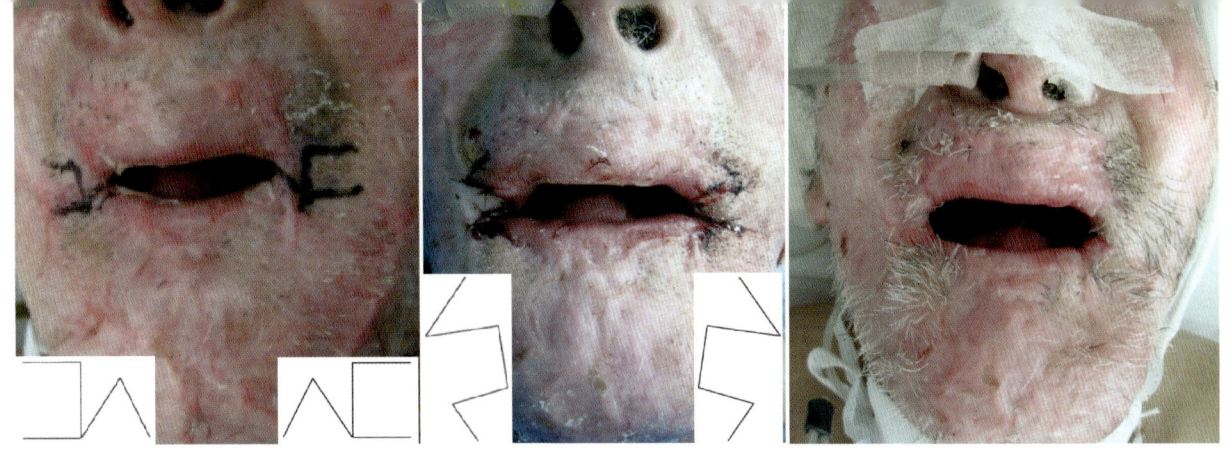

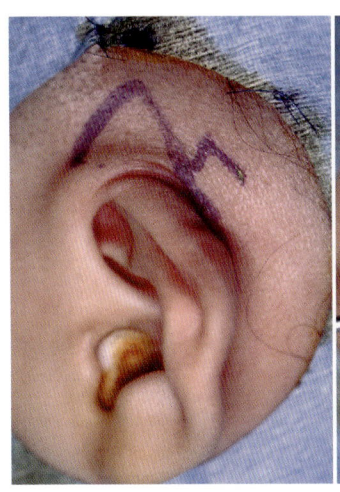

a．術前の状態と正方弁法のデザイン　　　　b．術直後　　　　c．術後3か月の状態

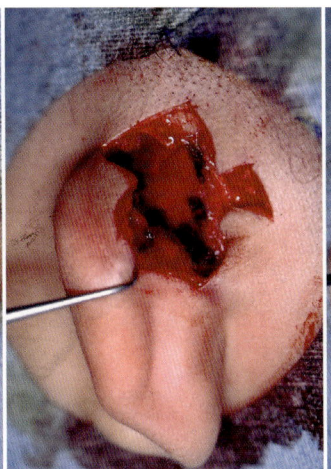

図7．症例5：口角形成に正方弁法を適用した例

a．術前の状態と正方弁法の　　b．術中の状態．癒着した耳　　c．縫合　　d．術直後の状態
　　デザイン．90°三角弁を　　　介軟骨の剥離を行う．
　　やや大きく設定した．

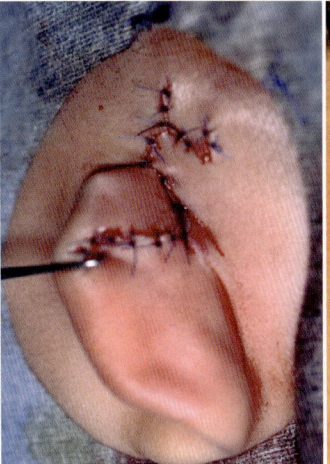

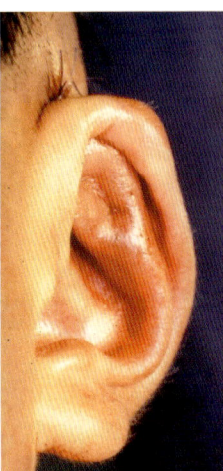

図8．症例6：埋没耳形成に対する正方弁の適用

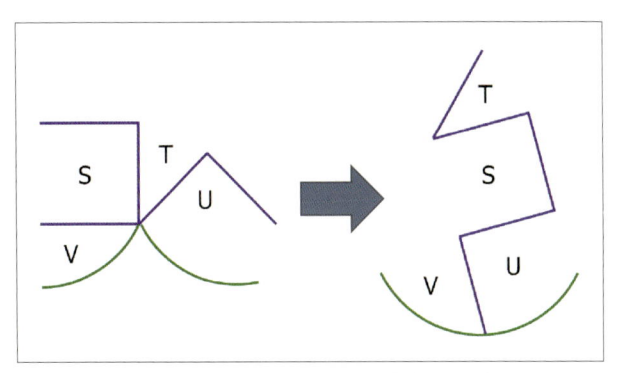

図9．披裂の形成に対する正方弁法の適用

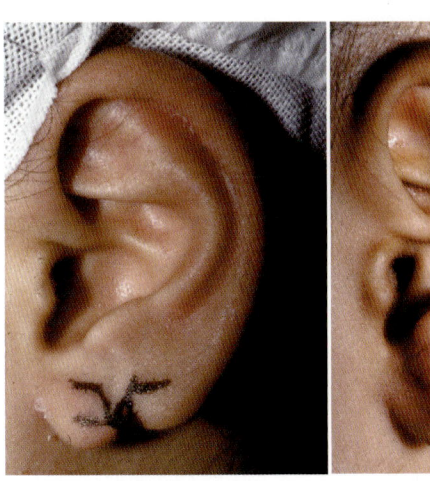

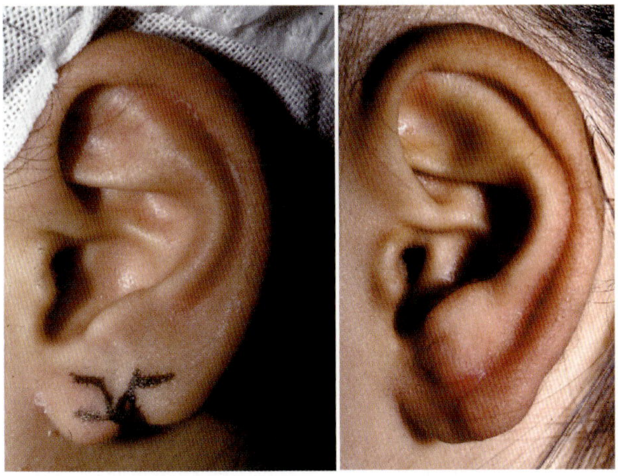

a．術前のデザイン　　b．術後3か月の状態

図10．症例7：耳垂裂の形成に対する正方弁法の適用

正方弁法と square flap principle　**17**

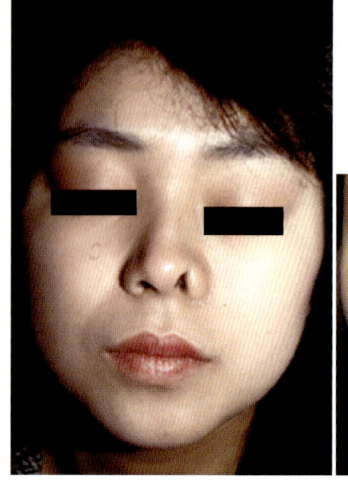

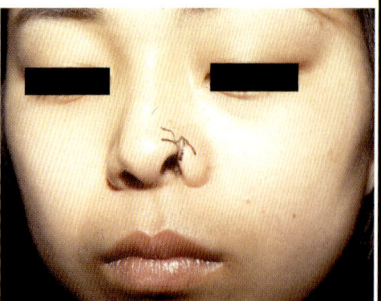

a．術前　　　　　　b．正方弁法のデザイン　　　　　c．術後3か月の状態
図11. 症例8：鼻裂に対する正方弁法の適用

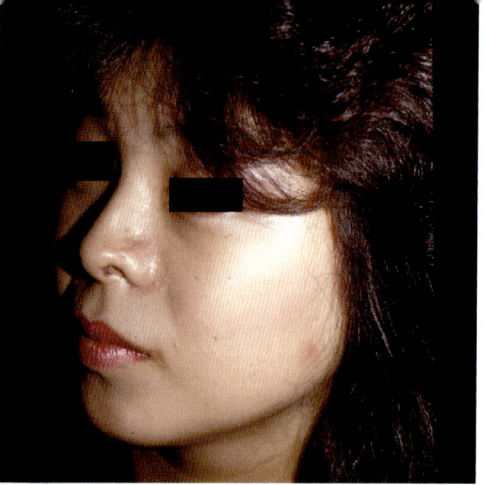

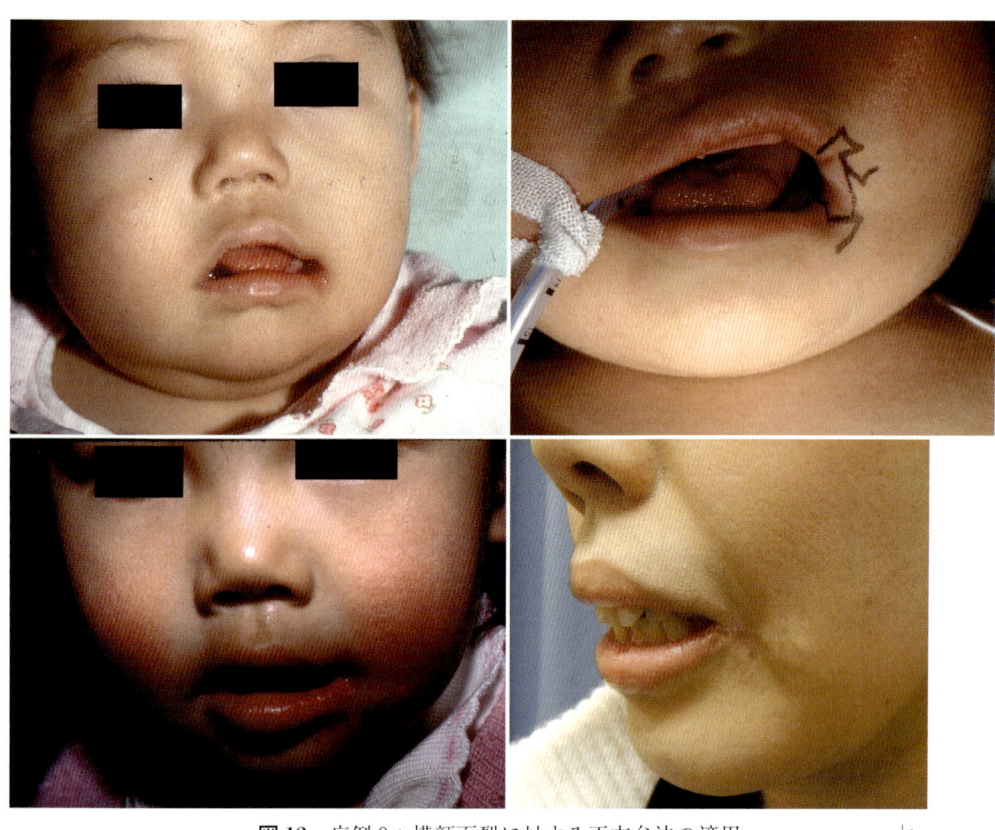

図12. 症例9：横顔面裂に対する正方弁法の適用
a：術前　　　b：デザイン
c：術後半年　d：術後20年の状態

症例8：17歳，女性．左先天性鼻裂の形成に正方弁法を適用した(図11)．

症例9：1歳，女児．左先天性横顔面裂(巨口症)の形成に正方弁法を適用した(図12)．

さらに，従来三角弁でデザインされたような局所皮弁法も，正方弁としてデザインすると，三角弁の先端部の不安定な血流を防ぐことができ，したがって延長効果も十分に保てる．

症例10：4歳，女児．唇裂鼻変形の修正に正方弁を適用した形成術を適用した(図13)．

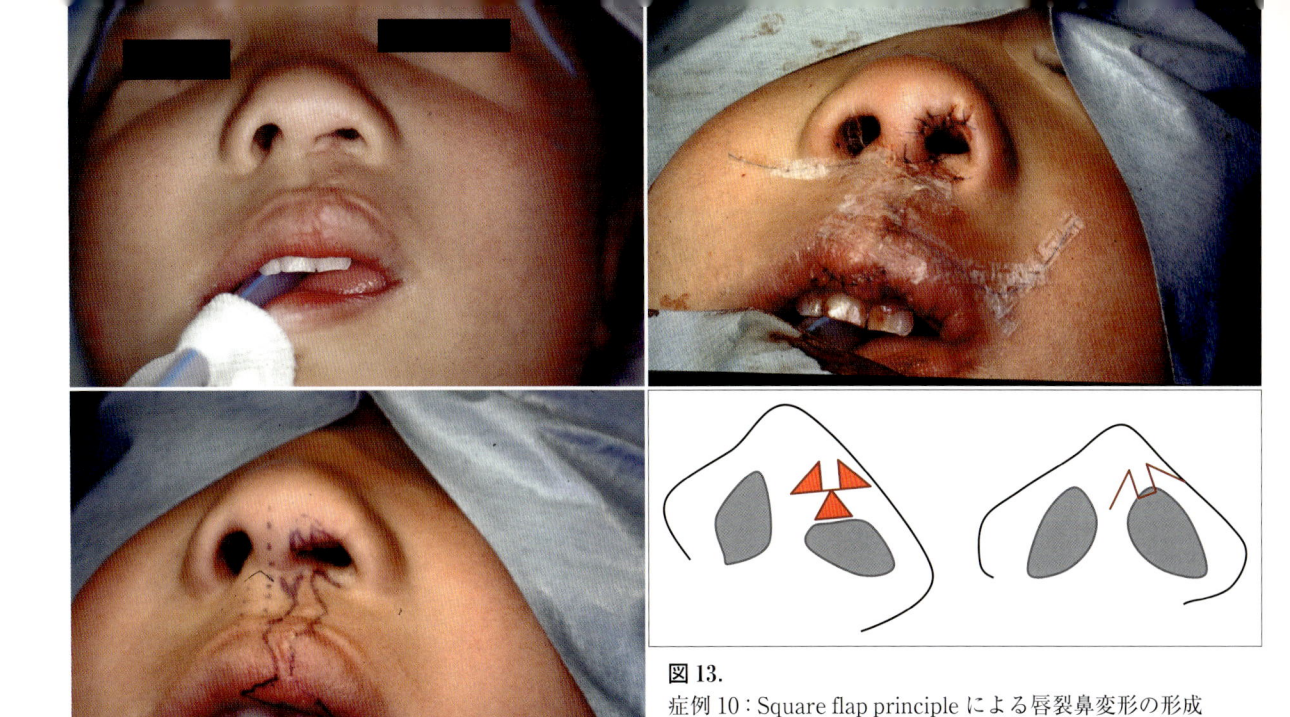

図 13.
症例 10：Square flap principle による唇裂鼻変形の形成
三角弁の代替として用いると，血流も延長効果もよい．

筆者はこのような三角弁を正方弁に取って替えるような術式を square flap principle と呼称する．

VI. 考　察

正方弁法は Z 形成術に勝る 2 点間延長率を有し，披裂形成にも適用できるなど，ある意味形成外科手技を変える可能性を持つ．適応は広く身体各所の瘢痕拘縮形成に有用であるが，特に腋窩の瘢痕拘縮解除に適応が多い[3]．また，耳垂裂，顔面裂，口蓋裂など披裂の形成にも適用できる[4]．さらに，先天性の短縮，例えば埋没耳，上唇小帯，舌小帯，陥没乳頭などの形成にも適応がある[5,6]．また，正方弁法の横方向の距離の短縮を利用すれば，内眥形成などにも応用できよう．

最近，教室の Chin らにより正方弁法の変法が報告されたが，正方弁や三角弁の先端角の角度を症例によって変えるのも臨床的には有用である[7]．

そして最後に示したが，三角弁の先端の血流の不安定を考えれば，三角弁を正方弁に取って替えるような形成術が安定した再建結果を得る方法として脚光を浴びてもおかしくないと思われる．筆者はこれを square flap principle として提案した．

参考文献

1) 百束比古ほか：正方弁法（仮称）による腋窩部瘢痕拘縮の形成．形成外科．**28**：548-554，1985.
2) Hyakusoku, H., Fumiiri, M.：The square flap method. Br J Plast Surg. **40**：40-46, 1987.
3) Ogawa, R., et al.：Reconstruction of axillary scar contractures-retrospective study on 124 cases during 25 years. Br J Plast Surg. **56**：100-105, 2003.
4) Xu, J. H., et al.：The square flap method for cleft palate repair. Cleft Palate Craniofac J. **44**(6)：579-584, 2007.
5) Xu, J. H., et al.：. Surgical correction of cryptotia with the square flap method：a preliminary report. Scand J Plast Reconstr Surg Hand Surg. **43**(1)：29-35, 2009.
6) Hyakusoku, H., et al.：Combination of the square flap method and the dermal sling to correct flat or inverted nipples. Aesthetic Plast Surg. **12**(2)：107-109, 1988.
7) Chin, T., et al.：Modified square flap method. J Plast Reconstr Aesthet Surg. **61**(12)：1515, 2008.

Ⅰ. 局所皮弁法および小皮弁術

眼瞼, 頬部再建に有用な局所皮弁

楠本健司　鈴木健司　竹本剛司　堀尾　修

KEYWORDS　眼瞼(eyelid), 頬(cheek), 再建(reconstruction), 局所皮弁(local flap)

はじめに

　眼瞼と頬部は, 顔面の主要な面積を占め, 繊細かつ表情豊かな目立つ領域である. これらの領域の中小のサイズの皮膚軟部組織欠損に対する再建には, 局所皮弁がまず考慮される[1,2].

　これまで種々の局所皮弁が考案され, 適用されてきている. 顔面の主要構造やその辺縁部分ではない小範囲の皮膚欠損に対する再建には, 汎用性の高い皮下茎皮弁や前進皮弁などが選択される. また, これらの領域の再建には, 特定の供与部から, サイズ, 適用部位, textureやcolorに特徴ある局所皮弁が多く存在する. それぞれの特徴を理解し適応を考えることで, 適切な選択と良好な結果を導くことができる(表1).

Ⅰ. 上眼瞼の再建に用いる皮弁(図1)

　上眼瞼は, 開瞼, 閉瞼に際して動き, 薄い皮膚からなる極めて目立つ領域である. この再建には, サイズ, texture match, color matchが適合し, 目立ちにくい供与部から皮弁を移植する. 上眼瞼は下眼瞼に対して優位であることから, 下眼瞼からの皮弁移植を行うことがある.

　1) 前額皮弁(forehead flap)：前額の種々の場所から挙上できるが, 主に浅側頭動脈やその分枝から血流を受けるように皮弁を作図する. 上下眼瞼の再建など眼瞼領域では広範な欠損に対して適用することができる. また, 一般に遷延皮弁や二期手術で応用し, 供与部に遊離植皮が必要となるが, expanded flapとして遊離植皮を回避することも行われる.

表1. 眼瞼・頬部の再建に用いる皮弁

1. 上眼瞼の再建に用いる皮弁
　1) 前額皮弁(forehead flap)
　2) 正中前額皮弁(median forehead flap)
　3) 眉毛上皮弁(spra-brow flap)
　4) 眉毛外側皮弁(lateral brow flap)
　5) 側頭皮弁(temporal flap)
　6) 外側眼窩皮弁(lateral orbital flap)
　7) スイッチ(交叉)皮弁(switch flap)
　8) Mustardé flap
　9) 眼輪筋皮弁(orbicularis oculi myocutaneous flap)*
　10) 皮下茎皮弁(subcutaneous pedicle flap)*
　11) 前進皮弁(advancement flap)*

2. 下眼瞼の再建に用いる皮弁
　1) 前額皮弁
　2) 正中前額皮弁
　3) 外側眼窩皮弁
　4) 頬部皮弁(cheek flap)
　5) 頬部回転前進皮弁(rotation cheek advancement flap)
　6) スイッチ(交叉)皮弁(switch flap)
　7) 眼角皮弁(angular flap)
　8) 眼輪筋皮弁*
　9) 皮下茎皮弁*
　10) 前進皮弁*

3. 頬部の再建に用いる皮弁
　1) 鼻唇溝皮弁(nasolabial flap)
　2) 顎下皮弁(submandibular flap)
　3) 頬部回転前進皮弁
　4) 頸顔面皮弁(cervicofacial flap)
　5) 広頸筋皮弁(platysma flap)
　6) Expanded flap*
　7) 皮下茎皮弁*
　8) 前進皮弁*

＊：汎用皮弁

図1.
上眼瞼の再建に応用する皮弁（＊は汎用皮弁）
1：前額皮弁（forehead flap）
2：正中前額皮弁（median forehead flap）
3：眉毛上皮弁（spra-brow flap）
4：眉毛外側皮弁（lateral brow flap）
5：側頭皮弁（temporal flap）
6：外側眼窩皮弁（lateral orbital flap）
7：スイッチ（交叉）皮弁（switch flap）
8：Mustardé flap
9：眼輪筋皮弁（orbicuralis oculi myocutaneous flap）＊
10：皮下茎皮弁（subcutaneous pedicle flap）＊
11：前進皮弁（advancement flap）＊

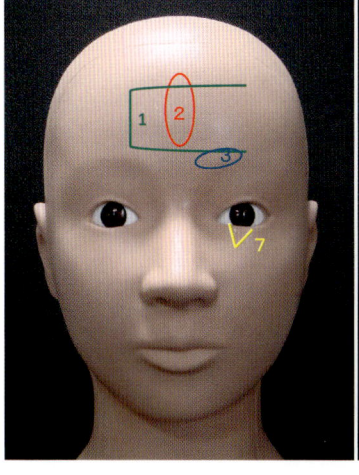

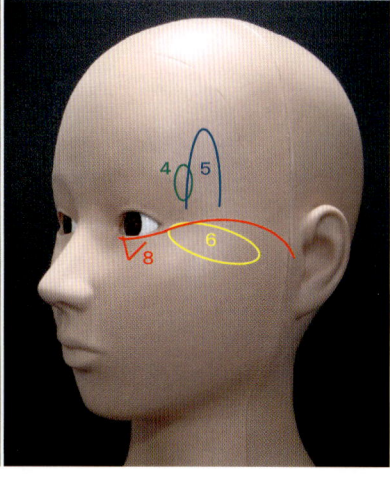

図2.
下眼瞼の再建に応用する皮弁（＊は汎用皮弁）
1：前額皮弁
2：正中前額皮弁
3：外側眼窩皮弁
4：頬部皮弁（cheek flap）
5：頬部回転前進皮弁（rotation cheek advancement flap）
6：スイッチ（交叉）皮弁（switch flap）
7：眼角皮弁（angular flap）
8：眼輪筋皮弁＊
9：皮下茎皮弁＊
10：前進皮弁＊

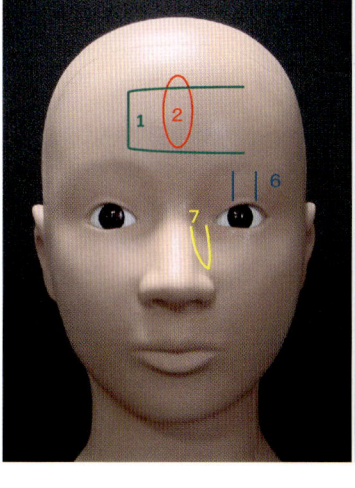

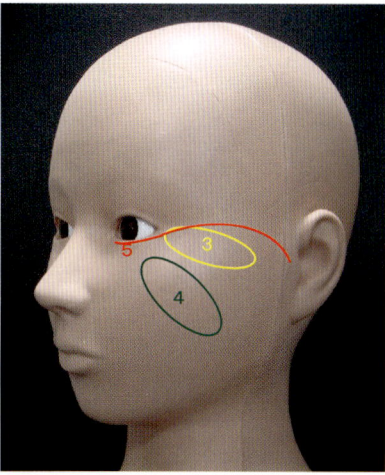

　2）正中前額皮弁（median forehead flap）：滑車上動脈の血流を主軸として前額正中か傍正中から挙上する．一期縫縮を行うには一般に成人で2cm幅が限界であるが，expanded flap として利用するとより幅の広い皮膚を移植できる．島状皮弁や二期的に弁状皮弁で適用する．外鼻，内眼角部，上下眼瞼，義眼床の再建に応用する．

　3）眉毛上皮弁（spra-brow flap）：眉毛上の皮膚を皮下茎あるいは弁状に上眼瞼に移行する．茎の設定部位により眼窩上動脈や眼角動脈，前頭筋あるいは眼輪筋からの穿通枝などで栄養される．内側茎では上眼瞼内側と内眼角，外側茎では上眼瞼外側と外眼角，双茎では上眼瞼全体の再建に応用する．眉毛の偏位が生じない皮島幅で採皮して縫縮するため，皮島幅は比較的狭く，長さはほぼ眉毛長の皮弁が応用できる．

　4）眉毛外側皮弁（lateral brow flap）：眉毛外側で縫縮できる比較的小さい皮弁を挙上する．一般に近傍の上眼瞼外側や外眼角部の再建に弁状や島状で応用する．浅側頭動脈の分枝や眼輪筋からの穿通枝で栄養する．

　5）側頭皮弁（temporal flap）：側頭皮膚領域から挙上する．浅側頭動脈とその分枝で栄養される．眉毛外側皮弁より広い皮弁で，上眼瞼および外眼角の欠損にも応用ができる．転移皮弁とすると基部で dog-ear 処理を要する場合が多い．挙上時には顔面神経の側頭枝に注意する．

　6）外側眼窩皮弁（lateral orbital flap）：一般に外眼角と耳珠を結ぶ線を中心に皮弁を挙上する．眼輪筋からの穿通枝や頬骨眼窩動脈と頬骨顔面動脈のアーケードにより栄養される[3]．上眼瞼，下眼瞼，外眼角部，義眼床の再建に多様に応用可能である．挙上では顔面神経側頭枝を損傷しないように注意する．

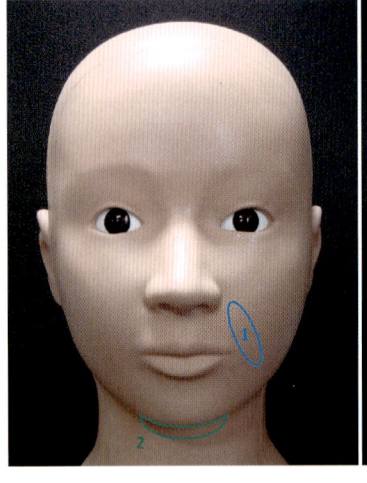

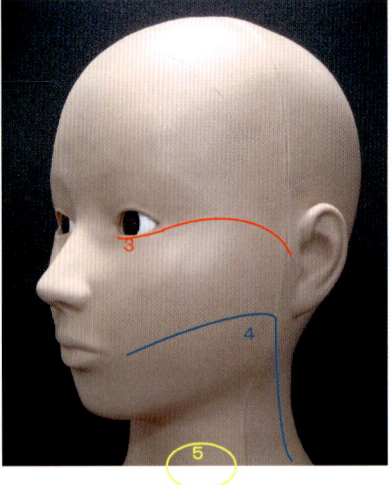

図3. 頬部の再建に応用する皮弁（＊は汎用皮弁）
1：鼻唇溝皮弁（nasolabial flap）
2：顎下皮弁（submandibular flap）
3：頬部回転前進皮弁
4：頚顔面皮弁（cervicofacial flap）
5：広頚筋皮弁（platysma flap）
6：Expanded flap＊
7：皮下茎皮弁＊
8：前進皮弁＊

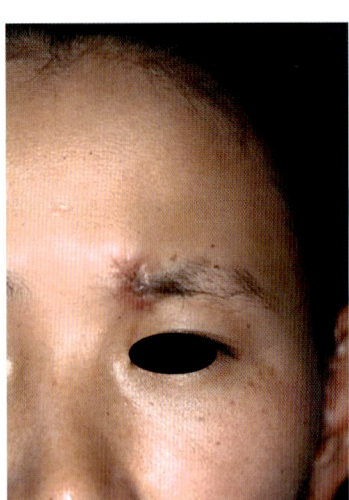

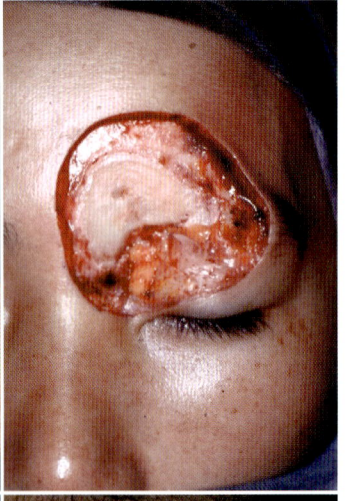

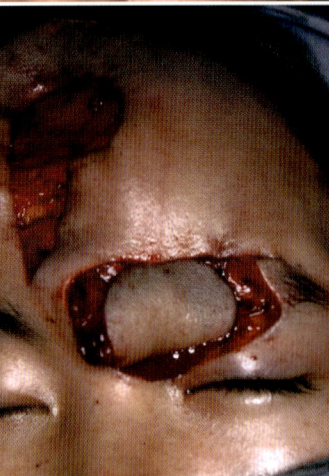

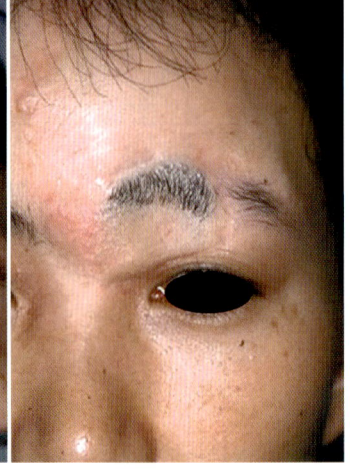

7）スイッチ（交叉）皮弁（switch flap）：下眼瞼からのスイッチ皮弁をいう．特に睫毛構造がついたままの瞼縁を下眼瞼動脈を栄養血管として移行し，約2週後に切り離す二期手術が行われる．供与部の瞼縁幅が全幅の1/3～1/4以下では一期的縫縮を行う．また，眼輪筋を茎とした移植も可能である．

8）Mustardé flap：頬部回転前進皮弁の先端に下眼瞼縁を含む皮膚をスイッチ部分とした連合皮弁様である．頬部回転前進皮弁は主に顔面動脈，眼窩下動脈，顔面横動脈で栄養され，上眼瞼へのスイッチ部分は，主に下眼瞼動脈で栄養される．移行の約2週後に切り離しを行う二期手術になる[4]．上眼瞼の瞼縁を含む欠損の再建に応用する．縫縮ができない供与部の下眼瞼部分は，前葉は頬部回転前進皮弁で，後葉は口蓋粘膜で再建する．

9）眼輪筋皮弁（orbicuralis oculi myocutaneous flap）（汎用皮弁）：眼輪筋を茎として前進皮弁などで応用する．外側あるいは内側への横方向に進めて欠損の再建に用いることが多い．

10）皮下茎皮弁（subcutaneous pedicle flap）（汎用皮弁）：皮下組織を茎として島状に移植する汎用様式の皮弁である．顔面，体幹四肢など全身どこにでも応用できるが，顔面は血流が豊富であり良い適応領

図4．症例1：正中前額皮弁を用いた上眼瞼再建
a：術前
b：前頭骨骨膜まで腫瘍切除し，病理結果判明まで人工真皮貼付
c：Expanded forehead flap として，前頭部有毛部を少し島状部分に含んで挙上し欠損部に移行
d：術後7か月

a	b
c	d

22　I．局所皮弁法および小皮弁術

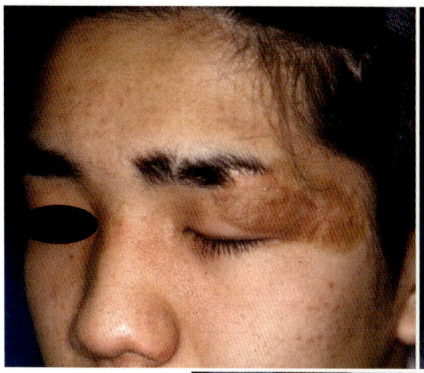

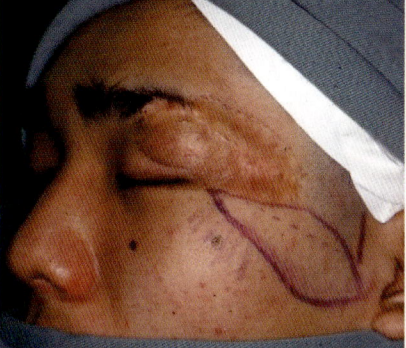

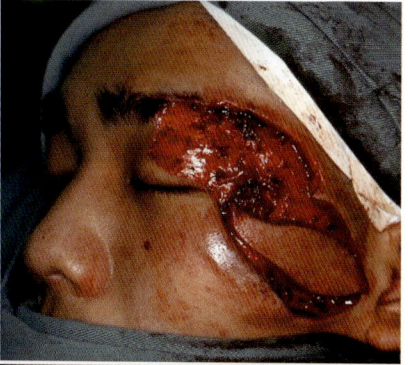

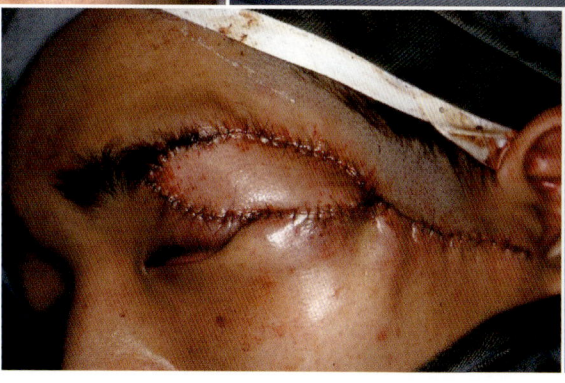

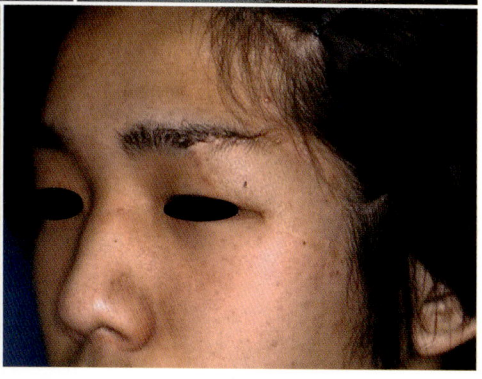

図 5. 症例 2：外側眼窩皮弁を用いた上眼瞼再建
a：術前の色素沈着を有する瘢痕と眉毛外側の欠損状態
b：外眼角から耳珠を結ぶ線を皮島のほぼ中心として作図
c：瘢痕部の切除と外眼角部とその尾側を茎として皮弁挙上
d：皮弁を回転させて欠損部に移行し，供与部は縫縮
e：術後 1 年

域である．移動は，前進，転位，回転の様式が採用できて自由度が高い[3)5)]．皮弁周囲に全周性の瘢痕を残すため，術後 trap door effect を予防する圧迫療法が重要である．

11）前進皮弁（advancement flap）（汎用皮弁）：いずれの領域でも用いることができる汎用皮弁である．皮膚の移動効率は低いものの，皮膚の余裕があるときに応用しやすい．上眼瞼内でVY前進皮弁などの応用ができる[6)]．

II．下眼瞼の再建に用いる皮弁（図 2）

1）前額皮弁：前出
2）正中前額皮弁：前出[7)]
3）外側眼窩皮弁：前出
4）頬部皮弁（cheek flap）：広い頬部のなかで挙上する皮弁を指し，VY 前進皮弁や島状皮弁を含む．術後下眼瞼の尾側への下垂をきたさないように，また，目立つ領域でもあることから圧迫やテーピングによる保存的治療を行う．

5）頬部回転前進皮弁（rotation cheek advancement flap）：下眼瞼の全幅の広範な欠損を修復できる．瞼板の欠損には耳介軟骨や鼻中隔軟骨移植を，後葉の欠損には口蓋粘膜移植を適用する．

6）スイッチ（交叉）皮弁（switch flap）：眼瞼は上眼瞼に優位性があるが，犠牲が少ない範囲で眼輪筋皮弁として上眼瞼から下眼瞼に皮弁移植し，2 週後に茎の切り離しを行う[8)]．

7）眼角皮弁（angular flap）：外鼻横の頬部から頭側茎の皮弁を挙上する．頬部皮膚に余裕がある時に適用しやすい．眼角動脈を逆行性に栄養血管とし応用するが，時に欠損していることがあるため長い皮弁を利用するときはあらかじめドップラー血流計，マルチスライス CT などで確認する．

8）眼輪筋皮弁（汎用皮弁）：前出
9）皮下茎皮弁（汎用皮弁）：前出
10）前進皮弁（汎用皮弁）：前出

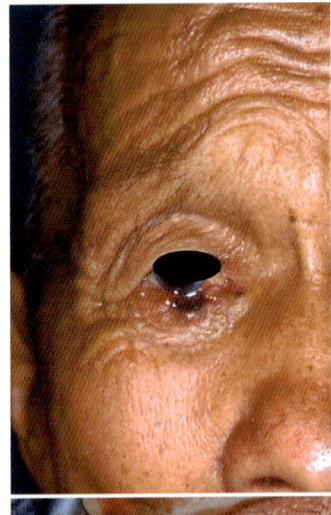

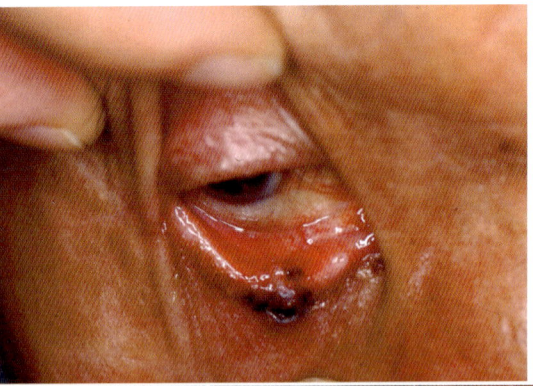

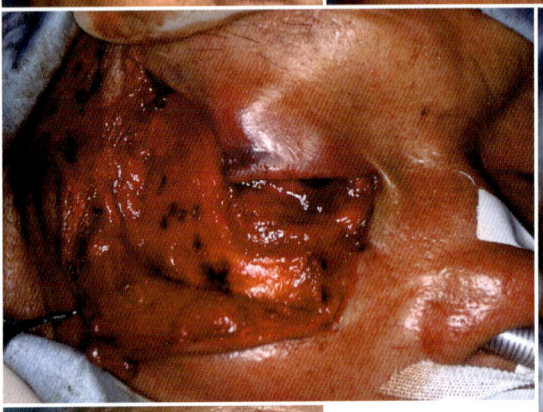

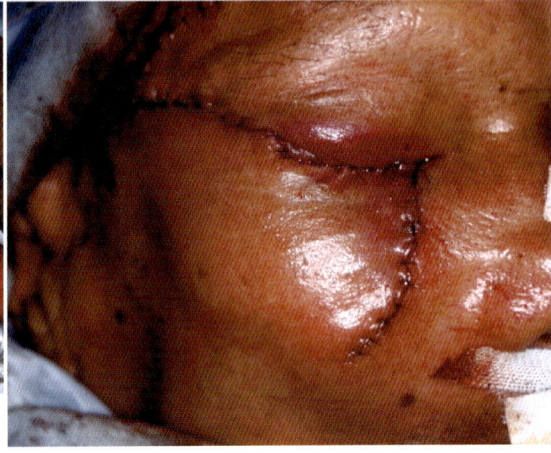

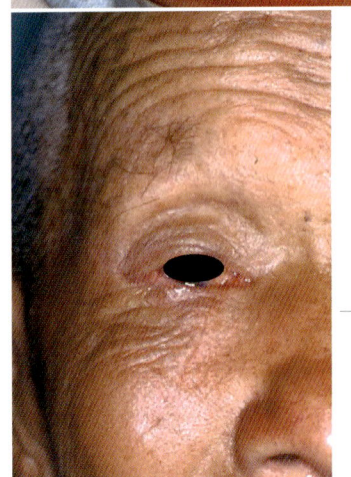

図6.
症例3：回転頬部前進皮弁を用いた下眼瞼再建
a：術前
b：腫瘍は前葉から後葉にかけて存在
c：腫瘍切除し，回転頬部前進皮弁を挙上
d：後葉再建に口蓋粘膜を移植し皮弁を縫合閉鎖
e：術後1年4か月

a	b
c	d
e	

Ⅲ．頬部の再建に用いる皮弁（図3）

1）鼻唇溝皮弁（nasolabial flap）：鼻唇溝領域から挙上する皮弁で，顔面動脈から眼角動脈への途中の血行で栄養される．頭側茎あるいは尾側茎で応用され，島状あるいは弁状皮弁で外鼻，上口唇，頬部の再建に用いる．

2）顎下皮弁（submandibular flap）：おとがいから前頸部の領域から顔面動脈の顎下枝により栄養される皮弁を起こす[3)9)]．上下口唇，頬部の再建に応用する．

3）頬部回転前進皮弁：前出

4）頸顔面皮弁（cervicofacial flap）：頸部から頬部の広範な皮弁で，頬部の欠損再建に適用される[10)]．主に顔面動脈とその分枝により栄養されるが，広頸筋を含むとより血行が安定する．皮弁の挙上時に顔面神経下顎縁枝を温存する．Expanded flap としても利用できる．

5）広頸筋皮弁（platysma flap）：頭側茎と尾

側茎があるが，頬部再建には頭側茎を利用する．頚部の鎖骨上領域から顔面動脈の直接枝やおとがい下枝により栄養される島状皮弁を挙上する．挙上時にはドレナージのために外頚静脈を含めて挙上する．頬部，おとがい部から下口唇，口腔内の再建に適用できる[11]．

6) Expanded flap(汎用皮弁)：下顎隅角部や側頭部などで expander を埋入し皮膚を拡張して二期手術で頬部再建に用いる．前述の頚顔面皮弁の発展型として用いられることがある．一般に弁状皮弁で頬部の中央から尾側の再建に適用される．顔面動脈とその分枝により栄養される．

7) 皮下茎皮弁(汎用皮弁)：前出

8) 前進皮弁(汎用皮弁)：前出

IV. 症 例

1．正中前額皮弁による上眼瞼と眉毛再建

症例1：30歳代の女性

眉毛から上眼瞼の皮膚悪性腫瘍(図4-a)を骨膜まで切除した(図4-b)．欠損部にいったん人工真皮を移植し，永久標本での完全切除を確認した．この欠損に上眼瞼と眉毛の再建を目指して一部有毛部を含む正中前額皮弁を移植するために，前額部に組織拡張器を埋入した．拡張後，前頭部の有毛部を島状の一部に含め，右の滑車上動脈を茎とした島状皮弁として欠損部に移行し(図4-c)，供与部を縫縮した．術後7か月後を示す(図4-d)．

2．外側眼窩皮弁による上眼瞼再建

症例2：10歳代の男性

左上眼瞼の熱傷後瘢痕(図5-a)を再建する目的で，外眼角から耳珠の線分をほぼ中心とする皮島を作図した(図5-b)．頬骨眼窩動脈と下方眼輪筋を茎とする外側眼窩皮弁を挙上し(図5-c)，欠損部に移行して再建した(図5-d)．術後1年後の所見を示す(図5-e)．

3．回転頬部前進皮弁による下眼瞼から頬部の再建

症例3：50歳代の男性

下眼瞼の前葉から後葉にわたる基底細胞癌(図6-a, b)を下眼瞼全層で切除した．回転頬部前進皮弁を挙上し(図6-c)，後葉再建には口蓋粘膜を移植し，下眼瞼から頬部を再建した(図6-d)．術後1年4か月後を示す(図6-e)．

参考文献

1) Spinelli, H. M., Jerks, G. W.：Periorbital reconstruction：A systemic approach. Plast Reconstr Surg. 91：1017-1023, 1993.
2) Kakudo, N., et al.：Clinical outcome of surgical treatment for periorbital basal cell carcinoma. Ann Plast Surg. 2009 Oct 1[Epub ahead of print].
3) 楠本健司, 小川 豊：眼周囲と口周囲，特に上口唇髭部再建に対する皮下茎皮弁の解剖学的検討—とくに lateral orbital flap と submandibular flap の血行について．形成外科．36(6)：601-608, 1993.
4) Mustardé, J. C.：Two-stage reconstruction of the upper lid. Trans Opthalmol Soc U K. 86：197, 1966.
5) 楠本健司, 小川 豊：皮下茎皮弁による顔面皮膚悪性腫瘍切除後再建．Skin Cancer. 18(3)：274-277, 2004.
6) Kakudo, N., et al.：Success of the orbicularis oculi myocutaneous vertical v-y advancement flap for upper eyelid reconstruction. Plast Reconstr Surg. 123(1)：423-424, 2009.
7) Nose, K., et al.：Reconstruction of both eyelids following electric burn. Plast Reconstr Surg. 88：878-881, 1991.
8) 富野祐里, 小川 豊, 笹尾卓史：義眼装着後の強度眼瞼内反に対し前葉を反転皮下茎皮弁として後葉へ移動して再建した1例．形成外科．52(3)：305-311, 2009.
9) Ishihara, T., et al.：Submental perforator flap：location and number of submental perforating vessels. Scand J Plast Reconstr Surg Hand Surg. 42：127-131, 2008.
10) Juli, J., Juli, C.：Advancement and rotation of a large cervicofacial flap for cheek repairs. Plast Reconstr Surg. 64(5)：692-696, 1979.
11) 楠本健司：Platysma flap による頬部の再建．田原真也編．各種局所皮弁による顔面の再建 最近の進歩．178-185, 克誠堂出版, 2009.

I. 局所皮弁法および小皮弁術

逆行性顔面動脈皮弁
―特に外鼻，口唇の再建―

山下　建　　四ッ柳高敏

KEYWORDS　　逆行性顔面動脈皮弁，おとがい下島状皮弁，皮弁血行動態

はじめに

　口唇，外鼻は顔面の中央に位置し，顔貌を特徴づける重要な部位であり，機能面，整容面ともに十分考慮した再建が必要である．自然な形態や皮膚の色調・質感の再現を得るには，欠損の隣接部位からの局所皮弁が最も望ましい．これまで口唇，外鼻再建に対し，種々の局所皮弁による再建が報告されているが，それら多くの術式の問題点として皮弁採取部の瘢痕や変形が挙げられる．一方，おとがい・顎下部は，比較的大きな皮弁を採取しても瘢痕が目立たず，採取部位として優れている．我々は顎下部の皮弁を，逆行性顔面動脈皮弁として利用し，口唇，外鼻の再建を行い，良好な結果を得ている．ここではその手術手技や適応につき述べる．

I．逆行性顔面動脈皮弁

1．概　念

　おとがい下島状皮弁(submental island flap)は，顔面の尾側2/3の再建に際し，十分な大きさを挙上でき，皮弁採取部が目立ちにくい皮弁として，比較的よく利用されている[1]．しかし，欠点として手技が煩雑であり，また顔面神経下顎縁枝の障害リスクが高いことが挙げられる[2]．

　一方，以下に述べる逆行性顔面動脈皮弁は，採取部はおとがい下島状皮弁と近似しているが，皮弁下に含むのは広頸筋のみで，おとがい下動脈や顔面動脈は皮島下には含まない．顔面動脈は逆行性に，皮下組織とともに茎部に含まれるのみで，茎の長い，薄い皮弁が得られる．また，顔面神経下顎縁枝も顔面動静脈との交差部でのみ剝離するため，おとがい下島状皮弁と比較して手技が容易であり，損傷の危険性も少なく，外鼻・口唇に対して整容的にも比較的良好な再建が得られる．

2．血管解剖

　広頸筋は，下顔面から前外側頸部を経て鎖骨尾側まで至り，平行した薄い筋束を有する．Mathesら[3]の報告では，広頸筋はおとがい下動脈優位の血行のみと考えられていたが，その後Imanishiら[4]により頸部前側面の皮膚の血行につき詳細に検討された(図1)．

　Imanishiら[4]によると，広頸筋を含む前外側頸部は，皮下で浅脂肪筋膜層，広頸筋，深脂肪筋膜層の3層構造を形成する．浅脂肪筋膜層は皮膚と広頸筋を強固につないでいるが，深脂肪筋膜層は疎な筋膜と少ない脂肪で構成されており，広頸筋の良好な可動性を担っている．広頸筋の血行支配は，頭側から主におとがい下動脈，顔面動脈，上甲状腺動脈，頸横動脈，後頭動脈の枝である．鎖骨上部では，鎖骨下動脈，内胸動脈の枝により栄養されている．外頸静脈は深脂肪筋膜層内を通過している．

　これら皮膚の栄養血管となる各動脈の枝は，3タイプに分けられる．タイプ1はおとがい下動脈や顔面動脈からの比較的大きな枝であり，この主枝は深脂肪筋膜層および広頸筋を貫き，浅脂肪筋膜層に入り，皮膚直下で比較的長く広がる．広頸筋を貫いた後の供給範囲は比較的広く，頭側1/3を担う．タイプ2は同じくおとがい下動脈や顔面

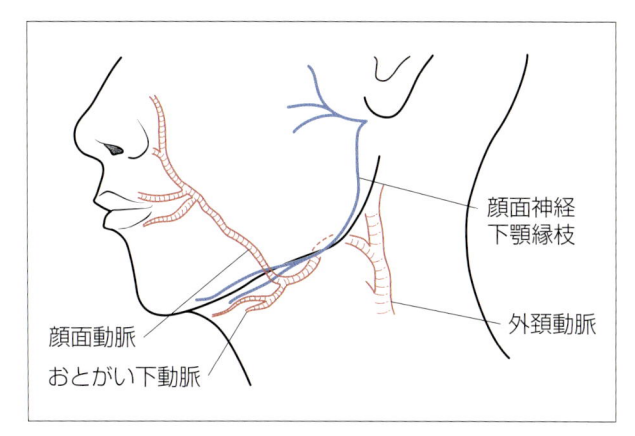

図1. 顔面動脈の走行

動脈からの比較的大きな枝だが，主枝は深脂肪筋膜層にて長く走行し，分岐した後にそれぞれ広頸筋を貫き，皮膚直下でさらに分岐する．この枝は広頸筋を貫いたあとに星状に分岐し，供給範囲は狭く，タイプ1の周囲を担っている．タイプ3は上甲状腺動脈や後頭動脈からの小さい枝で，これらは主に胸鎖乳突筋や舌骨下筋群の穿通枝である．直接筋体から深脂肪筋膜層，広頸筋，浅脂肪筋膜層を貫き，皮膚直下で分岐する．タイプ2と同じく星状に分岐し，その供給範囲も狭い（図2）．

どの動脈も広頸筋を貫く際に小さな分枝を出し，筋体を栄養している．長く走行する筋体栄養枝はないとされている．通常，大胸筋や広背筋などでは皮膚への穿通枝が多くみられるが，広頸筋の血管叢からは穿通枝はほぼみられない．皮膚と浅脂肪筋膜層は皮膚直下の血管から分枝した血管叢で栄養され，深脂肪筋膜層も小さい枝で栄養されているが，広頸筋動脈叢よりは長い血管を有している．

皮膚への栄養血管が筋体からの穿通枝ではなく，動脈からの直接枝が筋体を貫通した枝により供給されていること，貫通後に長く走行・分岐し，広範な血管叢を形成していること，顔面動脈が下顎縁下を広く栄養していることなどから，皮弁直下に栄養血管茎を含まなくとも十分に茎として機能すると考えられる．

3．皮弁デザイン

皮弁の中心は，下顎縁より尾側で，顔面動脈が深部より表層へと現れる部位に置くようにする．皮島の上縁は下顎縁を，下縁は頸下顎角を越えな

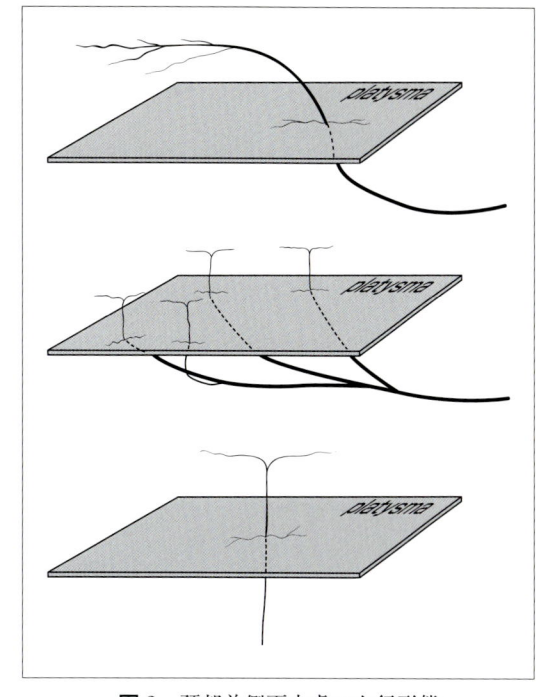

図2. 頸部前側面皮膚の血行形態
上の様式（タイプ1）の分枝がおとがい下付近を広く栄養している．
(Imanishi, N., et al.: Is the platysma flap musculocutaneous? Angiographic study of the platysma. Plast Reconstr Surg. 115：1018-1024, 2005 より引用)

いようにデザインする．この範囲であれば，皮弁採取部は一期的に縫合でき，なおかつ採取部瘢痕も正面視では目立たない．血管茎である顔面動脈は術前に超音波ドップラー法にて血流を確認しておく必要がある（図3）．

皮島デザイン後，まず皮島下縁を切開し，広頸筋下で顔面動静脈を同定する．顔面動静脈周囲の剥離は周囲組織を傷つけないように，慎重に，丁寧に行う．この部位では深脂肪筋膜層の組織が疎であるため，顔面神経下顎縁枝を傷つけることなく容易に同定・剥離可能である．

顔面動静脈を同定後，皮島の広頸筋下層で血管を含まずに剥離する．同時に顔面動静脈も頭側に剥離を進め，顔面神経下顎縁枝を乗り越えたところで剥離を止める．その部位で動静脈を結紮し，皮弁に含め，茎として挙上する．その際，皮弁の静脈還流を保つために，頭側の茎は血管のみではなく，周囲の軟部組織をある程度残して剥離する．その後皮島の頭側に皮膚切開を加え，皮弁移動部

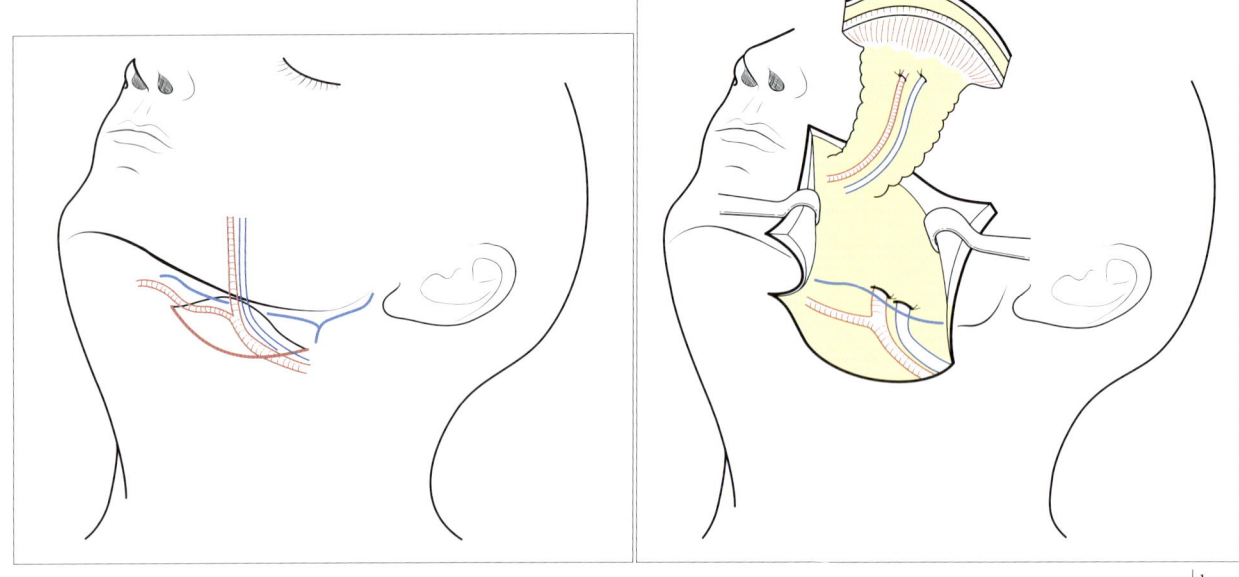

図3. 皮弁のデザイン(a)と挙上時(b). 皮島の中枢側で顔面動静脈を含める. a|b

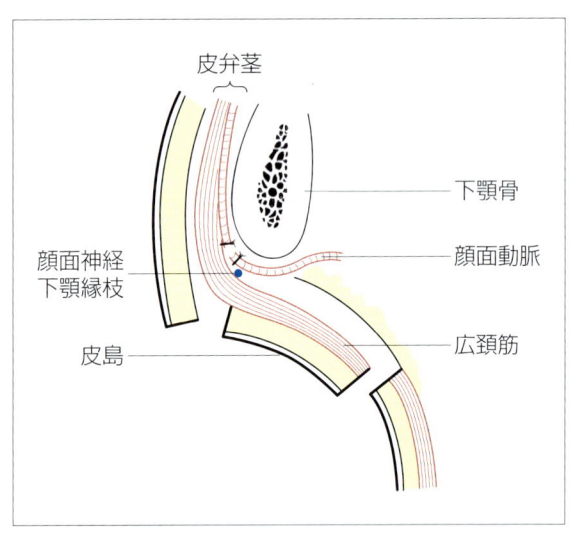

図4. 断面図
皮島直下には顔面動脈を含まない.

位まで緊張なく移動可能な範囲で，皮膚直下で剥離する．顔面静脈の走行にもよるが，この茎の剥離は比較的容易に可能である．広頚筋は多くの場合，下顎縁を越えて頭側まで走行しているため，可能な限り茎に含めるようにする．もし欠損部まで距離がある場合は，鼻唇溝に補助切開を加えて剥離を行うのも一法である．

皮弁採取部は基本的に一期的縫合が可能である．血腫予防に，皮弁下，および採取部にペンローズドレーンを留置する．

4. 適 応

顔面下1/2であれば皮弁の移動は容易に可能であるが，主に口唇と外鼻の欠損に対して良い適応である．皮弁採取部の瘢痕を目立たなくするためには皮島の幅は最大3〜4 cmと限られてくるが，長径は7〜8 cmまで採取可能である．また，口唇全層や，頬部〜口唇にまたがる欠損の場合も，同じ茎を有する鼻唇溝皮弁を同時に挙上することで再建が可能となる．

II. 代表症例供覧

1. 外 鼻

症例1：81歳，女性(図5)
既往歴：糖尿病，高血圧
現 症：数か月前より鼻尖部に腫瘍が出現し，徐々に増大．他院での生検により，有棘細胞癌との診断を得た．頚部リンパ節腫脹や，遠隔転移は認められなかった．T1N0M0, stage I．手術目的に当科紹介．

治 療：鼻尖部に約7×9 mmの腫瘍を認めた．腫瘍から約1 cm離し，Yotsuyanagiら[5]の提唱するaesthetic subunitに沿って，鼻軟骨上で腫瘍を切除．生じた欠損部に対し，左下顎下縁の顔面動脈走行上に60×25 mmの皮弁をデザインした．切開は，まず皮島下縁から行い，広頚筋下の顔面

28　I. 局所皮弁法および小皮弁術

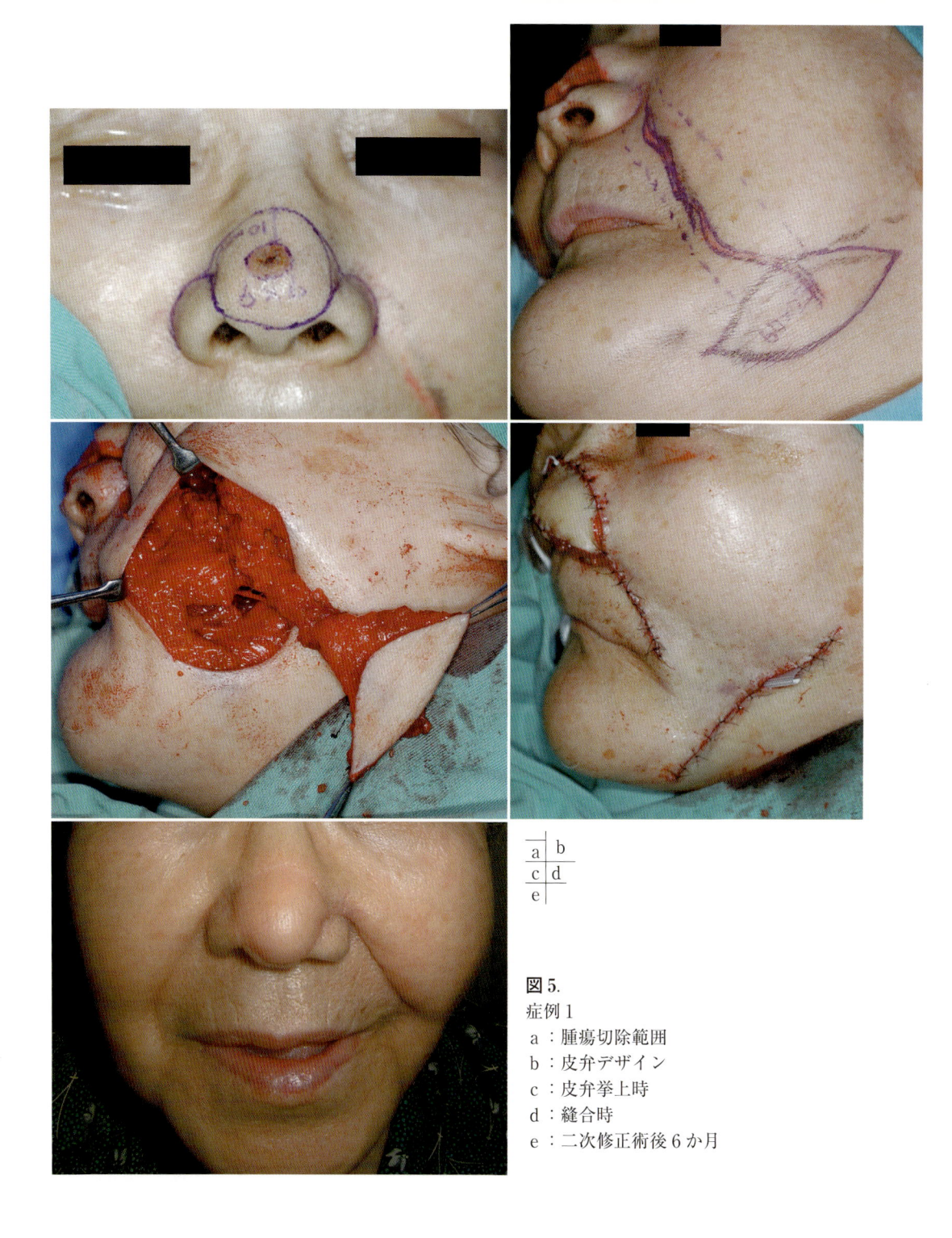

図5.
症例1
a：腫瘍切除範囲
b：皮弁デザイン
c：皮弁挙上時
d：縫合時
e：二次修正術後6か月

動静脈を同定後，顔面神経下顎縁枝を越えるまで剝離を進め，同部で動静脈を結紮，切離．その後，皮島上縁も切開を加え，顔面動静脈を含んだ茎として挙上．欠損部へ緊張なく移動できる範囲で剝離を進めた．皮島を欠損部へ固定し，皮弁採取部は一期的に縫合．術後，皮弁のうっ血や神経麻痺などはみられなかったが，3週間後に修正術を要した．術後6か月にて腫瘍の再発・転移もなく，整容的にも比較的良好に再建されている．

2．口唇

症例2：73歳，男性（図6）

既往歴：特記すべきものなし

現症：数年前から左口角部に乳頭腫様の腫瘍を認め，徐々に増大してきたため当科受診．

治療：腫瘍切除後，口角部の赤唇～口腔内にかけて欠損部を生じ，これに対し5.0×2.4 mmの皮島を左下顎下縁の顔面動脈走行上にデザイン．前症例と同様に皮弁の剝離，挙上を行った．鼻唇溝の切開は不要であった．術後，皮弁のうっ血や顔面神経麻痺はみられず，また1年の経過観察においても口唇や口角の変形もなく，開口も十分で機能的な問題はみられなかった．

III．考察

顔面の外傷・腫瘍切除後欠損などの再建には，局所皮弁は侵襲が少なく，皮膚の色調・質感ともに良好で，再建材料としては第一選択と考えられる．一般的に，外鼻の再建には鼻唇溝皮弁や前額皮弁が多く使われている．また，口唇の再建にはさまざまな局所皮弁法が報告され，その皮弁はほぼ欠損部の近隣から挙上される．しかし，限られた組織の範囲で挙上するため，皮弁採取部の瘢痕，およびその後の二次変形などが問題となることがある．

その点，顎下部の瘢痕は，正面視では隠れ，目立たないことから，皮弁採取部として有用と考えられる．顎下部からの皮弁としては，1990年にMartinら[1]により最初に発表されたおとがい下島状皮弁が最も一般的である．この皮弁はその後，多くの著者[6,7]により改良され，発展し，結果として十分な血行を有する，信頼できる皮弁として証明された[8〜10]．皮弁は比較的大きく採取が可能であり，逆行性皮弁[7]や，下顎骨付き骨皮弁，そして遊離皮弁などのいくつかのバリエーションがある[1]．しかし，おとがい下動脈を茎とするこの皮弁を挙上する際には，顔面神経の下顎縁枝と，おとがい下動静脈の同定が不可欠である．さらに，おとがい下動静脈は成人の51〜81％で顎二腹筋前腹の深層を走行するが[11]，この動脈からの穿通枝は広頸筋を貫通して直上の皮膚を栄養するため，この皮弁は広頸筋と顎二腹筋前腹の両者と共に挙上する必要があり，手技がやや煩雑である．おとがい下島状皮弁を使用した際に顔面神経が障害される可能性は0〜17％[1,2,6,11]という報告もある．逆行性皮弁はさらに損傷の危険性が高く，Pistreらはおとがい下島状皮弁の使用は好ましくないと報告している[2]．

おとがい下島状皮弁とは対照的に，我々の報告した逆行性顔面動脈皮弁は顔面動静脈を同定した後，皮島と広頸筋のみを挙上する．この手技は比較的容易であり，また手短に行えるため，手術時間をも短縮できる．おとがい下島状皮弁は下顎縁枝をすべて剝離する必要があるが，逆行性顔面動脈皮弁では顔面動脈との交差部分の一か所のみの剝離でよいため，おとがい下島状皮弁と比較すると顔面神経下顎縁枝の損傷のリスクが少ない．また，おとがい下島状皮弁は顎下腺の上を剝離し，広頸筋下の脂肪組織も含めた厚い皮弁として挙上されるが[11]，逆行性顔面動脈皮弁では広頸筋下の脂肪組織を含めることなく，比較的薄い皮弁が作成可能である．ただ，外鼻再建，特に鼻尖や鼻柱など形態学的に陥凹し，皮下脂肪も薄い部位の再建の場合には，提示した症例のように二次的に修正術が必要な場合もある．

顎下部皮膚の血行動態は，おとがい下動脈優位に支配されていると考えられているため[13]，当初，逆行性顔面動脈皮弁では血流不全の可能性も危惧された．しかし，数日で軽快する軽度のうっ血はみられたものの，壊死に陥るような重度の静脈性のうっ血を呈した症例は経験しなかった．Imanishiらの報告[4]では顔面動静脈からの顎下部皮膚への直接枝が報告されており，この分枝が存在すれば，茎に含まれている可能性も高く，これらの分枝により十分な血行が供給されていた可能性もある．しかし，逆行性顔面動脈皮弁の血行動態の主体は，皮下茎に顔面動脈のような特に信頼度の高い脈管を含み，直接分枝ではなく，皮島が

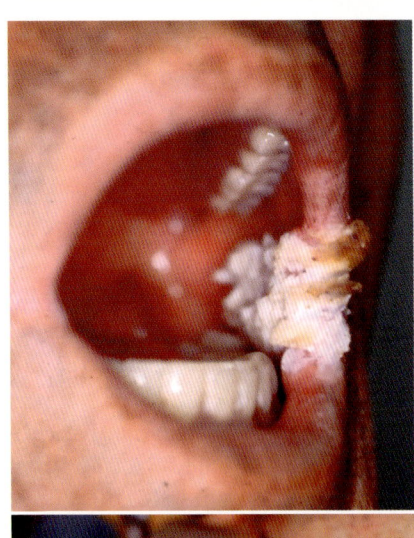

図 6.
症例 2
a：初診時
b：皮弁デザイン
c：皮弁挙上時
d：皮弁移行時．この後，皮下トンネルを通す．
e：皮弁縫合時
f：術後 1 年
g：口腔内

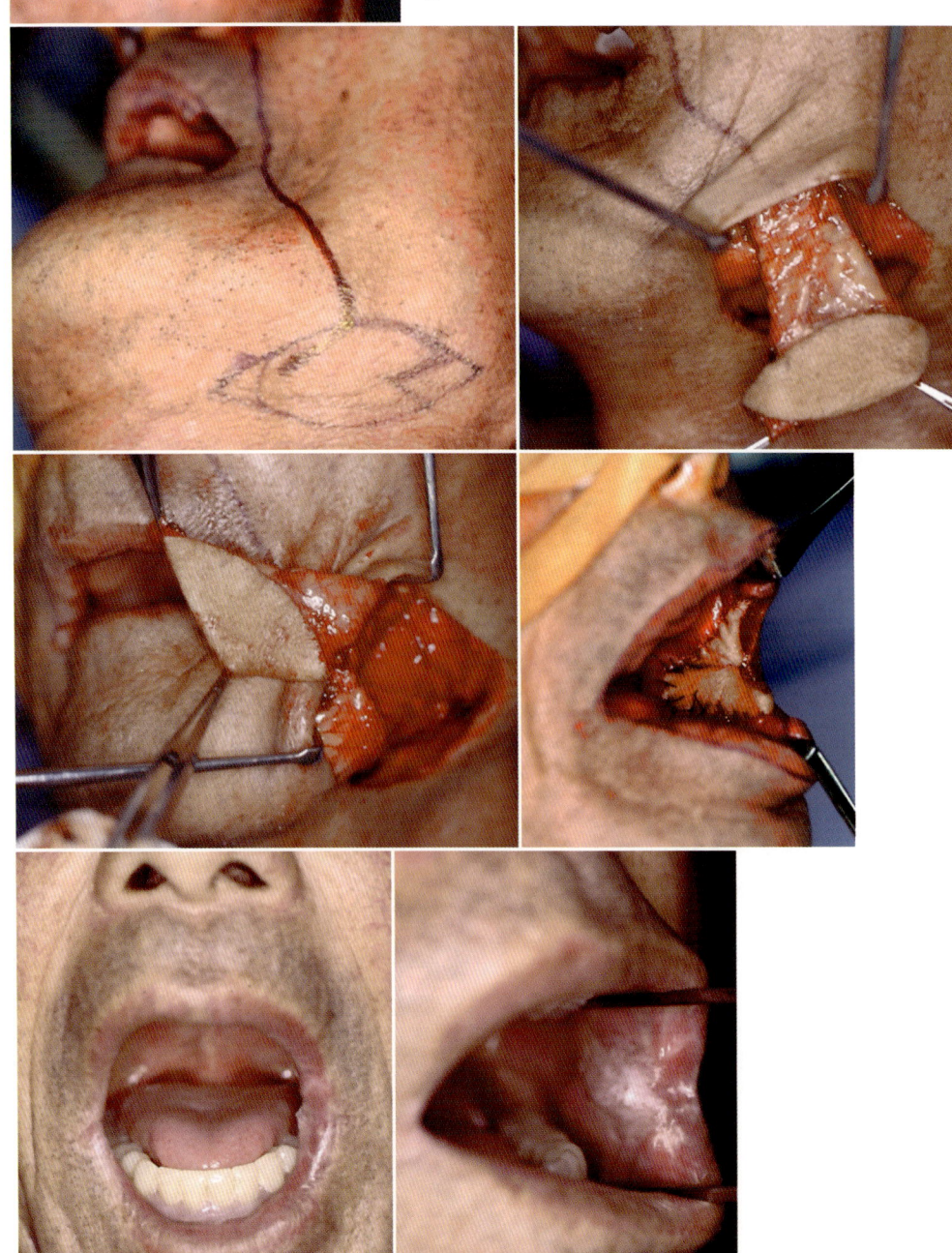

近隣組織の乱軸型血管構造により血流を供給されているものと考えられる．つまり乱軸型血行の皮島と，主軸型血行の皮下茎を組み合わせた皮弁形態である．皮下茎に主要脈管を含み，十分な血流を有していれば周辺組織への血液供給は乱軸型の皮下茎と比較してもはるかに高く，皮島直下に主要脈管を含まなくとも，ある程度の大きさまでは十分供給が可能であると考えられる．この皮弁血行動態の概念は逆行性顔面動脈皮弁だけではなく，顔面の他の主軸型皮弁にも適用できる可能性がある．

この血行動態に基づき，どの程度の大きさまで供給可能かはいまだ不明であるため，相対的に挙上量が限られてくる．また，口唇の再建に対しては，逆行性顔面動脈皮弁では口輪筋の直接再建が不可能である．口唇全層の欠損に対する再建では，鼻唇溝口輪筋皮弁，口角下制筋皮弁[14]，またはEstlander法など，他の方法と組み合わせて使用することが可能であろう．

結　語

おとがい下島状皮弁と同じく，逆行性顔面動脈皮弁は皮弁採取部が目立たず，整容的に良好な結果が期待できる．それに加え，挙上が容易で，薄い皮弁が挙上可能であり，さらに，顔面神経下顎縁枝損傷の危険性が非常に少ないということから，顔面下2/3の比較的小さな欠損の再建には比較的有用であると考え，述べた．また，血行動態は乱軸型血行の皮島と，主軸型血行の皮下茎を組み合わせたものであり，この概念は顔面の他の主軸型血行の皮弁にも適応できると考えられる．

参考文献

1) Martin, D., et al. : The submental island flap : a new donor site. Plast Reconstr Surg. 92 : 867-873, 1993.
2) Pistre, V., et al. : Ten years of experience with the submental flap. Plast Reconstr Surg. 108 : 1576-1581, 2001.
3) Mathes, S. J., et al. : Classification of the vascular anatomy of muscles ; experimental and clinical correlation. Plast Reconstr Surg. 67 : 177-187, 1981.
4) Imanishi, N., et al. : Is the platysma flap musculocutaneous? Angiographic study of the platysma. Plast Reconstr Surg. 115 : 1018-1024, 2005.
5) Yotsuyanagi, T., et al. : Nasal reconstruction based on aesthetic subunits in orientals. Plast Reconstr Surg. 106 : 36-44, 2000.
6) Sterne, G. C., et al. : The submental island flap. Br J Plast Surg. 49 : 85-89, 1996.
7) Karaçal, N., et al. : Reverse-flow submental artery flap for periorbital soft tissue and socket reconstruction. Head Neck. 28 : 40-45, 2006.
8) Faltaous, A. A., et al. : The submental artery flap : an anatomic study. Plast Reconstr Surg. 97 : 56-60, 1996.
9) Rojananin, S., et al. : Experimental study of the facial artery : relevance to its reverse flow competence and cutaneous blood supply of the neck for clinical use as a new flap. Head Neck. 18 : 17-23, 1996.
10) Kim, J. T., et al. : An anatomic study and clinical applications of the reversed submental perforator-based island flap. Plast Reconstr Surg. 109 : 2204-10, 2002.
11) Magden, O., et al. : Anatomic study of the vasculature of the submental artery flap. Plast Reconstr Surg. 114 : 1719-1723, 2004.
12) Abouchadi, A., et al. : The submental flap in facial reconstruction : advantages and limitations. J Oral Maxillofac Surg. 65 : 863-869, 2007.
13) Cormack, G. C., et al. : Arterial anatomy of Flaps ; Platysma musculocutaneous flap. 330-332, Churchill-Livingstone, New York, 1994.
14) Yamauchi, M., et al. : One-stage reconstruction of a large defect of the lower lip and oral commissure. Br J Plast Surg. 58 : 614-618, 2005.

I. 局所皮弁法および小皮弁術

SMAP 皮弁 —顔面再建—

石原　剛

KEYWORDS　おとがい下動脈穿通枝皮弁（submental perforator flap）

緒　言

おとがい下動脈穿通枝皮弁（submental perforator flap）は，血管系となる皮膚穿通枝が解剖学的に安定しており，その挙上が容易であることがわかってきた穿通枝皮弁の1つである[1〜8]．

従来のsubmental flapは，広頚筋および顎二腹筋前腹を含む皮弁である[4,5]．一方，有茎のsubmental perforator flapでは，皮膚穿通枝を皮弁の茎にすれば，顎二腹筋のみならず広頚筋をも含まない皮弁として挙上が可能である[8]．このことは，より簡便な「使える皮弁」として普及する要因となる．

本稿では，安全にかつ容易に本皮弁を利用するための要点について概説する．

I. 血管解剖

おとがい下動脈は，顎下腺の部位で顔面動脈から分かれ，下顎骨下縁に沿って顎舌骨筋の表面を走行し，顎下腺および周囲の筋に分枝を出す．さらに顎二腹筋前腹の部位で広頚筋を貫いて皮膚へ1〜4本の穿通枝を出し，下顎正中付近で下口唇，口腔底に枝を出す[2]．そして，対側のおとがい下動脈と吻合する場合が多い[4,5]．また，おとがい下動

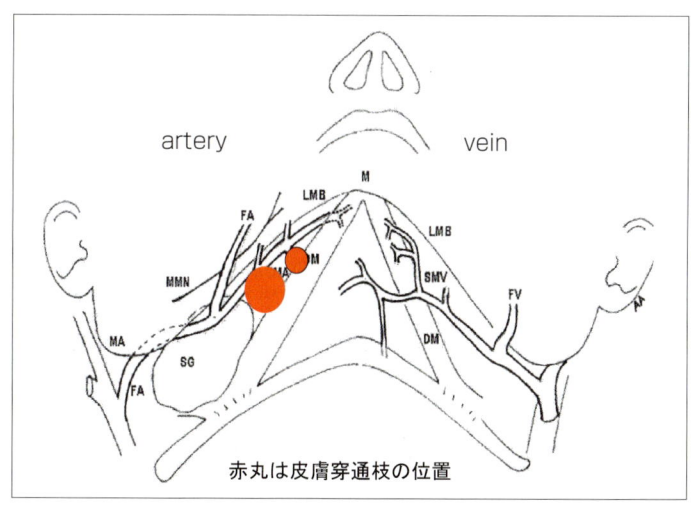

図1．おとがい下動静脈の走行の違いと穿通枝の位置
動脈は顎二腹筋前腹の深層に位置し，静脈は同筋の浅層に位置することが多い．大きな赤丸が主な皮膚穿通枝の位置．その前方に主な穿通枝より細い皮膚穿通枝がある場合もある．
（Magden, O., et al.：Plast Reconstr Surg. 114, 2004. より一部改変して引用）

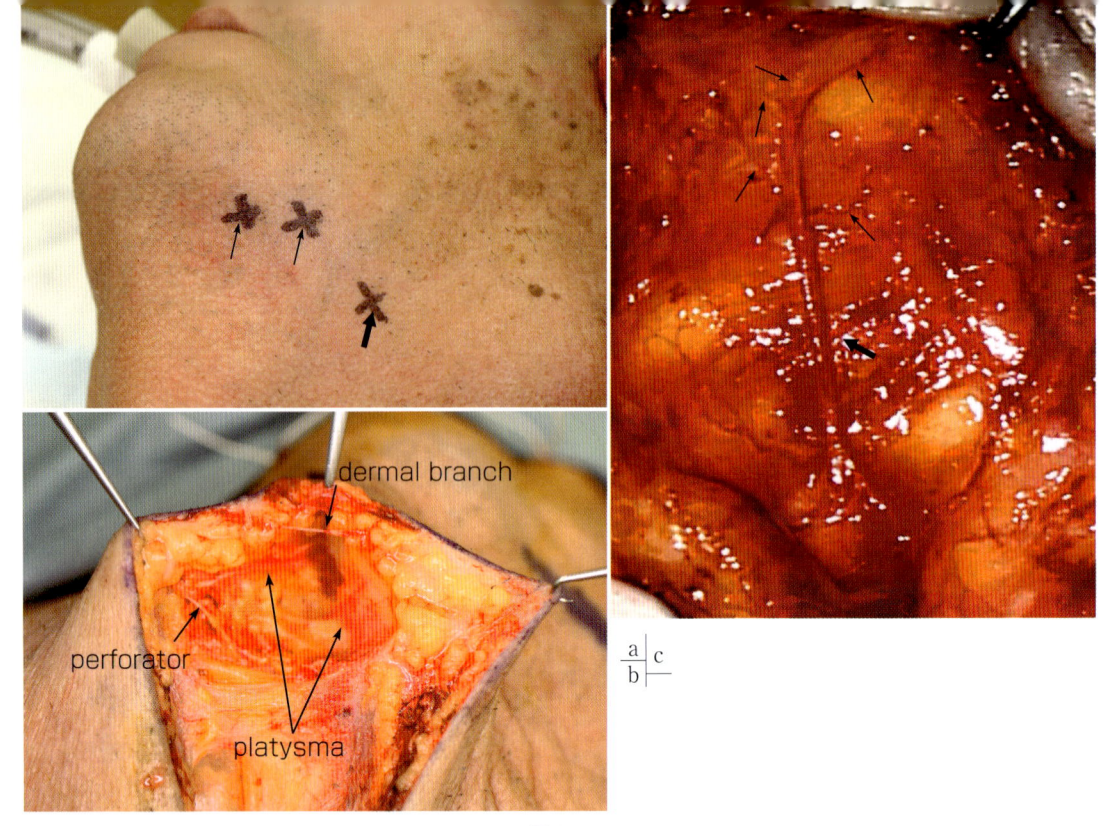

図 2.
a：ドップラー血流計でおとがい下動脈の皮膚穿通枝をマーキング（小矢印）．大矢印は下顎部で拍動を触診できる顔面動脈の部位
b：ドップラー血流計で確認した部位に一致して存在するおとがい下動脈の皮膚穿通枝．同部の広頚筋は切開されている．皮下血管網は広頚筋に密着せずに広頚筋上の脂肪間を走行している．
c：広頚筋を貫く主な穿通枝（大矢印）と，穿通枝から放射状に分枝する複数の皮下血管網（小矢印）
(Ishihara, T., et al.：Plast Reconstr Surg Hand Surg. 42, 2008. より一部改変して引用)

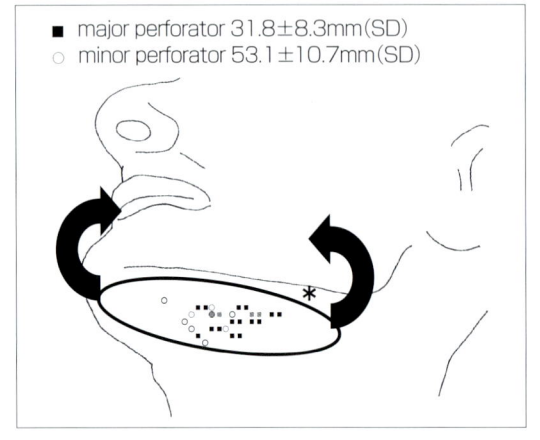

図 3.
おとがい下動脈穿通枝の位置と皮弁のデザイン
下顎部で拍動を触診できる顔面動脈の部位から，主な穿通枝は 31.8±8.3 mm(SD) 前方に存在．複数本の穿通枝がある症例では，2 本目は 53.1±10.7 mm(SD) 前方に存在．基本的な皮弁のデザインとしては，顔面動脈触診部より 2〜4 cm 前方にある主な皮膚穿通枝が皮弁の茎になるように作図する．
(Ishihara, T., et al.：Plast Reconstr Surg Hand Surg. 42, 2008. より一部改変して引用)

脈は，7〜8 割の症例で顎二腹筋前腹の深層に位置し，2〜3 割の症例で同筋の浅層に位置している[4)5)]．
　おとがい下動脈起始部の太さは 1〜2 mm 程度で，おとがい下静脈よりやや細い[5)]．おとがい下動静脈は，顎下腺から顎二腹筋に向かうほど走行を異にする（図 1）[5)]．
　主な皮膚穿通枝は顔面動脈触診部より 2〜4 cm 前方にあり，広頚筋上の皮下組織に網目上に枝を伸ばす[7)8)]．したがって，上頚部の皮膚は必ずしも広頚筋に支配されているわけではない（図 2）[8)]．

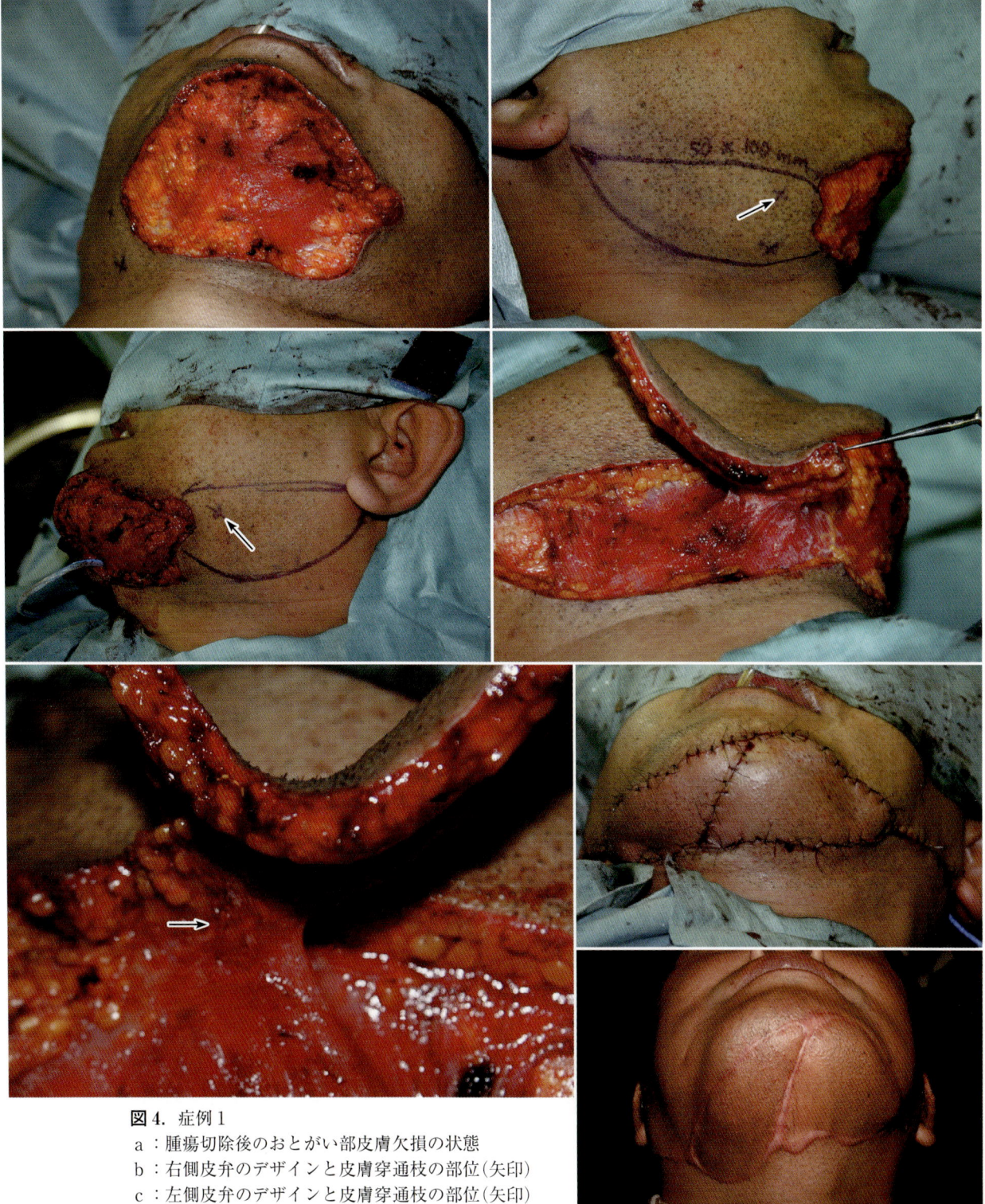

図 4. 症例 1
a：腫瘍切除後のおとがい部皮膚欠損の状態
b：右側皮弁のデザインと皮膚穿通枝の部位（矢印）
c：左側皮弁のデザインと皮膚穿通枝の部位（矢印）
d：右側皮弁挙上．広頚筋を含んでいない．
e：広頚筋上で挙上された皮弁の穿通枝（矢印）
f：両側の皮弁を伸展して皮膚欠損部を再建
g：術後 5 か月
(Ishihara, T., et al.：Plast Reconstr Surg Hand Surg. 42, 2008. より引用)

a	b
c	d
e	f
	g

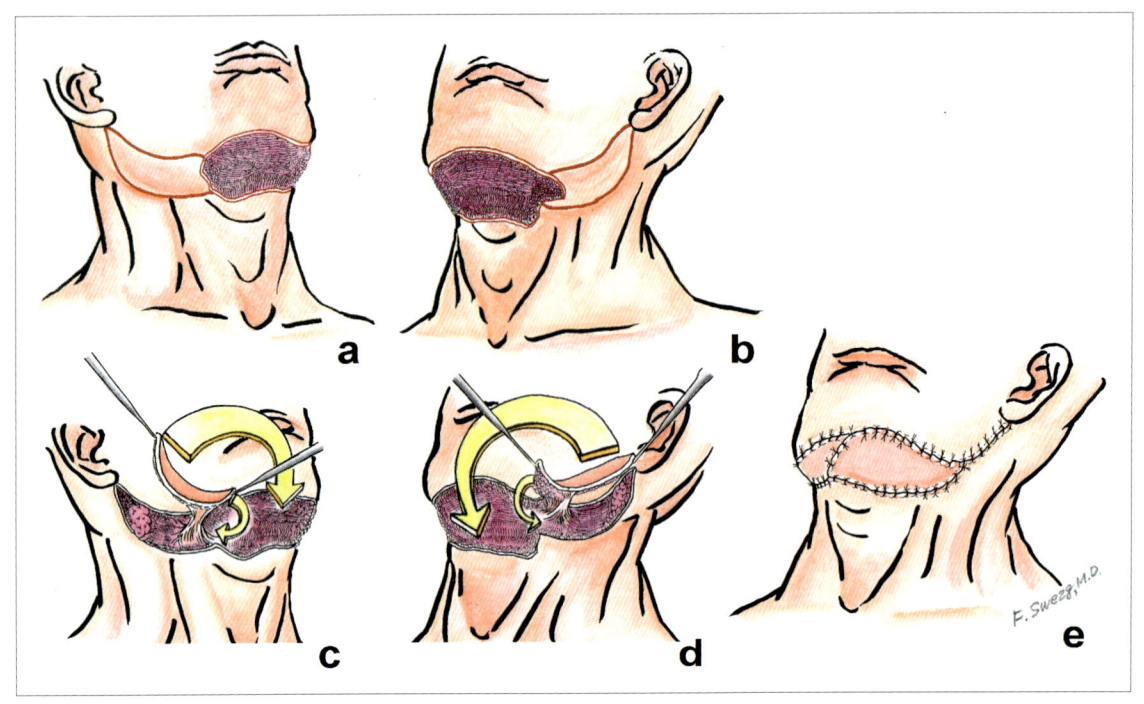

図5. 症例1の手術シェーマ
(Matsushita, S. et al.：Clin Exp Dermatol. 34, 2009. より引用)

II. 皮弁デザイン

皮弁のデザインに際しては，ドップラー血流計でおとがい下動脈の皮膚穿通枝をマーキングする（図2）．主な皮膚穿通枝は，顔面動脈触診部より2〜4cm前方にあるが，さらに前方に複数の穿通枝がある症例もある（図3）[8]．主な穿通枝を皮弁に含めるほうが皮膚血流として安全である．上方は下顎骨下縁まで，下方は縫縮できる範囲で欠損部に応じて作図する．

従来のsubmental flapは，広頸筋および顎二腹筋前腹を含む皮弁である．一方，有茎のsubmental perforator flapでは，皮膚穿通枝を皮弁の茎にすれば，顎二腹筋のみならず広頸筋をも含まない皮弁として挙上が可能である[8]．

III. 適　応

耳前部，頰部，口囲の皮膚欠損症例や口腔粘膜部欠損症例などが適応となる．特に，男性のヒゲの再建材料として優れている[8]．

IV. 代表症例

症例1（図4，5）：43歳，男性
おとがい部の毛平滑筋肉腫．腫瘍切除後のおとがい部皮膚欠損に対して，右5×10cm，左6×11cmの大きさの広頸筋を含まない本皮弁で再建．右皮弁は術後ややうっ血が生じたが，完全生着した．

症例2（図6）：76歳，女性
口囲の瘢痕拘縮．瘢痕切除後の皮膚欠損部に広頸筋を含まない本皮弁で再建．拘縮は解除され，皮弁は完全生着した．

症例3（図7）：73歳，女性
おとがい部の有棘細胞癌．腫瘍切除後の皮膚欠損に対して，広頸筋を含まない本皮弁で再建．このときの皮弁の茎は主な穿通枝ではなく，前方の穿通枝とした．術後，皮弁の先端はややうっ血を生じたが，完全生着した．

V. 考　察

WhetzelとMathes[1]は，1992年に新鮮屍体のおとがい下動脈にインクを注入し，上頸部皮膚がおとがい下動脈の支配領域であることを示した．

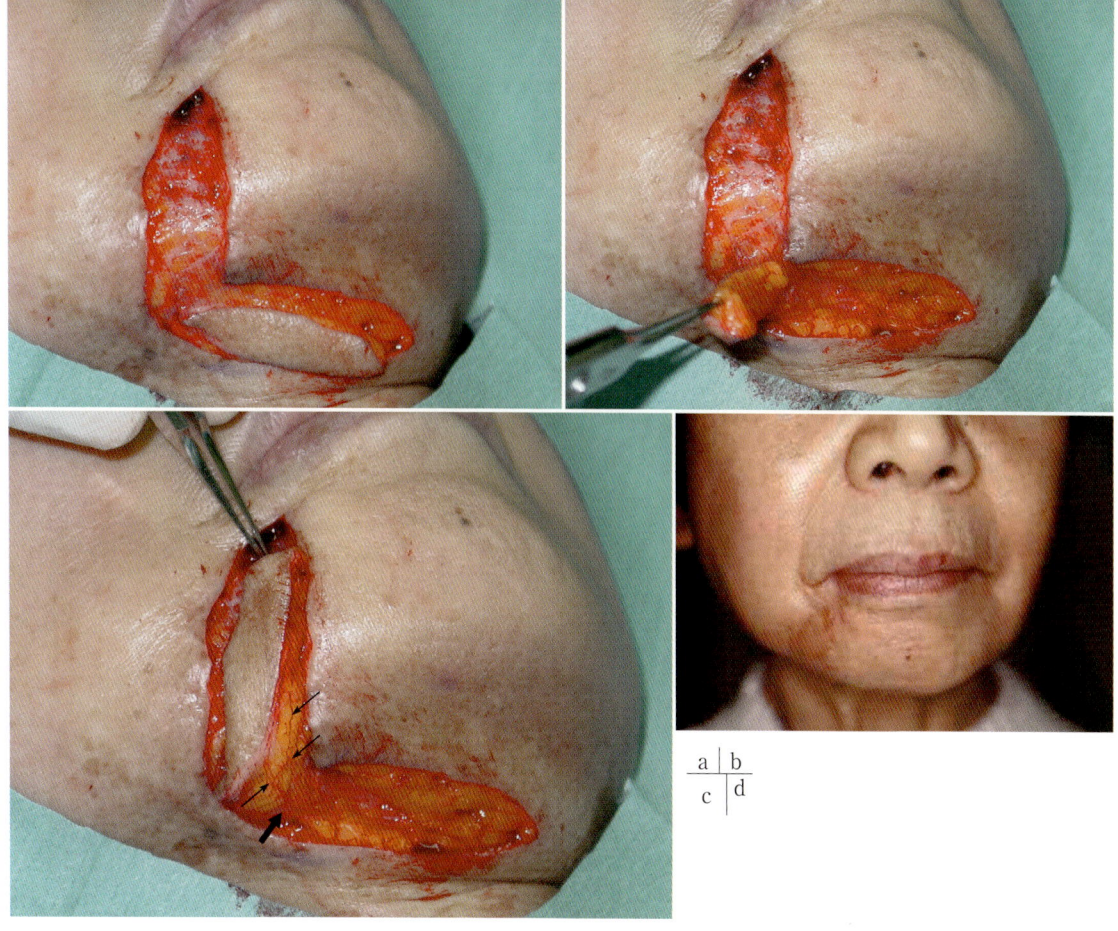

図6．症例2
a：口囲の瘢痕を切除し皮弁を作成
b：広頚筋上で皮弁を挙上
c：皮弁を皮膚欠損部へ回転．皮弁茎部の穿通枝(大矢印)とそれに連続する皮下血管網(小矢印)
d：術後6か月

このとき，広頚筋を貫く穿通枝の存在も確認されていた．これをもとに，submental island flap は1993年に Martin ら[2]によって最初に報告され，大きな頬部皮膚欠損の再建法としても臨床応用されるようになった[3]．以来，おとがい下動静脈の解剖学的研究が進み，顎二腹筋を皮弁に含むほうが皮弁の血流として安定するため，submental island flap には広頚筋のみならず顎二腹筋を含める術式が一般的となっている[4)5)]．穿通枝については，Martin ら[2]はおとがい下動脈から1～4本の皮膚穿通枝があると述べているが，穿通枝の位置についての詳細は述べていない．その後，Kim ら[6]は穿通枝部位を確認した submental perforator flap を報告した．これは顎二腹筋を含まないものだったが，広頚筋を含めた submetal perforator-based island flap だった．穿通枝皮弁の概念は，従来の筋皮弁，筋膜皮弁などと一部重複しているが，本来は，筋体内の穿通血管を剝離し，これを茎として挙上された皮弁を意味する．Imanishi ら[7]は，広頚筋上の血管の検討を行い，穿通枝の形態によっては広頚筋を含まなくても上頚部皮膚は生存する可能性を示した．これらをもとに，臨床例で初めて広頚筋を含まない submental perforator flap を報告したのは Ishihara ら[8]であった．彼らは，上頚部リンパ節郭清術を行う症例で穿通枝を同定し，穿通枝につながる皮下血管網の術中観察から，上頚部皮膚の血流は広頚筋に支配されていないことを確認した．加えて，21例のボランティア症例の統計学的処理を行い，主な穿通枝の位置が顔面動脈触診部より2～4 cm前

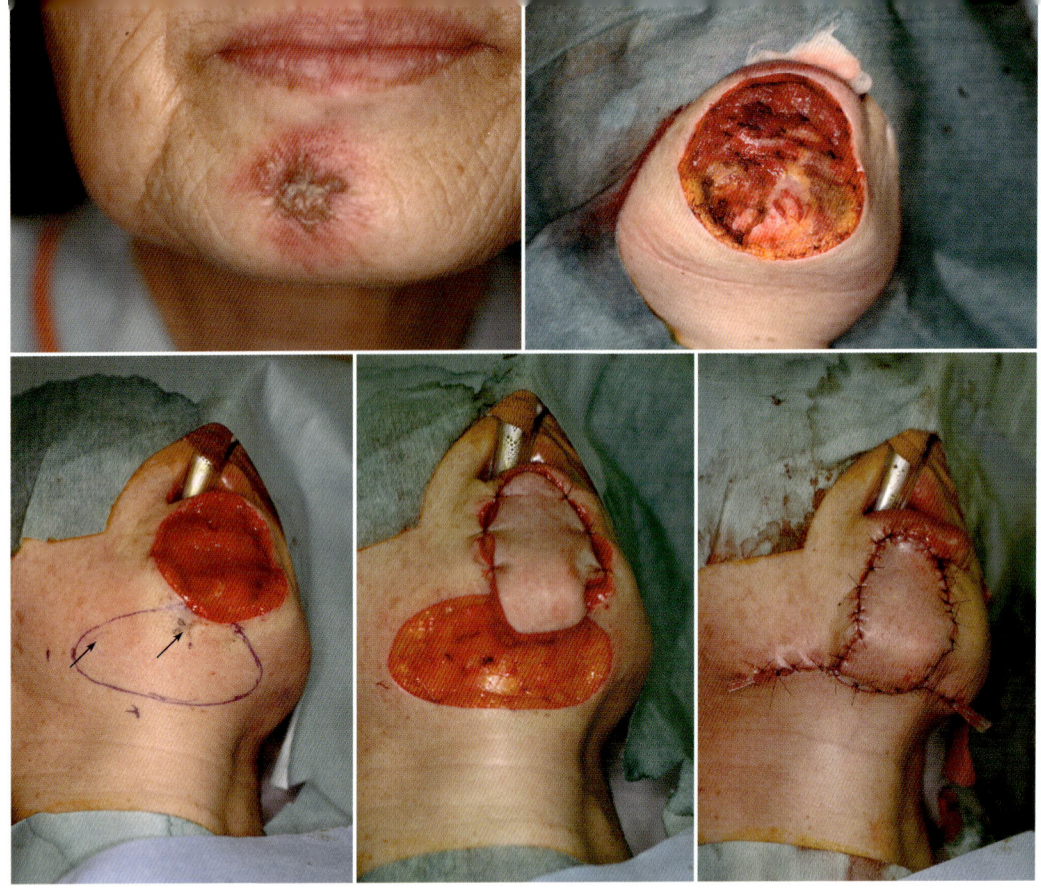

図7. 症例3

a：おとがい部の有棘細胞癌
b：腫瘍切除直後
c：皮弁のデザインと皮膚穿通枝の部位(矢印)
d：皮弁を回転し，皮膚欠損部を再建．皮弁の茎は主な穿通枝の前方の2本目の穿通枝
e：皮弁挙上部は縫縮

a	b
c	d	e

方にあることを報告した[8]．すなわち，皮膚穿通枝を皮弁の茎とする有茎のsubmental perforator flapは，広頚筋上で皮弁を挙上できるため，顔面神経下顎縁枝を損傷することはなく，血管剥離操作などの細かな操作も必要としない．したがって，従来のsubmental flapよりはるかに皮弁挙上が容易であり，「使える皮弁」である．

むろん，おとがい下動静脈本幹を顔面動静脈分岐部まで剥離し，順行性や逆行性の有茎皮弁として利用することも可能である．しかし，より簡便な有茎のsubmental perforator flapは，今後形成外科領域で多用される可能性がある．

結　語

Submental perforator flapは，血管系となる皮膚穿通枝が解剖学的に安定しており，その挙上が容易である．よって，頬部や口囲の再建で，特に男性のヒゲの再建材料として整容的に優れる本皮弁は，今後形成外科領域で多用される可能性がある．

参考文献

1) Whetzel, T. P., et al.：Arterial anatomy of the face (An analysis of vascular territories and perforating cutaneous vessels). Plast Reconstr Surg. **89**：591-605, 1992.

2) Martin, D., et al.：The submental island flap (A new donor site. Anatomy and clinical applications as a free or pedicled flap). Plast Reconstr Surg. **92**：867-873, 1993.

3) Ishihara, T., et al.：Croissant flap：An axial pattern flap of neck skin below the mandible with

posterior rondom extension. Plast Reconstr Surg. **101**：1630-1634, 1998.
4) Faltaous, A. A., et al.：The submental aretery flap (An anatomic study). Plast Reconmstr Surg. **97**：56-60, 1996.
5) Magden, O., et al.：Anatomic study of the vasculature of the submental artery flap. Plast Reconstr Surg. **114**：1719-1723, 2004.
6) Kim, J. T., et al.：An anatomic study and clinical applications of the reversed submental perforator-based island flap. Plast Reconstr Surg. **109**：2204-2210, 2002.
7) Imanishi, N., et al.：Is the platysma flap musculocutaneous？ Angiographic study of the platysma. Plast Reconstr Surg. **115**：1018-1024, 2005.
8) Ishihara, T., et al.：Submental perforator flap (The location and number of submental perforating vessels). Scand J Plast Reconstr Surg Hand Surg. **42**：127-131, 2008.
9) Matsushita, S., et al.：Extensive multiple piloleiomyoma in the submental region treated successfully by surgery and reconstruction with a submental perforator flap. Clin Exp Dermatol. **34**：748-750, 2009.

Ⅰ．局所皮弁法および小皮弁術

美容外科で用いる局所皮弁

宮本純平　蘇　雅宏

KEYWORDS　内眼角形成術，目頭切開，epicanthoplasty，外鼻形成術，open rhinoplasty，V-Y 皮弁，bilobe flap，双葉皮弁，除皺術，face lift

緒　言

　美容外科手術，あるいはそれに準じるような手術では，形態を温存することはもちろんのこと，多くの場合，術後創が毛髪などに隠れて見えないか，あるいは露出部でもほとんどわからなくなることが前提になる．このため，用いることのできる皮弁はある程度限定される．本論文では，美容的な手術でも使用に耐え得る皮弁について述べる．

　また，内眼角形成術（目頭切開）では様々な皮弁を用いる方法が報告されており，それぞれに一長一短がある．その中でも，内田法は三角弁の作製方向に特徴があり，簡便で効果的である．他，皮弁を創を目立たなくするカモフラージュとして用いる open rhinoplasty に関する考察と，側頭部のW型の皮弁を利用した除皺術について述べる．

Ⅰ．口唇・外鼻周囲

　鼻翼基部周囲では，わずかなねじれであっても周囲の構造を歪めてしまうため，V-Y皮弁が最も適応しやすい．鼻尖部から鼻背へかけての中程度の欠損に対しては，bilobe flap が有用である．また，白唇部の瘢痕は目立つため，病変が赤唇に限局していれば，赤唇伸展皮弁が優れている[1)2)]．

症例1：88歳，女性

　鼻翼基部の基底細胞癌（図1-a）に対し，辺縁から2mm離して切除した．鼻唇溝に沿ったV-Y皮弁で被覆した（図1-b）．同部位では，皮弁周囲を口輪筋の層まで切り込むと，それ以上の皮下剥離を行わなくてもかなりの可動性が得られる．術後6か月の状態で，まだ赤みが残るが，良好な形態が得られている（図1-c）．

症例2：48歳，男性

　鼻尖部の基底細胞癌（図2-a）に対して，再建2週間前に切除のみ行い，病理組織学的検査で切除範囲が十分であることを確認し，Zitelli の bilobe flap で再建した（図2-b）[3)]．欠損部外側 alar groove 上に pivot point を作成し，1st flap を欠損

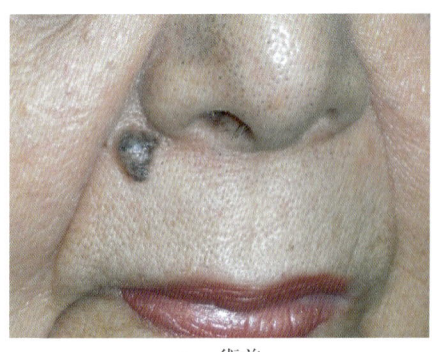

a．術前　　　　　　　　b．術直後　　　　　　　c．術後6か月

図1．

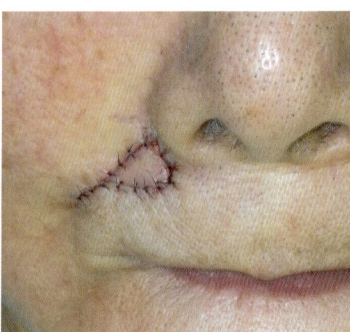

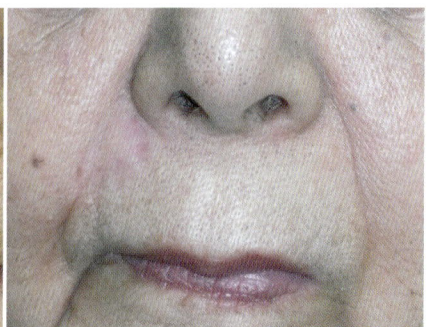

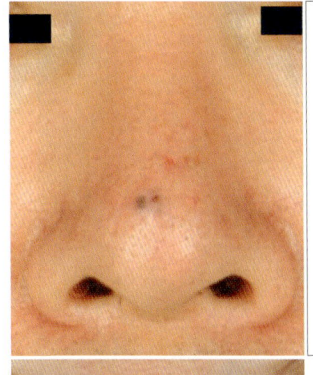

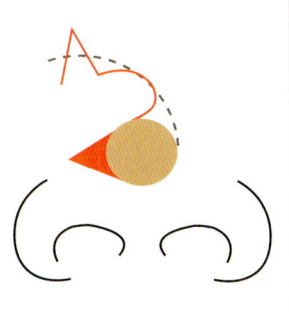

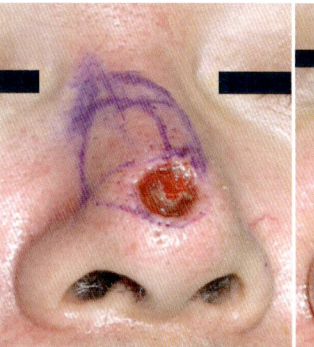

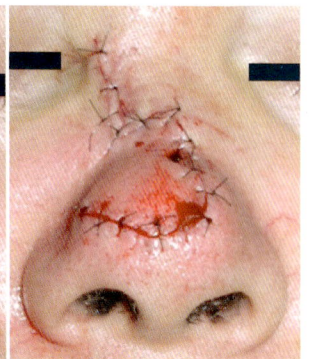

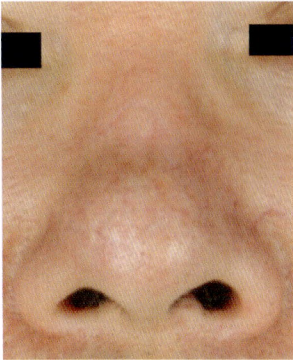

a	b	c	d
e			

図2.
a：術前
b：Zitelli の bilobe flap デザイン
c：術前デザイン
d：術直後
e：術後1年

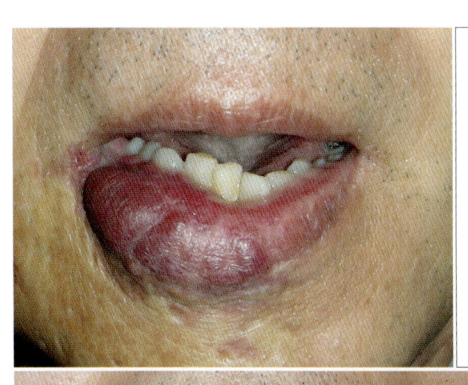

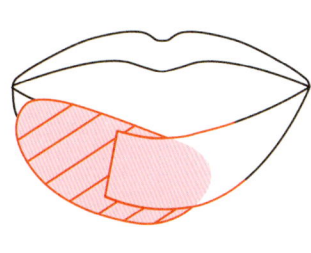

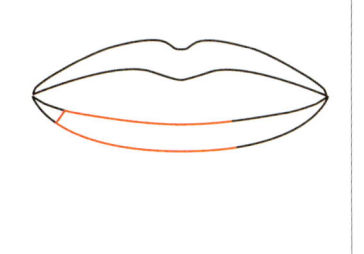

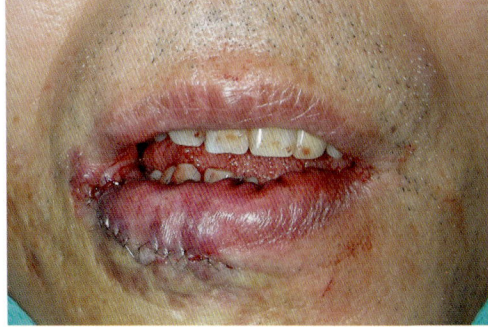

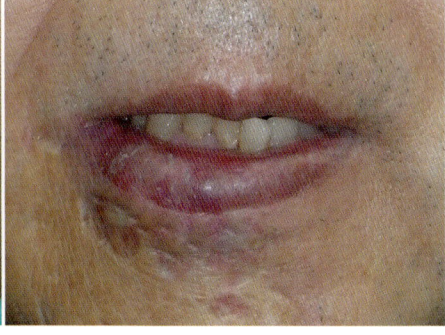

a	b
c	d

図3.
a：術前
b：赤唇伸展皮弁デザイン
c：術直後
d：術後1年

部と同高・同幅に設定，2nd flap は縫い縮められるようにデザインした(図2-c)．無理なく縫合するためには，周囲の十分な剝離が必要である(図2-d)．直径1cm前後以下の欠損が良い適応になる．術後1年で，良好な形態が得られている(図2-e)．

症例3：62歳，男性

口唇の単純性血管腫で，他院で白唇部に植皮を行っていた(図3-a)．下口唇の膨隆を切除し，赤唇伸展皮弁により再建した(図3-b，c)．術後1年で経過良好である(図3-d)．

美容外科で用いる局所皮弁　**41**

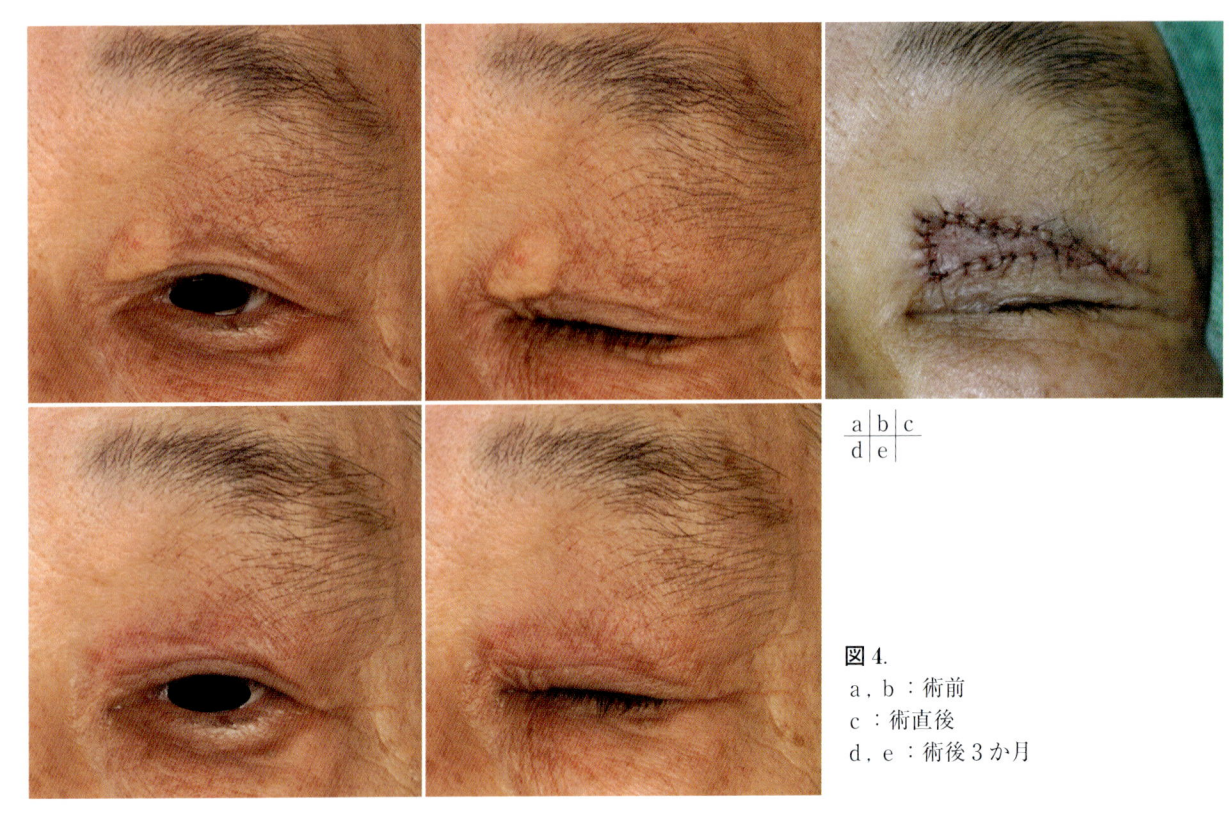

図4.
a，b：術前
c：術直後
d，e：術後3か月

II．眼瞼部

眼輪筋皮弁が有用で，様々な症例に対し応用可能である[4)5)]．

症例4：66歳，男性

左眼瞼黄色腫（図4-a, b）で，そのまま縫縮すると重瞼のラインが崩れるため，眼輪筋のV-Yで縫縮した（図4-c）．3か月後の状態で，重瞼のバランスを崩さずに再建できている（図4-d, e）．

III．内眼角形成術（目頭切開）

蒙古襞は整容上好まれない場合がある．様々な術式が報告されているが[6)]，広く用いられているのはZ形成の変法[7)]と内田法[8)]である．手術後に顔貌の印象がかなり変わる場合があるので，事前にテーピングを用いて患者さんとよく相談しておくことが望ましい．一般に，内眼角間距離と瞼裂幅は同程度であることが理想とされるが，多くの日本人には蒙古襞が存在するので，もともと瞼裂間距離がやや広めである．蒙古襞がなくなることで，寄り眼のような印象になる場合があり十分注意を要する．

蒙古襞ができる原因の1つとして，眼瞼部の水平方向に対する垂直方向の組織量の不足が指摘されている[9)]．このため手術では，不足した垂直方向に組織を補い，かつ再発防止として，縫合線がまっすぐにならないようにする．多くの術式が内眼角側に作製した皮弁を鼻背側へ移動することで襞の打ち消しを行うが，これとは逆に，内田法では鼻側に作製した三角弁を内眼角側へ挿入する（図5-a）．デザインの段階で，蒙古襞を打ち消すのに必要な皮弁の大きさをイメージし，皮弁移動後，周囲の余った皮膚を切除する．

症例5：他院眼科で重瞼術後（図5-b）に，左右差と蒙古襞が気になるということで，内田法による修正を行った．本症例のように幅広い重瞼を作ると，それだけ蒙古襞が目立つようになる．術後6か月で経過良好である（図5-c）．

IV．Open rhinoplasty

1934年Rethiの報告[10)]以来，様々な方法が報告されている（図6-a）．鼻柱の切開に関しては，正しく行えば目立つことはまずないが，実際には患者さんの希望によりclosed approachを用いるこ

図5.
a：内田法デザイン
b：術前
c：術後6か月

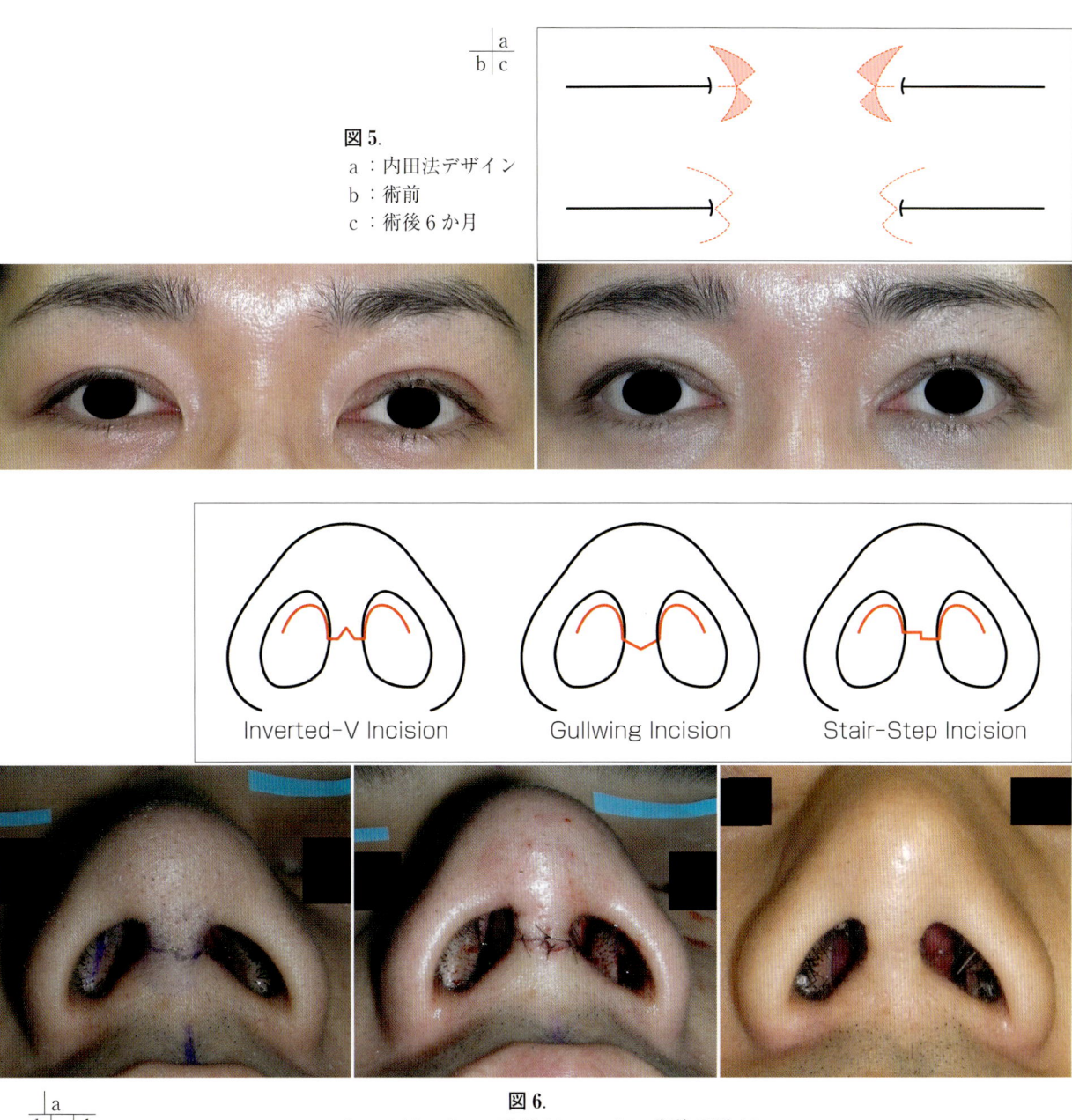

図6.
a：Open rhinoplasty デザイン　　b：術前デザイン
c：術直後　　　　　　　　　　　　d：術後6か月

とのほうが多いと思われる．特に男性の場合は，化粧で隠せないので注意が必要である．しかし，術式によっては open approach で行わざるを得ない場合がある．

切開は，基本的に鼻柱の最もくびれた部分で行う．創が短ければ短いほど，目立ちにくいからである．逆に，鼻柱基部近くで行うと，後に創が肥厚して目立ちやすい．切開部が凹んでしまうとかなり目立つので，何かしらの皮弁を置くのが定石であるが，Stair-Step Incision が簡単である[11]．本法の利点は，左右で縫合線が互い違いになるので，万一わずかに段差ができても，カモフラージュされる点にある[12]．切開は皮膚と垂直に行い，閉創時には埋没縫合でしっかり減張しておく．

症例6：22歳，男性

外傷後の斜鼻・鞍鼻に対して，耳介軟骨移植による鼻尖・鼻背形成を行った．術前のデザイン（図6-b）と縫合直後（図6-c）を示す．術後6か月で瘢痕

美容外科で用いる局所皮弁　　**43**

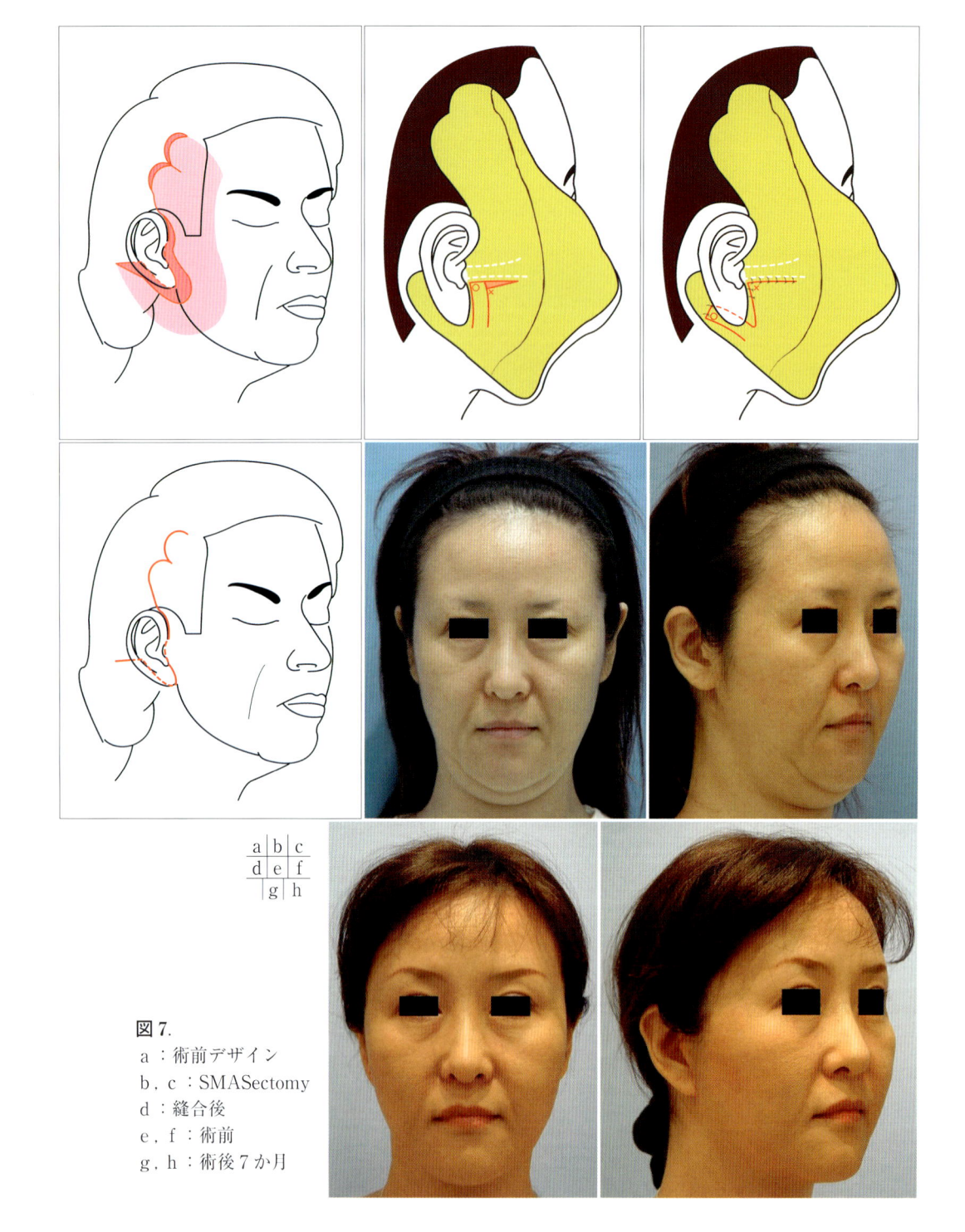

図7.
a：術前デザイン
b, c：SMASectomy
d：縫合後
e, f：術前
g, h：術後7か月

はほとんどわからない（図6-d）．

V．除皺術

欧米を中心に様々な術式が報告されているが，たるみの程度を考えると，侵襲の激しい手術は日本人になじまないであろう．

側頭部毛髪内より耳珠後方から耳後部へ至る切開線と，耳前部・耳垂部からそれぞれ3横指程度の剥離範囲をデザインする（図7-a）．側頭部切開はW型の皮弁にし，後に中央のVを前進させることでリフト量を調整する．側頭部ではtemporo-parietal fascia上で剥離し，有毛部では脱毛

に注意する．頬部から頚部では，血行を損なわない程度の浅い層で剝離し，後のSMASectomyのために十分な組織をSMAS側へ残す．SMASを図7-bのごとく切離する．一方を耳後部へ吊り上げ，もう一方を頬骨弓と耳前部へ固定し，深部組織の吊り上げとする(図7-c)．

十分な止血の後，ドレーンを左右1本ずつ留置する．耳介上方と耳後部で皮弁の固定を行い，テンションがないように余剰皮膚をトリミングする(図7-d)．

症例8：47歳，女性(図7-e, f)

こめかみ・頬部・頚部リフトを行った．術後7か月の状態を示す(図7-g, h)．吊り上げは効果的で，瘢痕も目立たない．

参考文献

1) Goldstein, M. H.：A tissue-expanding vermilion myocutaneous flap for lip repair. Plast Reconstr Surg. **73**：768-770, 1984.
2) 岡本泰岳ほか：赤唇伸展皮弁の経験．形成外科．**34**：1183-1188, 1991.
3) Zitelli, J. A.：The bilobed flap for nasal reconstruction. Arch Dermatol. **125**：957-959, 1989.
4) Yoshimura, Y., et al.：Reconstruction of the entire upper eyelid area with a subcutaneous pedicle flap based on the orbicularis oculi muscle. Plast Reconstr Surg. **88**：136-139, 1991.
5) Miyamoto, J., et al.：Full-thickness reconstruction of the eyelid with rotation flap based on orbicularis oculi muscle and palatal mucosal graft：Long-term results in 12 cases. J Plast Reconstr Aesthet Surg. **62**：1389-1394, 2009.
6) 宮本純平ほか：内眼角形成術．PEPARS. **20**：33-37, 2008.
7) Park, J. I.：Z-epicanthoplasty in Asian eyelids. Plast Reconstr Surg. **98**：602-609, 1996.
8) 内田準一：内外眥切開における三角弁法．形成外科．**10**：120-123, 1967.
9) Lessa, S., Sebastia, R.：Z-epicanthoplasty. Aesthetic Plast Surg. **8**：159-163, 1984.
10) Rethi, A.：Operation to shorten an excessively long nose. Rev Chir Plast. **2**：85, 1934.
11) Rohrich, R. J.：Personal Approches. In Gunter, J. P., Rohrich, R. J., Adams, W. P. J., ed. Dallas Rhinoplasty. St. Louis：Quality Medical Publishing, Inc, 1157, 2002.
12) Gruber, R. P., et al.：Open rhinoplasty：concepts and techniques. In Mathes, S. J., ed. Plastic Surgery. 2nd ed. Philadelphia：Saunders, 475, 2006.

Ⅰ．局所皮弁法および小皮弁術
唇裂手術に有用な局所皮弁・皮下茎皮弁

玉田一敬　中島龍夫

KEYWORDS　術後変形，外鼻変形，二次修正

はじめに

　口唇裂術後の二次修正手術においては瘢痕自体を目立たなくすることもさることながら，口唇や外鼻の左右対称性および十分な fullness を持った赤唇を再建することが重要となる．手術の対象となる症例に中には，赤唇のトリミングや外鼻軟骨の小修正などの手術のみで比較的容易に改善が可能な症例もあるが，組織の絶対的な不足が存在し，形態改善のために口唇外鼻やその周囲の皮膚・軟部組織を皮弁として補填することが不可欠な症例も存在する．

　顔面では非常に発達した血管ネットワークが存在するため，様々なタイプの皮弁が安全に挙上可能であるが，変形の程度をしっかりと見極め，ドナーサイトの犠牲は最小限に抑えながらも整容的に満足できる結果の得られる皮弁を選択することが重要である．本稿では，唇裂術後の変形のなかでも，形態改善のために皮弁を必要とする代表的な変形を紹介し，従来良く用いられてきた術式に加え選択肢の一つとして有用と思われる皮弁に関し術式の詳細について解説する．

Ⅰ．代表的な変形と修正術

1．両側唇裂術後の白唇部短縮：forked flap ＋inverted V-Y advancement flap

　両側唇裂術後に鼻柱の延長を目的として forked flap[1] やその変法[2,3]を用いることは一般的

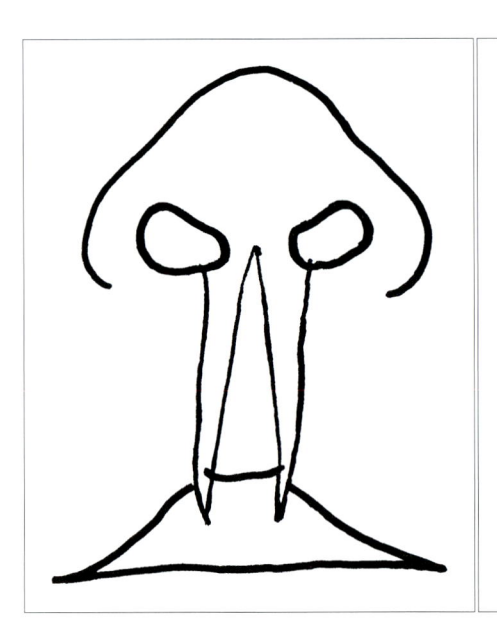

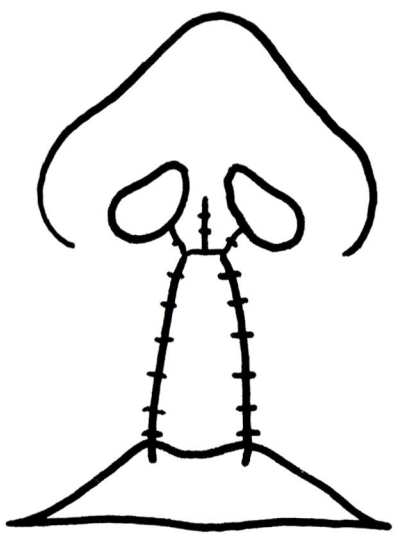

図1.
我々の行っている forked flap＋V-Y advancement flap 法
　a：術前のデザイン．必要に応じて適宜皮弁の末梢部分はトリミングする．
　b：術後の状態

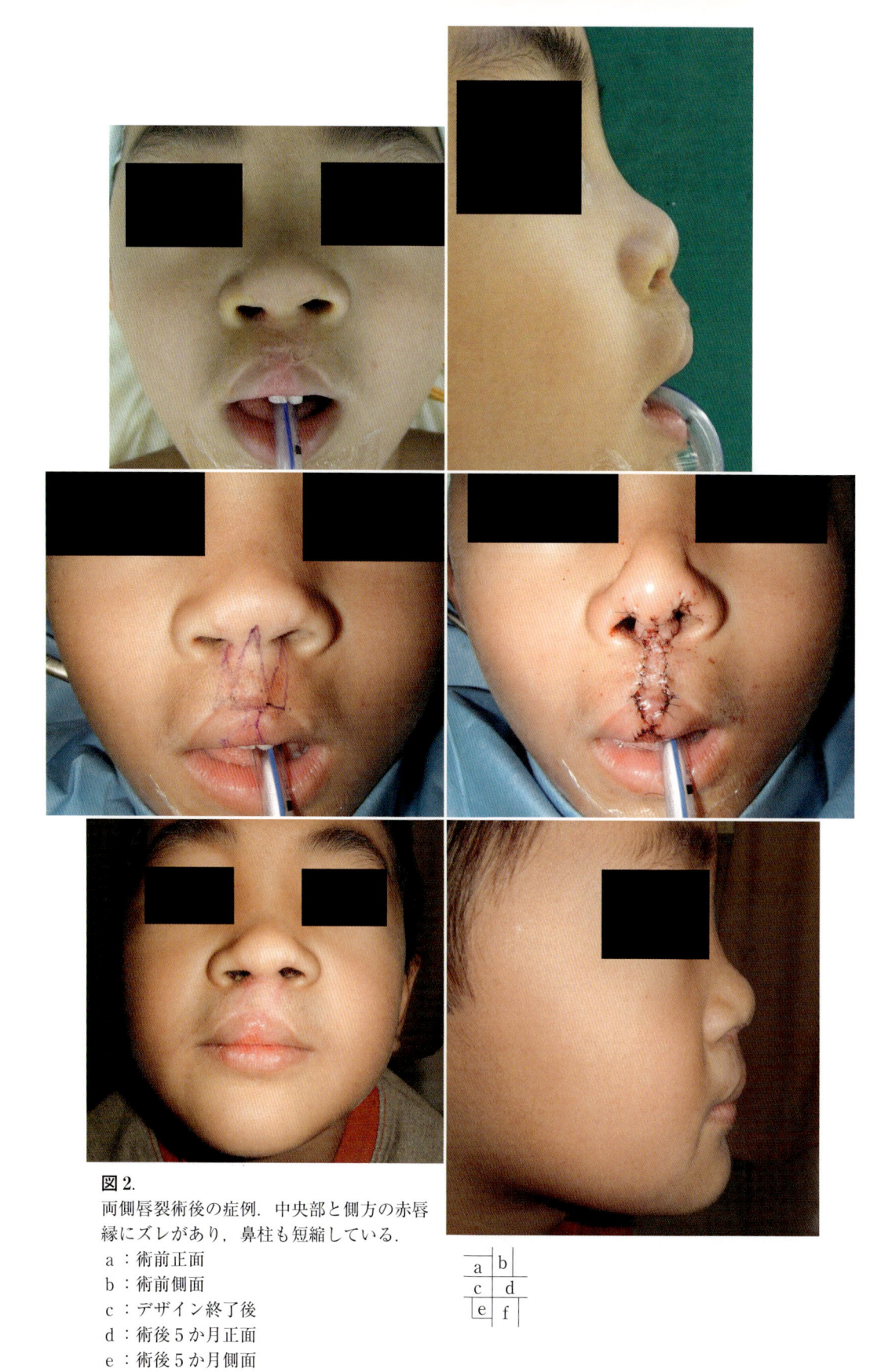

図 2.
両側唇裂術後の症例．中央部と側方の赤唇縁にズレがあり，鼻柱も短縮している．
 a：術前正面
 b：術前側面
 c：デザイン終了後
 d：術後 5 か月正面
 e：術後 5 か月側面

a	b
c	d
e	f

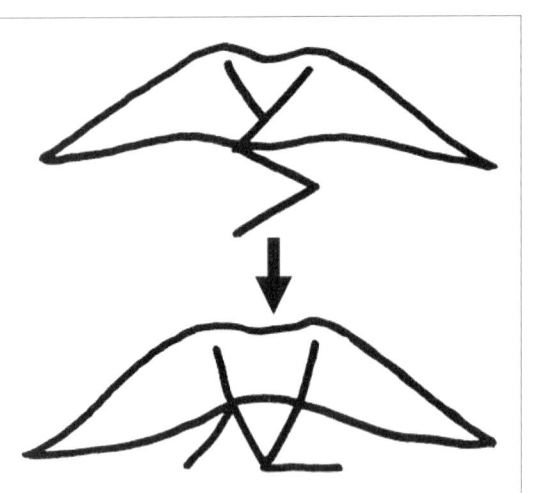

図3.
赤唇結節形成に用いられる術式
a：V-Y-Z 形成術
b：Kapetansky の方法（文献 4 より引用・改変）
c：Propeller flap 法（文献 5 より引用・改変）

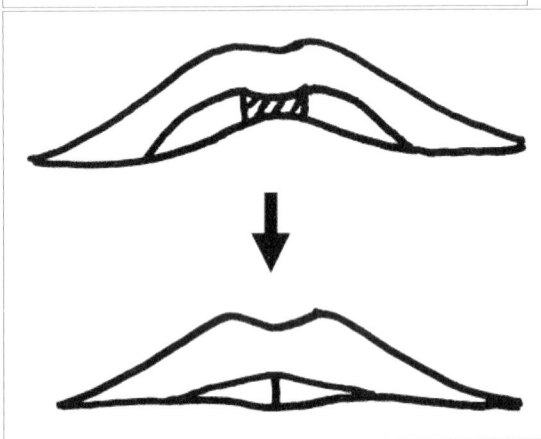

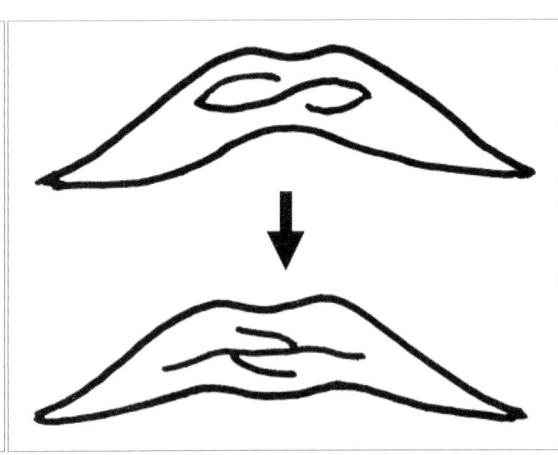

によく行われる．この際，白唇組織の剥離や挙上した forked flap の縫合方法によっては，白唇組織は inverted V-Y advancement flap として下方に移動させることが可能である．もちろん，forked flap そのものが白唇の下方移動を示しているわけではないし，白唇の V-Y advancement を行うだけで鼻柱が延長するわけではないが，両者はデザイン上非常に近い関係にある．ごくわずかな切開線の追加や皮下剥離の追加，縫合部位によって白唇と鼻柱は同時に V-Y 形成術を行うことが可能であり，両側唇裂術後によく経験される鼻柱の短縮，白唇の短縮という二つの問題点を同時に改善できる有用な術式である．また切開線を赤唇部まで延長することで，赤唇・白唇複合体の V-Y advancement を行い，赤唇縁の不連続性を修正することも可能である．我々は白唇の短縮に対して何らかの組織補填が必要な症例や，初回手術時に精密にデザインを行ったにもかかわらず中央唇の赤唇と外側唇の赤唇の連続性に乱れが見られるような症例に本術式を用いている．赤唇縁の修整を行う必要がない場合は short forked flap として手術を行う．

　デザインは forked flap やその変法に準じて行う（図1）．この際瘢痕を皮弁に含め，後の縫合の際にトリミングを行って必要な部分のみを使用することで同時に scar revision の効果も得ることができるが，皮弁に含める範囲は術後の鼻柱の幅や人中の幅，組織の血行などを考慮して適宜調節する．必要十分な皮下剥離を行い，必要に応じて筋層の再縫合を行った後各部分を縫合していくが，鼻唇角が鈍にならないよう側貌での変化を意識しつつ，皮弁の血行が悪くならない範囲で皮弁を前鼻棘付近にしっかりと固定することが重要である．この操作は外鼻軟骨に手術侵襲を加えることなく鼻中延長を可能とするための重要な操作であり，また鼻柱の延長と白唇の延長の量を明確に

図4.
Fleur-de-lis flap を用いた赤唇形成術のシェーマ（文献 10 より引用・改変）
a：デザイン
b：上方に翻転したところ．左方の粘膜弁は挙上していない．
c：切り離し終了後．この際に左方の粘膜弁を移動させている．

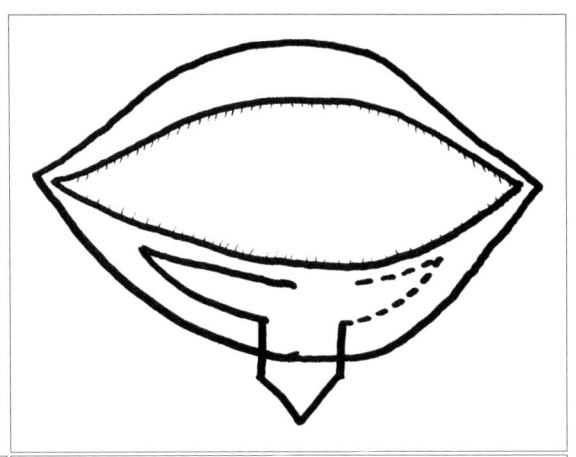

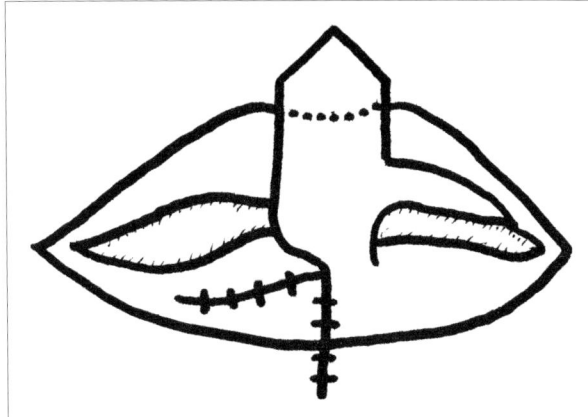

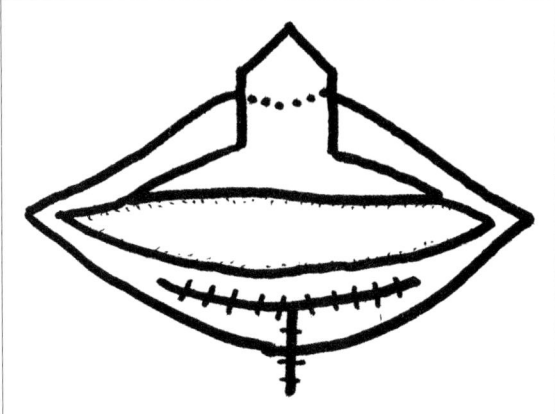

区別する上でも有用である（図2）．

2．上口唇全体の菲薄化：fleur-de-lis flap

唇裂術後，特に両側唇裂術後の代表的な変形の一つである，赤唇中央部の組織不足の再建にはV-Y-Z 形成術や Kapetansky の V-Y advancement flap[4]，Yoshimura らの propeller flap[5]がしばしば用いられる（図3）．また，我々は片側唇裂初回手術時においても V-Y 形成術を利用して赤唇結節を作成する術式を報告しているが[6]，明らかに赤唇中央部組織が低形成な症例には試みる価値があると考えている．

さらに高度な赤唇中央部，ときに白唇部を含めた組織不足の再建には，Abbé flap が非常に良く知られている[7]．Abbé flap に関しては既に成書などで詳しく解説されているため，その詳細に関しては本稿では割愛する．血管茎を口角まで追跡して側方茎で再建する modification に関する報告もあり[8)9)]，術後の瘢痕拘縮が口角に及ぶことによる開口時の違和感や血行の安定性に十分留意すれば通常切り離しの手術を必要とする Abbé flap を一期的に行うことができるよい方法と思われる．

しかしながらこれらの方法は，赤唇全体に菲薄化がみられるような症例には適応しがたく，そのような場合には Millard の fleur-de-lis（フランス語でユリの花の意）flap[10)11)] が有用である．

Fleur-de-lis flap の作図にあたってはまず上口唇の組織欠損に応じて下口唇正中に Abbé flap をデザインし，その両側に上口唇赤唇全体の増量のための粘膜弁を付加する．粘膜弁挿入部は上口唇の遊離縁後方とし，縫合線が見えにくくなるようにする．通常の Abbé flap 同様，片側の下口唇動脈を含めて皮弁を挙上し，180°反転させて上口唇に縫合するが，この際 pedicle 側の粘膜をあまり切離せずに，皮弁からの血流の流出路として残しておく方が安全である（図4）．皮弁は1～2週後に切り離しを行う（図5）．

3．片側唇裂術後の鼻腔狭窄：nasolabial flap

鼻孔縁の下垂は初回手術時に外鼻形成を行わな

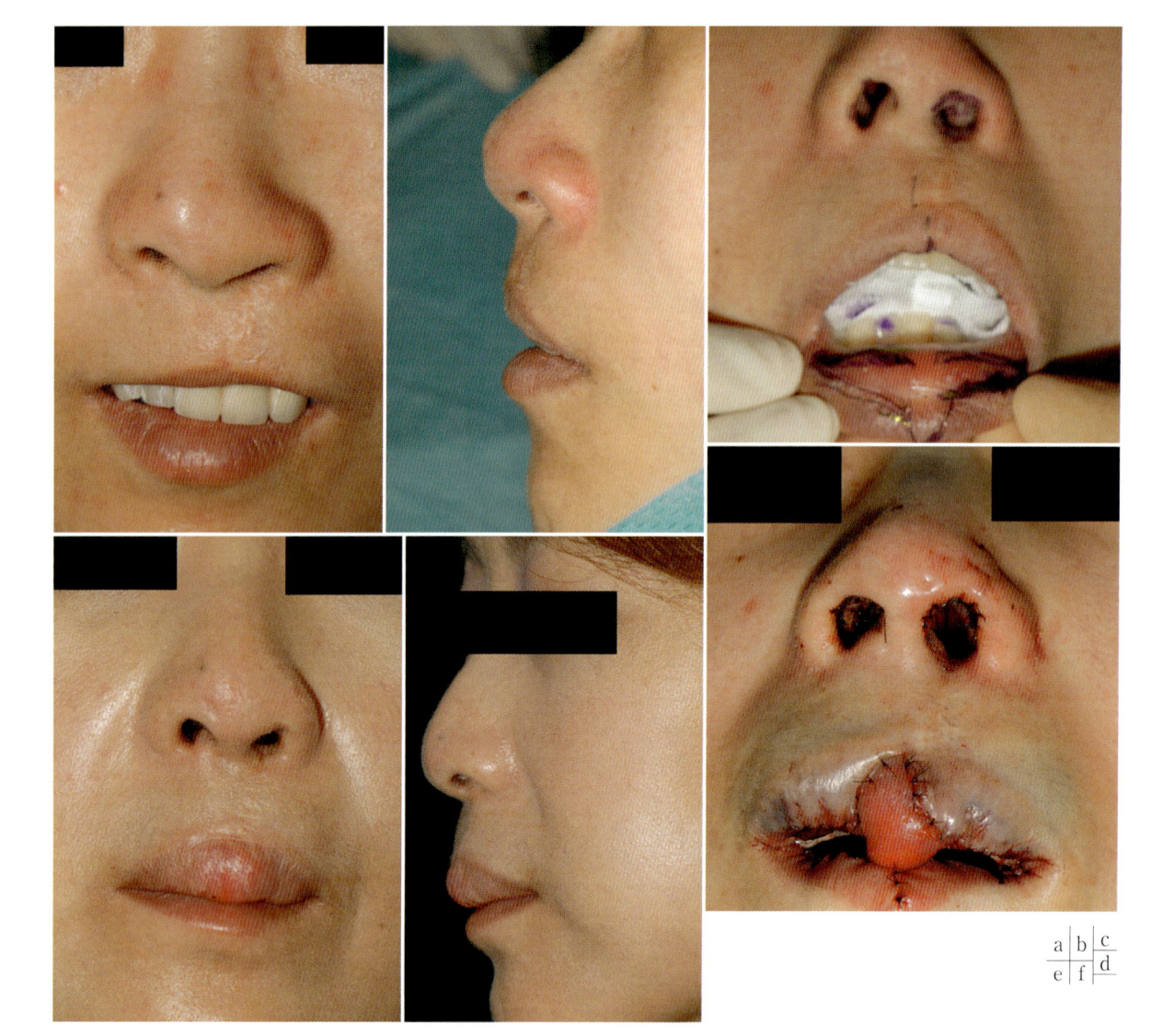

図5. Fleur-de-lis flap で手術を行った両側唇裂術後の症例
a：術前正面　　　　　　　　　　　　　b：術前側面
c：Flap のデザイン　　　　　　　　　　d：上方への翻転が終了したところ
e：術後(切り離し終了後)1年10か月正面　f：術後1年10か月側面

かった場合によく見られる変形であり，軽度のものではW形成やZ形成などを用いて修正術が行われる．一方，初回手術時の筋層処理の問題などから術後に真の意味での鼻腔狭窄をきたす症例も，決して多くはないが時として経験される．こういった症例は鼻孔縁の下垂とは異なり，多くの場合鼻孔縁の周径の拡大のために何らかの組織補填が必要である．硬口蓋粘膜移植は有効な手段の一つであるが，術後の拘縮によって移植した粘膜は収縮するため，その歩止まりを予測して若干大きめの組織を補填しておく必要がある．

比較的高度な狭窄に対しては composite graft[12] も選択肢の一つとなりうるが，生着の点で若干の不安が残ることは否めず，その後の組織の拘縮の可能性も否定できない．こういった場合に我々は鼻翼外側の nasolabial flap を用いており，composite graft と比較すると色調や生着の面で有利であり，donor site の瘢痕もさほど目立たない(図6)．

4．鼻孔周囲の変形：皮下茎皮弁

鼻腔底の陥凹も比較的良く見かける術後変形の一つである．我々は鼻翼の下垂を伴うようなものに対しては単純な皮膚切除や，三角弁のY-V ad-

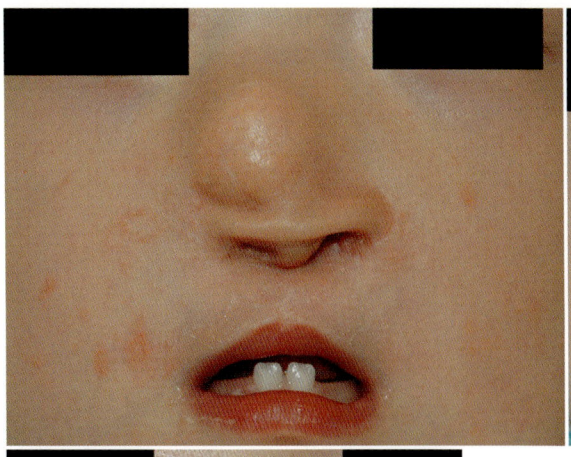

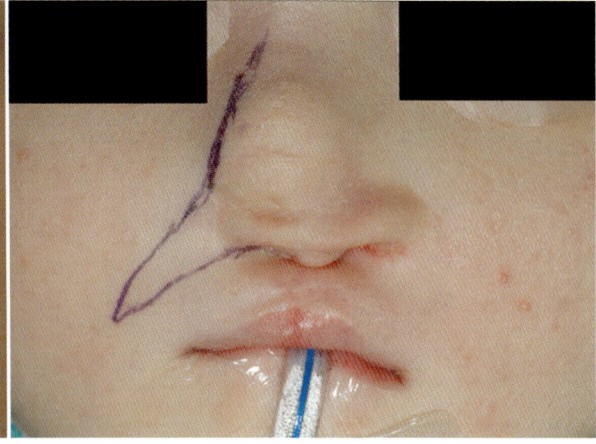

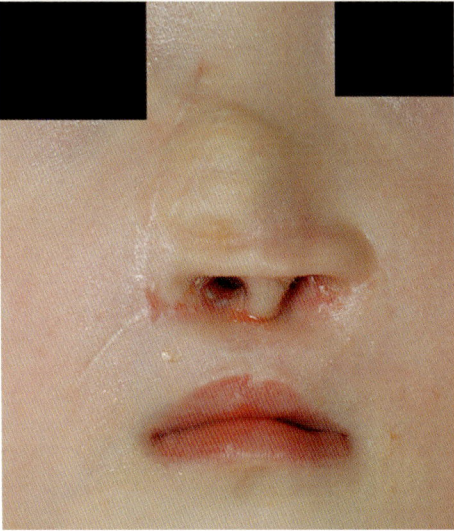

図 6.
Nasolabial flap を用いた鼻腔狭窄の修正(正中唇裂術後)
a：術前
b：皮弁のデザイン
c：術後 3 か月

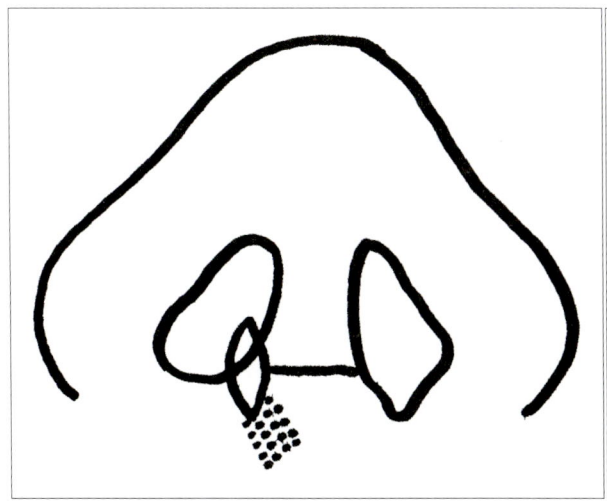

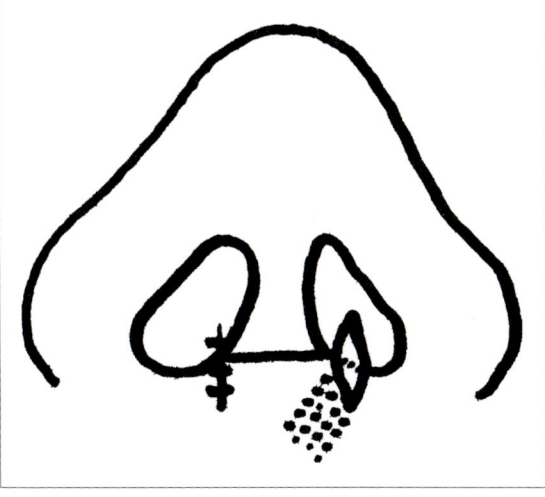

a．口輪筋を茎として健側の鼻腔底皮弁を作成する．　　　　b．挙上した皮下茎皮弁を患側に移行する．
図 7．健側からの皮下茎皮弁による鼻腔底陥凹の修正(文献 14 より引用・改変)

唇裂手術に有用な局所皮弁・皮下茎皮弁　*51*

vancement を筋束の再縫合とともに行っているが，左右の鼻腔底幅にあまり差がない症例に対しては筋束の再縫合によって患側の鼻孔の狭小化をきたす危険がある．白唇部の組織を用いて作成した瘢痕皮弁を挿入することで陥凹の修整を行う術式なども報告されており[13]，瘢痕自体の修正もかねた有用な術式であると思われるが，そもそも対側の鼻腔が大きい場合や，白唇組織の瘢痕には特に問題がなく，いったん目立たない成熟瘢痕となった患側に手術侵襲を避けたいような場合には，対側から皮下茎皮弁を挙上して用いることも選択肢の一つとなりうる．我々は口唇裂術後瘢痕の治療に用いる皮下茎皮弁を3つのタイプに分類し，変形の種類によって使い分けている[14]．即ち，

1）口輪筋を茎とし，健側の鼻腔底皮弁を患側に移行するもの．

2）鼻尖部の軟部組織を茎とし，健側鼻中隔前方の粘膜を鼻中隔軟骨とともに患側鼻中隔前方に移行するもの．

3）2と同様であるが，組織を患側鼻孔上縁部に移行するもの．

の3タイプである．このうち鼻腔底の陥凹の修正にはタイプ1を使用する（図7）．本術式は健側に瘢痕ができるという欠点はあるが，鼻腔底部の短い瘢痕でありさほど目立たない．手技的にも用意であり，texture match が良く，良好な血行を有する組織を移行できるという点で有用な方法と考えている．

また，鼻孔上縁の notch をはじめとしたその他の鼻孔縁周囲の小変形にもタイプ2，3を用いて対応可能である．

結　語

口唇裂術後に比較的良く見られる変形に対し，従来から良く用いられている修正術式に加え，術式決定における選択肢の一つとして有用と思われるいくつかの皮弁を紹介した．実際の手術においては，変形の程度を把握し，必要とされる組織の量や修正する部位の周囲の血行，donor site の犠牲などを総合的に判断して術式の決定を行うことが肝要である．

参考文献

1) Millard, D. R.：Columella lengthening by a forked flap. Plast Reconstr Surg. **22**：454-457, 1958.
2) Nakajima, T., et al.：Secondary correction of bilateral cleft lip nose deformity. J Craniomaxillofac Surg. **18**：63-67, 1990.
3) Rehrmann, A.：Construction of the upper lip, columella and orbicularis muscle in bilateral clefts. J Maxillofac Surg. **3**：2-6, 1975.
4) Kapetansky, D. I.：Double pendulum flaps for whistling deformities in bilateral cleft lips. Plast Reconstr Surg. **47**：321-323, 1971.
5) Yoshimura, Y., et al.：Propeller flap for reconstruction of the tubercle of the upper lip. Br J Plast Surg. **44**：113-116, 1991.
6) Tamada, I., et al.：V-Y advancement labial tubercle plasty for primary unilateral cleft lip repair. J Plast Reconstr Aesthet Surg. **62**：150-152, 2009.
7) Clarkson, P.：Use of the Abbé flap in the primary repair of double cleft lip. Br J Plast Surg. **7**：175-178, 1954.
8) Hu, H., et al.：One-stage inferior labial flap and its pertinent anatomic study. Plast Reconstr Surg. **91**：618-623, 1993.
9) Oki, K., et al.：The inferior labial artery island flap. J Plast Reconstr Aesthet Surg. **62**：e294-297, 2009.
10) Millard, D. R. Jr.：A LIP FLEUR-DE-LIS FLAP. Plast Reconstr Surg. **34**：34-36, 1964.
11) 内田　満ほか：下口唇 fleur-de-lis flap による上口唇の再建．形成外科．**38**：737-742，1995．
12) Maisels, D. O.：The alar base composite graft in cleft lip noses. Br J Plast Surg. **31**：220-221, 1978.
13) 大久保文雄ほか：瘢痕皮弁による鼻腔底再建について．形成外科．**34**：121-126，1991．
14) Tamada, I., et al.：Secondary repair of cleft lip nose deformity using subcutaneous pedicle flaps from the unaffected side. Br J Plast Surg. **58**：312-317, 2005.

I．局所皮弁法および小皮弁術

手・指の再建に有用な皮弁

栗原邦弘

KEYWORDS local flap, hand and finger, resurfacing

緒　言

手・指の外傷あるいは腫瘍切除に伴う皮膚軟部組織欠損の再建に用いられる皮弁は1800年代後半から多くの報告を見る．皮弁移植による再建の歴史は紀元前に始まったが，手・指再建の局所皮弁の歴史はわずか百数十年である．今日，我々は先人の行った皮弁による治療例を含み，わずか50年余の治療成績を分析し検討しているに過ぎない．手の外科治療には解剖学的知識と共に原著論文を読み，基本原則を考慮する方法を選択することが大切と考える．

長期術後成績と代表的再建法の手技上のkey point，また欠点となる理由を紹介する．"使える皮弁術"の特集として長期機能予後を振り返って再建法を紹介する．再建する選択肢の第一と考える方法を検討してほしい．

I．指先部皮膚軟部組織再建；損傷指の局所皮弁を用いる再建

指先部皮膚軟部組織再建法として①Kutler法；lateral triangular flap法，②Tranquilli-Leali法，Atasoy法；pulp triangular flap法，③Hueston法；palmar rotation flap，④Moberg法，Snow法，Bang法；volar flap advancement method，⑤逆行性指動脈島状皮弁法，reverse vascular digital island flapなどが挙げられる．これらの手術手技，症例を提示し，その問題点，成績について紹介する．

1．Kutler法[11)12)]（bilateral subcutaneous pedicle triangular flap advancement method）

指先部横切断の被覆に切断面を底辺とする三角弁を指側面の橈尺側に作製し，これをV-Y法で末梢へ前進してこの2つの皮弁を縫合する．皮弁の移動を容易にするために皮切は末節骨の骨膜上まで加え，皮膚軟部組織全層を切離する．指神経，血管の温存を考慮した剥離展開のため三角弁の移動量は少ない．橈尺側の三角弁の底辺を指先部正中線上で強い緊張の下に縫合すると，創離開，皮弁壊死の合併症をきたしやすい．この三角弁は指先部側面の皮下組織よりの血行支配が主であり，皮切を加えた時点で指動脈の終末枝の多くを切断している．したがってこの皮弁の移動には緊張があり，三角弁の幅が狭いために血行障害，創の離開を生ずることがある．

この方法の大きな欠点は指先部に多くの縫合線が集まることであり，創治癒が得られても指先部の瘢痕に疼痛が生じやすい．さらに緊張下に縫合閉鎖されるために，再生する爪甲はhook nail変形となりやすくこれに伴う疼痛も加わる．また，欠損組織の補填がないために指の短縮変形を伴い，整容的にも問題を残す．

症例1：右母指指先部挫滅創

爪床の中枢1/2を残すAllen分類[2)] type IIにKutler法による再建を選択した（図1-a, b）．橈尺側の三角弁は皮弁の部分壊死，創の離開もなく治癒を得た．創治癒後，縫合線部に痛みを訴えていた（図1-c）．術後7か月で指先摘み動作時に圧痛を残し，爪甲はhook nail変形となり，指先部を使

図1. a|b|c|d

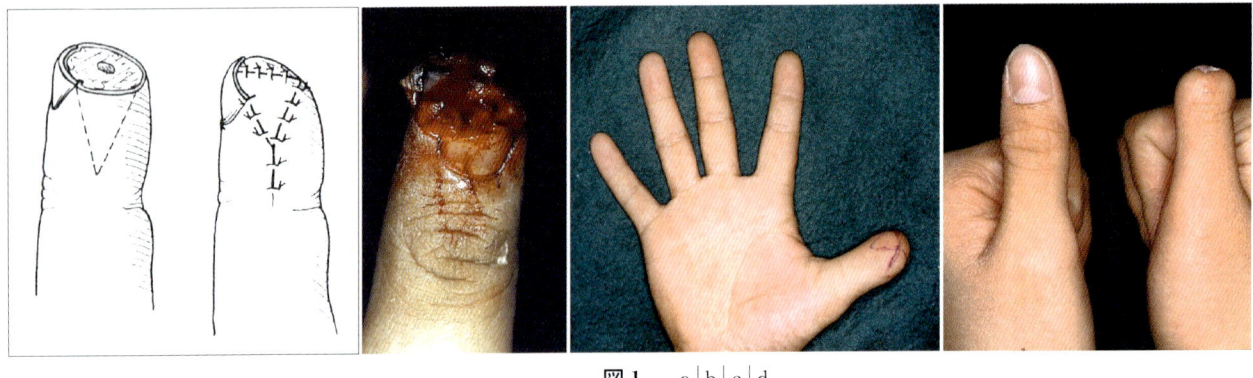

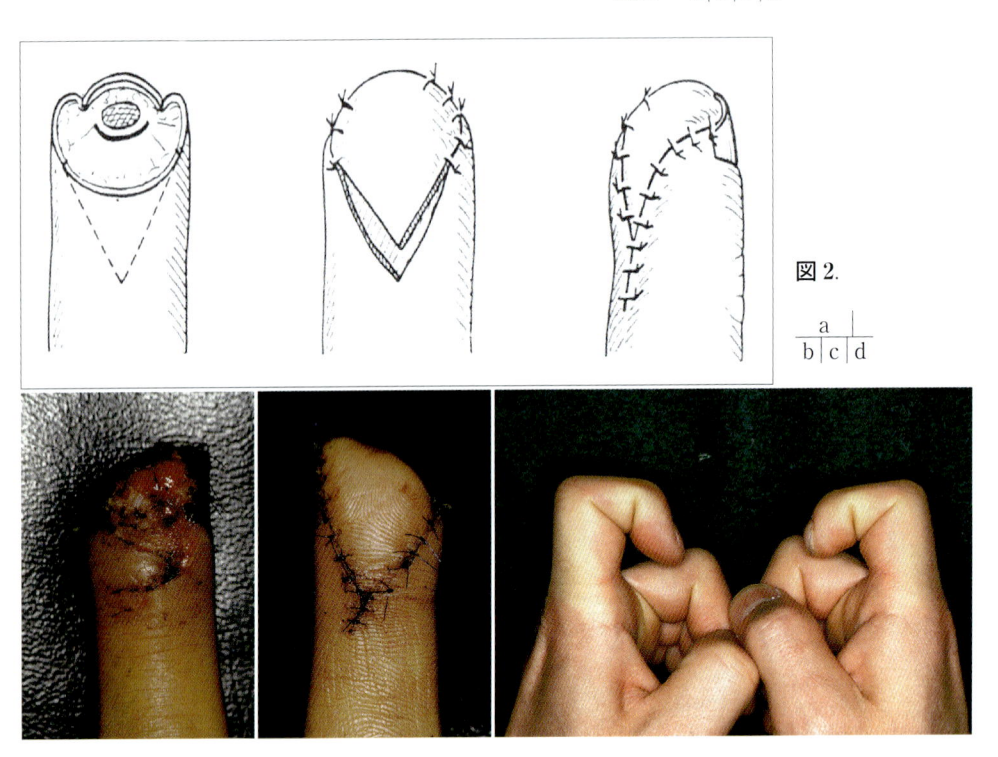

図2.
a
b|c|d

用する動作の制限，母指の短縮変形を訴える（図1-d）．

　小　括：Kutler 法は失った組織を補填することなく，損傷部の創縁組織を移動する被覆法で，閉鎖部の組織に緊張が強く残るために爪甲に2次的な変形が生じることともに，指の長さの再建は得られない．また，最も大きな欠点は指先部に複数の手術創痕を残すことである．したがって，Kutler 法による指先の皮膚軟部組織欠損の再建法としての適応は少ない．

2．Tranquilli-Leali 法[15]，Atasoy 法[3]（pulp triangular flap advancement method）

　Kutler 法と同様に損傷指の創縁の皮膚を皮下組織よりの血行による指腹部三角弁を末梢へ移動する方法である．創縁を三角弁の底辺として指腹部から遠位指節皮線を越え中節部にその三角弁の頂点となる皮弁を末梢へ移動する（図2-a）．この方法は指先部の背側切断に適応される再建法として推奨されている．

　症例2：右示指指先部挫断創

　Allen 分類 type Ⅲ（図2-b）に Tranquilli-Leali 法による再建を選択した．橈側斜め切断に対し三角弁の頂点を尺側へずらすことと遠位指節皮線を越える切開縫合線を短く取り術後の瘢痕拘縮を予防した（図2-c）．術後2年7か月で指関節運動制限はなく経過しているが末節骨の遠位1/2の欠損

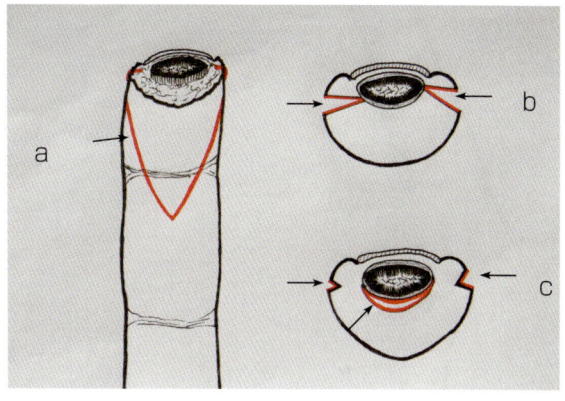

図 3.

と軟部組織の緊張により hook nail 変形をみる（図2-d）.

　小　括：指腹部皮下茎掌側三角弁前進法は背側斜め切断に有効な再建法とされている．三角弁の2辺の皮切は共に外側へ膨らみを持たせ幅広くすることがこの皮弁を作製する key point である．これにより余裕を持つ欠損部被覆の皮弁となる（図3-a 矢印）．Tranquilli-Leali 法は皮弁下方の骨膜側よりの血行を温存し，三角形の2辺の皮切部は骨膜上まで加える（図3-b）．これに対し，Atasoy 法は側方の皮下組織からの血行を温存するために側方の皮切は浅く加え，そして皮弁の移動を容易とする目的に三角弁の底部は骨膜から剥離する（図3-c）．経験からは Tranquilli-Leali 法が移動量に優る．しかし，Kutler 法と同様に欠損した組織量を補填することなく局所皮弁で一期的縫合閉鎖を行うために2次的な爪甲変形をきたすことが多い．指の長軸長再建は得られず，さらに指腹部に手術瘢痕を残す欠点がある．

　指腹部三角弁法の変法として片側指掌側動静脈茎掌側三角皮弁法（vascularized palmar oblique triangular flap advancement method；homodigital vascular island triangular flap）が紹介されている（図4-b）．Aasoy 法と同様に指先部被覆は可能であるが，術後成績から本法の選択，適応は慎重を要する．

　症例 3：左中指指先部挫断創
　指先部軟部組織欠損は Allen type II レベルであった（図4-a）．片側指掌側動静脈茎三角皮弁に

図 4. | a | b |
　　　 | c | d |

よる再建を選択した（図4-b）．血管茎とした皮弁の生着には問題はなく創閉鎖を行い得たが，緊張を伴う1期的創縫合時に三角弁作製部より末梢の縫縮に伴う変形と血行不全を見る（図4-c, d）．

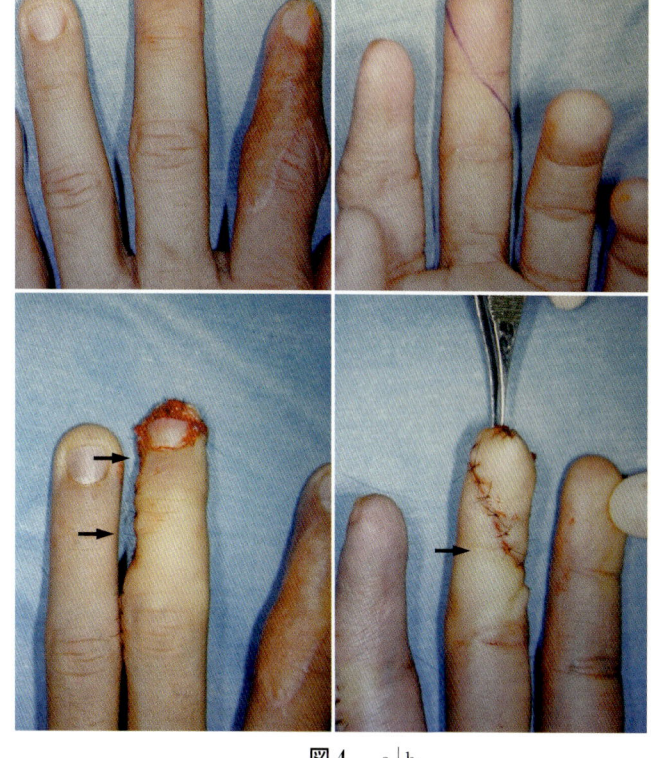

　小　括：片側指掌側動静脈茎三角皮弁は Tranquilli-Leali 法あるいは Atasoy 法の三角弁を一側の血管束を茎として前進するが，第1の欠点として遠位指節間皮線をほぼ直角に横切る手術創痕を生じ，第2に，V-Y 前進により遠位指節皮線部に3点縫合の手術瘢痕を生じる．このことは手の外科治療の原則から避けなければならない皮切線である．第3に指動脈，および指神経が終末に近く多くの分枝をだすレベルであり，術後に cold tolerance，知覚低下，あるいは知覚過敏の症状を示す合併症が多い．本法により皮弁は約10 mm の前進を得ることができるが，術後成績から指先部再建に用いる局所皮弁としての適応は極めて少ない．

図5. a|b

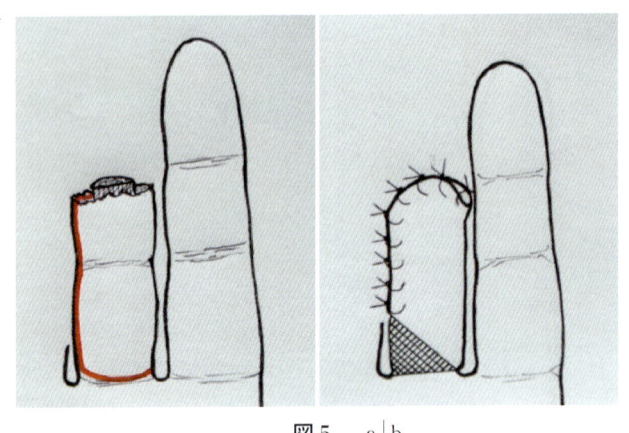

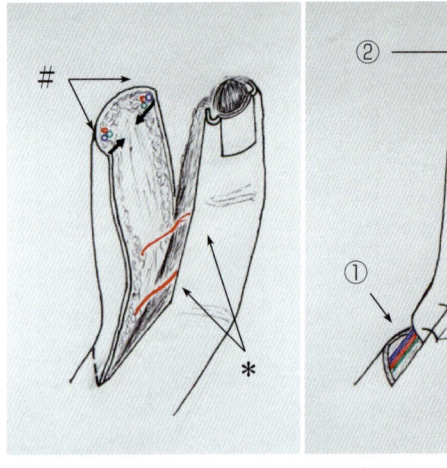

図6. a|b

3. Hueston法[8]（palmar rotation flap method）

掌側回転皮弁は指側面を茎として手掌部の皮弁を挙上し末梢へ回転するために皮弁の幅と長さから血行の問題はない．皮弁挙上側は神経血管束を温存して行え，術後の末梢神経障害はほとんど見られない．皮弁の回転により生じた末梢端のdog earは修正せずに自然の改善を待つ．皮弁の茎は示，中，環指では橈側に，小指では尺側に置く．適応はAllen分類のtype IVより中枢側の指切断にある．本法は皮弁の回転により生じた皮膚欠損部に対して皮膚移植を必要とする（図5-a,b）．

4. Moberg法[13]，Snow法[14]，Bang法（volar flap advancement method）

掌側前進皮弁法は損傷指の掌側全体の皮膚軟部組織を両側の神経血管束を茎として末梢へ前進する方法である（図6-a #印）．1964年Mobergが母指指先部切断例の被覆法として紹介し，Snowは母指以外の指への応用について報告している．共に，掌側の皮弁を前進することによって指基部に生じた皮膚欠損部へ皮膚移植を行う（図6-b ①）．掌側前進皮弁は橈尺側の指側正中縦皮切で挙上する．Cleland靱帯の背側で横支靱帯，側索を温存し深層へ向かい屈筋腱の靱帯性腱鞘の直上に達する．この際に，掌側指動脈よりの指動脈背側枝も温存する（図6-a *印）．Bangは指基部への皮膚移植を回避する目的でこの掌側前進皮弁の基部にV-Y法を応用し，一期的に縫合閉鎖する方法を報告している．橈尺側の神経・血管束を茎とするこの皮弁の前進距離は約10 mmである．指先分の欠損の形態，欠損量により創閉鎖時に皮膚軟部組織の緊張が見られる場合には指節間関節を屈曲位とする必要の症例もある．このことは，本方法は損傷指の組織を用いた被覆法であり，皮膚軟部組織に緊張を伴う方法であることを示している．母指以外に本方法を応用した症例に指先部背側の血行不全をきたした症例報告があることから，Snowは指動脈背側枝の温存を述べている．

症例4：左母指爪基部切断

Allen分類type III切断例に再接合術は動脈のみの吻合で，生着は得られなかった（図7-a,b）．受傷時に血管吻合などの処置を行っているために指動脈背側枝を温存する掌側前進皮弁による再建を行った（図7-c,d）．術後1年8か月，爪甲の残存を見るがその長軸成長はほとんどなく，残存爪甲による障害はない．また，IP，MP関節の伸展障害など運動障害は見られなく母指を使用している（図7-e,f）．

小 括：掌側前進皮弁法の特徴は手術創痕を指掌側のtactile surfaceに残さないことである．第2に神経血管束と共に移動するために皮弁の血行，知覚の障害はほとんどない．第3は皮弁基部に移動量に等しい皮膚移植を行い，皮弁への緊張を緩和する．ただし，Bang法（Modified Moberg method with V-Y advancement of the flap and without skin graft）は皮膚移植を回避する方法と

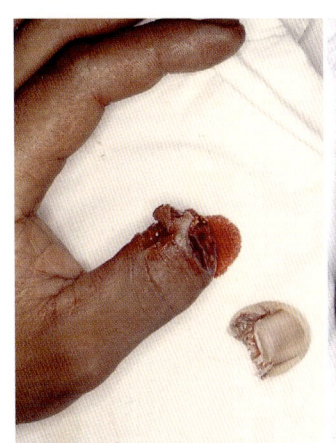

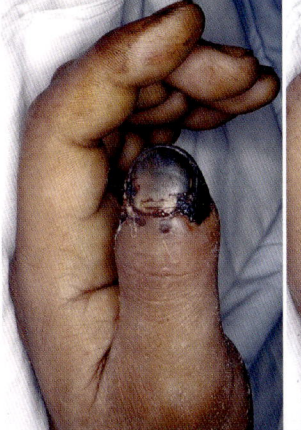

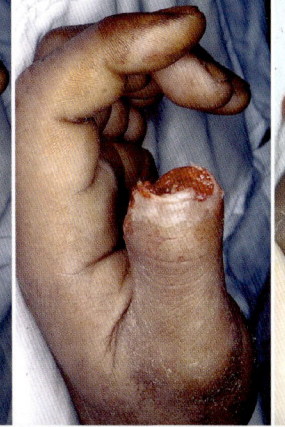

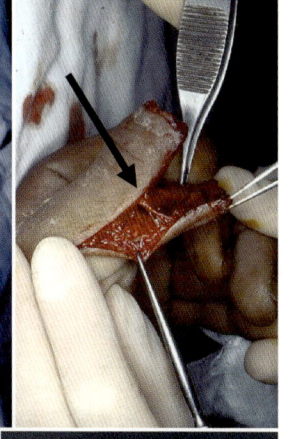

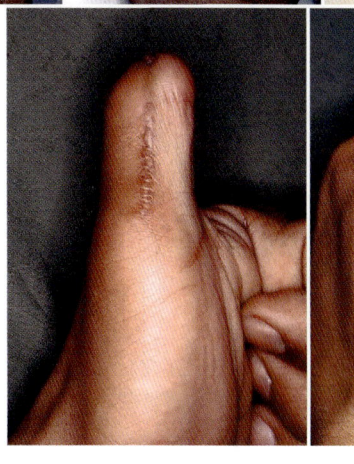

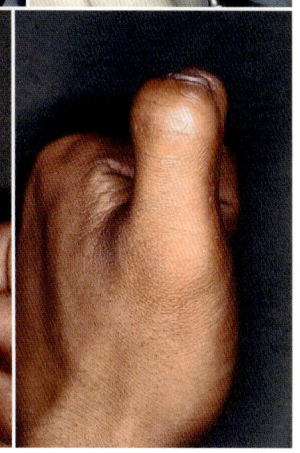

| a | b | c | d | 図7.
|---|---|---|---|
| e | f | |

して手術時間の短縮と，手部の麻酔のみで行える．しかし，長期経過では手掌部に至る手術瘢痕は指正中線方向に変位し，結果的に母指手掌指節線と交叉する手術瘢痕となり，それによる障害が見られる．

掌側前進皮弁の欠点として皮弁の緊張に起因する指節間関節の術後屈曲拘縮が挙げられる．このために皮弁移動後の指基部に皮膚移植を行う（図6-b ①）．紹介した症例は皮膚移植を行っていないものの，指節間関節に屈曲拘縮の2次的障害はなかったが，基本的には皮膚移植を推奨する．これにより指先部に丸みのある指腹の再建と緊張を緩和する目的で掌側前進皮弁の末梢端の橈尺側を縫合が可能となる（図6-b ②）．Mobergの原法には記述されておらず皮弁に余裕のあることが条件で，2次的な爪甲の変形を予防する利点がある．この操作で生じた指先部正中線上の縫合線による指先摘み動作での障害は見ておらず，皮弁の先端を縫合することにより生じた dog ear の修正は行わない．掌側前進皮弁を母指以外に行う Snow 法では皮弁挙上に際して，指動脈の背側枝を温存する．この指動脈背側枝を温存することを母指にも行うことを推奨する．その理由は操作が多少煩雑となる一方で愛護的操作となることと，指背側の血行を良好に保つことで爪甲への影響を抑える結果を期するためである．

5．逆行性指動脈島状皮弁（reverse vascular digital island flap）

指先部損傷指の基部で橈側または尺側側面の皮膚を島状皮弁として指先の再建を行う．指基部側面への血行は指動脈よりの分枝する終末枝で，この血行を指動脈の逆行流により維持し血管茎として島状皮弁を指先へ移動する．この逆流性の血行は対側の指動脈との交通枝に求める．交通枝は中節骨基部の checkrein ligament の下をくぐる横連合枝で，基節骨骨頭下で PIP 関節包の中枢縁レベルをほぼ直角に走行している．したがって，血管茎の回転軸はこの交通枝の位置であり，指先へ移動する島状皮弁の到達距離に十分配慮した皮弁の作製が必要である．島状皮弁をより末梢へ到達させること，指先部欠損の面積が広いことの必要性から島状皮弁をより中枢に，さらには指間背側へ拡大すると島状皮弁の血行障害をきたす危惧が生じる．このために指間部を越えて中枢に及ぶ皮弁を作成する場合には島状皮弁の血行に注意する．指の側正中皮切は直線とせずに3～4mmの高さの波状皮切として指先部の皮膚軟部組織欠損部まで加える．この理由は末梢へ反転した血管茎

手・指の再建に有用な皮弁 **57**

に創閉鎖に伴う圧迫が加わることを避ける目的である．すなわち，移行した血管茎を余裕のある皮弁で被覆するために島状皮弁の移動後の創閉鎖時に創縁をずらして縫合を行う．このように創縁をずらして縫合することによりZ形成術用と同様の延長効果を得ることで創閉鎖の緊張を和らげ，これにより血管茎の圧迫を回避する．このことは島状皮弁の静脈還流は逆行性指動脈の伴走静脈に依存するために多くの症例で術直後に島状皮弁の鬱血症状を示す．したがって，血管茎への圧迫は極力避けなければいけない．また，静脈還流障害を起こしやすいために血管茎に含まれる指静脈の状態を極力良好に保つことが肝要である．したがって，血管茎の挙上には周囲の軟部組織を含み幅広く挙上する必要がある．この結果，更に創閉鎖時の緊張が増すこととなる．

一方では指神経を温存しなければならないために血管茎と指神経の剥離は煩雑となる．島状皮弁の挙上部には遊離植皮を行い，植皮片の圧迫固定は tie over 法が望ましい．しかし，指基部に tie over 固定を行うために指血行の障害を避ける配慮が必要である．

症例5：左中指先部損傷後拘縮

保存療法で創閉鎖を得たが，爪甲の掌側変形を見るようになると共に指先部の疼痛を伴い，再建を希望された(図8-a)．手術回数，手術侵襲，などの点で，逆行性指動脈島状皮弁による再建を選択された(図8-b)．島状皮弁は幅11 mm, 長さ14 mm に中指の橈側に作製した．指側面の波状皮切を加えて指動静脈茎を基節骨骨頭部の横連合枝まで，指神経より剥離して挙上した(図8-c)．指先部は fish mouth 様に切開し移植床を形成し，島状皮弁を縫着した．皮弁挙上部には鼠径部よりの全層皮膚を移植し，tie over 法で圧迫固定を行った(図8-d)．皮弁，植皮片の生着は良好であった．術後5か月で指先部の知覚回復はなく，指基部の圧迫感，指側面の創痕部圧痛を見るが，生活動作で中指は使用している(図8-e, f)．

小 括：逆行性指動脈島状皮弁は損傷指の組織を用いる再建法であるが，損傷部に接する組織を用いない，皮膚移植により欠損組織の補填をする再建法として行われる．しかし，1側の指動静脈を指基部で切断し，それを反転して用いる島状皮弁のために，長期経過では cold tolerance の問題が起こっている．さらに，指神経よりの煩雑な剥離操作の結果による神経への侵襲による術後合併症が見られ，皮弁の知覚回復にも影響している．血管茎の長さの制限，島状皮弁の大きさの制限があり，末節骨の再建を必要とする症例には適応されない．損傷指に対しての侵襲の度合いと術後合併症の重篤性から本法の適応は少ない．

II．指・手部皮膚軟部組織再建；損傷指以外の局所皮弁を用いる再建

足趾を恵皮部とする再建が選択されることが多い．しかし，受傷時の身体的条件，年齢，職業，経済的条件など様々な制約理由により必ずしも最適と考えられる指・手部再建法を適応することができない．しかし，これらの理由は我々医療を行う側への課題として解決を求められている．この項では局所への侵襲の少ない，さらには再建後の成績の良い方法を発展させることが望まれる．損傷指以外の組織を用いる再建法として，① cross finger flap, ② radial innervated dorsal skin flap, ③ thenar flap, ④ proximal inset thenar flap, ⑤ reverse metacarpal arterial flap, ⑥ reverse forearm flap について述べる[10]．

1．指交叉皮弁 (cross finger flap)

隣接指交叉皮弁とも表現される方法で，指背側の皮弁を有茎皮弁として隣接指の皮膚軟部組織欠損を被覆する．隣接する橈側指の再建に用いる皮弁は尺側より挙上するが，一般に示指へは中指より，中指へは環指より，環指へは中指より，小指へは環指より移植する．皮弁は指背側の近位指節間皮線から遠位指節間皮線の間に作図し，始めに指側正中縦皮切を皮弁の幅より約5 mm 中枢まで加える．この切開部より指動脈背側枝および指神経背側枝を剥離展開する．その確認後に中枢側の

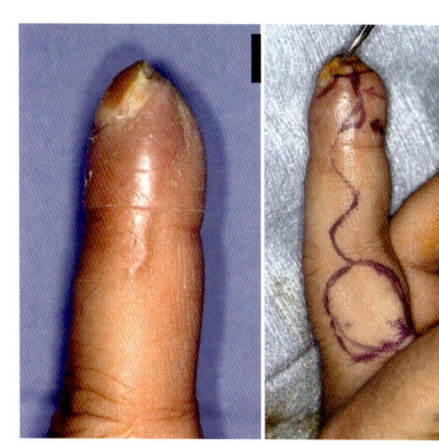

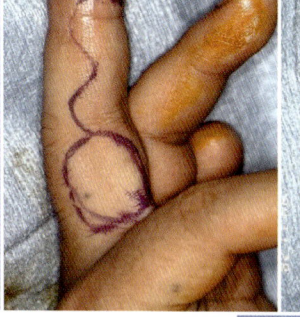

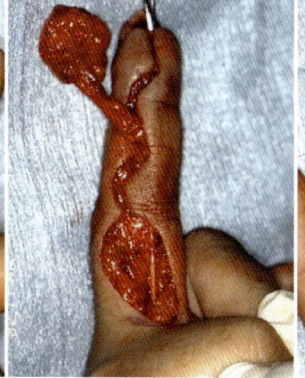

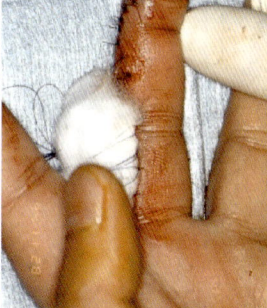

a	b	c	d
e	f		

図8.

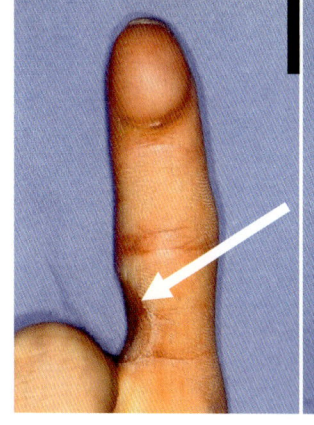

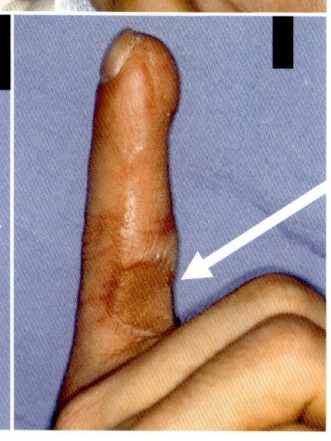

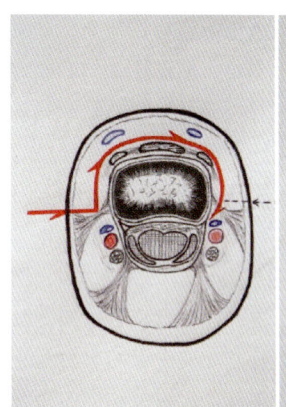

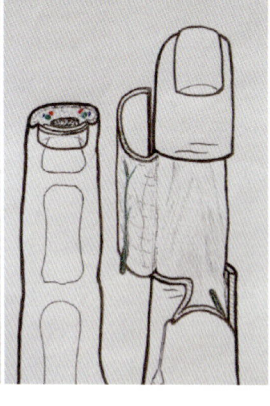

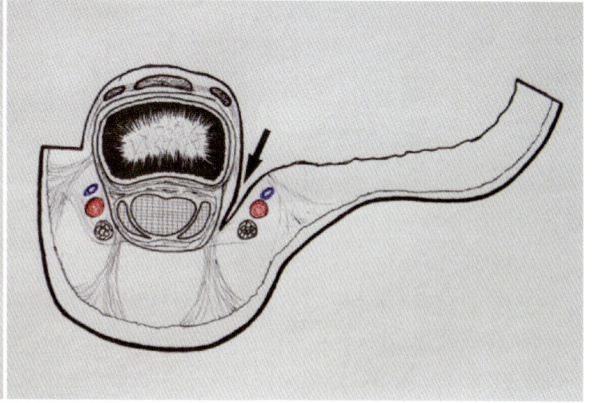

図9. a | b | c

横皮切を加え深層に向かい cleland 靱帯の背側を横支靱帯上まで達し，側索，中央索を温存して対側に向かう．この剝離操作で皮弁挙上の層を確認し，遠位側の横皮切を加える．その後は皮弁幅全体を対側に剝離し対側の cleland 靱帯に達する．この時点で皮弁の挙上は対側の側正中のレベルに達するが，さらに cleland 靱帯を縦切して対側の神経血管束の深層へ進み屈筋腱靱帯性腱鞘の外側に至る（図9-a）．知覚皮弁として用いる場合は，始めの切開部で指神経背側枝を約5 mm 中枢で切断して皮弁と共に挙上する．さらに受皮部の状態により対側の指神経背側枝を用いることも可能であるが，神経縫合は皮弁移植の初回手術時に行うことが手技的に容易である（図9-b）．知覚皮弁としない場合には，皮弁の挙上を皮静脈の浅層で行ってもよい．皮弁の良好な血行を求める場合には先に述べた層で挙上する．皮弁の挙上に対側の cleland 靱帯を越えて神経血管束の深層を屈筋腱靱

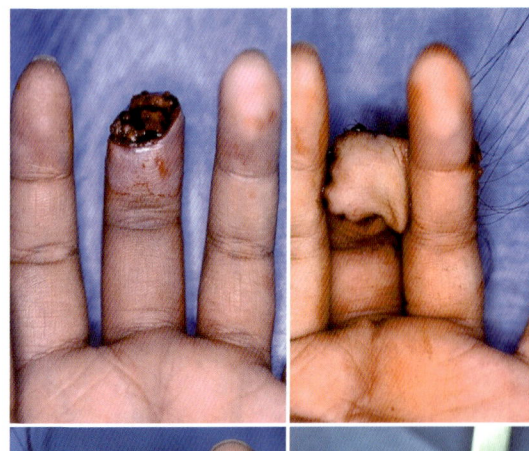

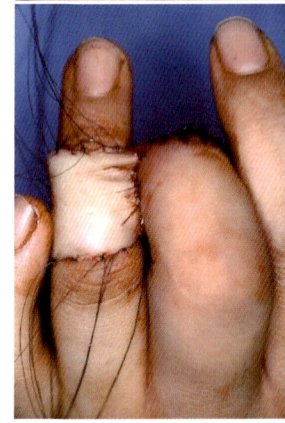

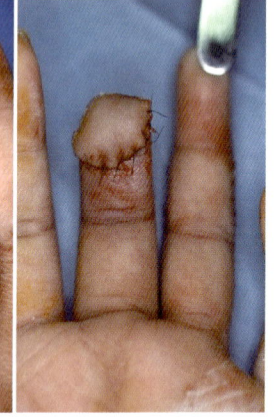

図10.　| a | b |
　　　　| c | d |

帯性腱鞘部まで剥離を行うことで，皮弁の基部は厚くなるとともに良好な血行を維持する(図9-c).

皮弁挙上のレベルと指先部被覆レベルと手指長軸長の位置で数 cm の差があるが，MP，PIP 関節の屈曲角度を調整することで高さを調整する．皮弁挙上部へは鼠径部よりの全層皮膚を移植する．

症例6：左中指中節骨骨頭部切断(図10-a)

切断組織の再接合を行うことができず，更なる指の短縮を望まないことより，指交叉皮弁による断端被覆を行った(図10-b)．皮弁挙上部へは鼠径部よりの全層皮膚を移植した(図10-c)．2週後に皮弁切り離し術を行う．皮弁，移植皮膚の生着に問題なく経過し，原職に復帰した(図10-d)．

症例7：右示指指先部切断

Allen 分類 type Ⅲ の切断例で再接合し得なかった(図11-a，b)．末節骨は近位1/3のレベルで切断されているが爪母は温存されていた．術後の爪甲に hook nail 変形が生じることを予防し，また指の長軸長の再建を目的に人工骨移植と指交叉皮弁による再建を行った．指交叉皮弁は中指より幅25 mm，長さ28 mm の大きさで挙上した(図11-c)．人工骨は長さ7 mm，幅6 mm，厚さ4 mm に成形して，0.8 mm のキルシュナー鋼線で固定した(図11-d)．術後6週でキルシュナー鋼線を抜去し，2年の所見では爪甲の再生は良好で，皮弁の知覚はSW test で緑に回復し日常生活動作で患指を使用している(図11-e，f)．

小　括：Cross finger flap(指交叉皮弁)の再建は2回の手術，恵皮部が指背側で術後瘢痕と植皮部の色素沈着，皮弁生着に2週間を要し，この間の固定による指関節拘縮が欠点として挙げられている．60歳代，70歳代の症例において術後関節拘縮を合併した症例の経験はない．手術創痕の肥厚性瘢痕，瘢痕拘縮の症例も経験していない．皮弁挙上部への植皮は全層皮膚で，かつ余裕のある大きさとすることで，植皮片による拘縮，緊満感を避けると共に，植皮片の色素沈着を軽減する．一般に術後の発赤などの創傷治癒急性期症状は半年から1年の間に消退するが，植皮片は約2年の間改善方向に変化することが期待できる(図12-a〜c)．指交叉皮弁の挙上は皮弁茎部の神経血管束深層まで行うことで，皮弁の長さを増すことと隣接指に縫着した時に皮弁は指掌側面とほぼ水平となり皮弁基部の折れ曲がりがほとんどない(図12-d，e)．したがって，皮弁血行は良好に保たれる．また，植皮片は挙上した交叉皮弁の裏打ちをしっかりと行えるために術後に皮膚欠損面がほとんどなく術後の創管理が容易となる．この生着した植皮片を皮弁切り離し後の創閉鎖に利用することで余裕のある縫合閉鎖が可能となる(図12-e)．さらに余裕のある大きさの交叉皮弁とすることで指神経と皮弁と共に挙上した指神経背側枝との縫合の操作は容易となる．指交叉皮弁の術後知覚回復は良好で，知覚皮弁とせずに用いても SW test で青ないし紫に回復するが知覚皮弁とすることで早期に良好な知覚を獲得する．

症例7は指交叉皮弁により，指長軸長の再建が可能であることを紹介した．まず指切断に対して

a	b	c	d
e	f		

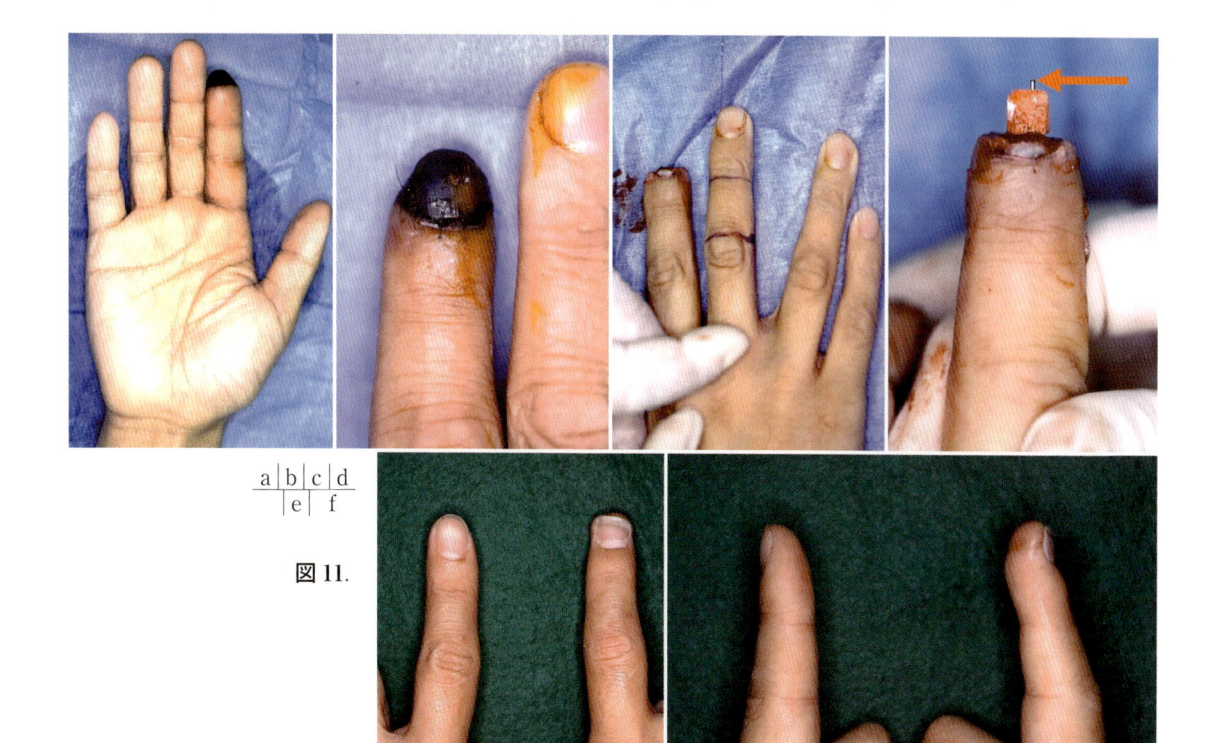

図11.

　行われてきたon top bone graftの多くは骨吸収により再建した長軸長を失い，爪甲変形，指先部形態変形を生じる．したがって，非吸収性の人工骨で，細工の容易なハイドロキシアパタイトを用いている．組織親和性は良好で，指節骨と骨癒合を獲得したかのような強固な接合を得ている．指交叉皮弁を指掌側近位指節皮線から遠位皮線まで幅広く挙上することで約10 mm長の人工骨移植による指先の再建を行っても皮弁による被覆は可能である．また，指先部切断のAllen分類typeⅢのレベルまでで，爪母の残存する場合には，再建部上に爪甲の再生が期待できる．隣接指皮弁は複数指の同時再建を必要とする場合においても応用は可能である（図12-f～h）．

　本皮弁による指先部再建の利点として，採皮部および移植部共に指掌側面に瘢痕を残さないこと，指神経，指動脈への侵襲がなく，指長軸長の再建も可能であることが挙げられる．

2．橈骨神経浅枝指交叉皮弁 (radial innervated cross finger flap)

橈骨神経浅枝知覚皮弁 (radial innervated flap)[6]とも呼称される示指背側の橈骨神経浅枝終末を含み，知覚再建を目的として母指掌側に応用される有茎皮弁である．手背部知覚皮弁としてこの部の皮弁のオリジナリティはTubianaあるいはAdamson[1]と言われている．本皮弁は母指切断，母指指腹部皮膚軟部組織欠損の再建に用いられる．血行は有茎皮弁の場合はrandom patternであり，中手骨動脈と手背側の皮静脈を用いる血管茎皮弁とすることも可能である．母指へ移植する皮弁は示指基節骨背側部に橈側を茎としてデザインする．皮弁の挙上はまず橈骨神経浅枝の展開より開始する．神経は皮静脈とほぼ同一の深さを走行していて，皮弁挙上の層より浅いため，その損傷を避けるためにまず剥離展開する．この操作で示指背側動脈による血管茎皮弁が可能か否かの判断も行う．次に母指尺側側正中皮切を手背に延長し，先の示指背側の皮切に交わる（図13 ＊印）．

　この展開で橈骨神経浅枝を移行する床を作製する．この部は第1指間で皮膚に余裕があり皮切をジグザグとする必要はない．皮弁の挙上は示指尺側側正中切開部より橈側へ進めるが，示指背尺側

a	b	c
d	e	
f	g	h

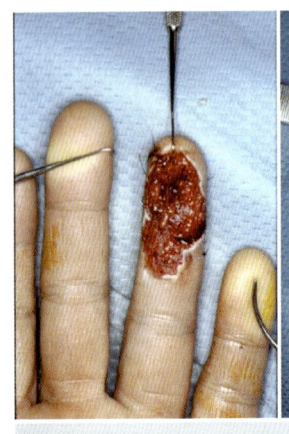

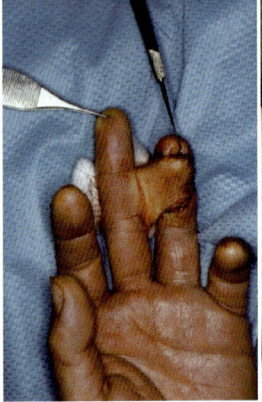

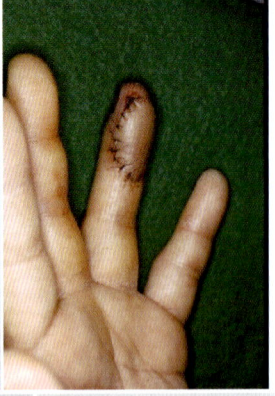

図 12.

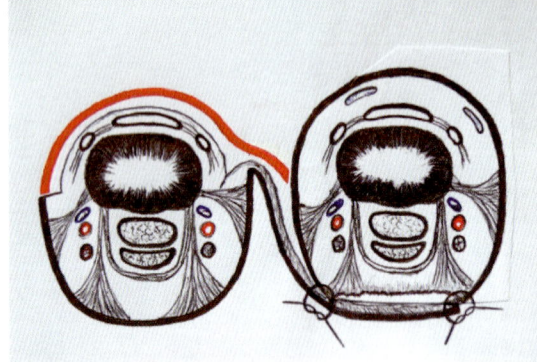

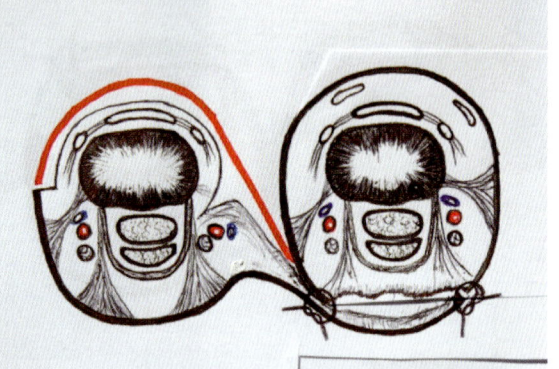

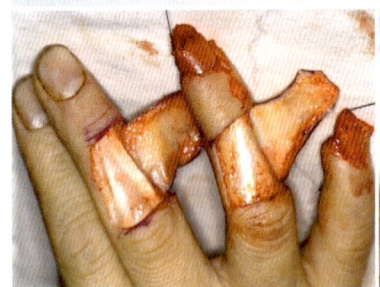

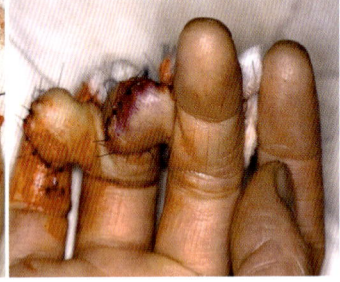

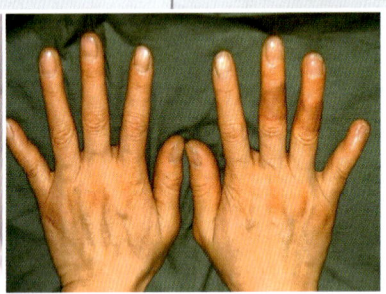

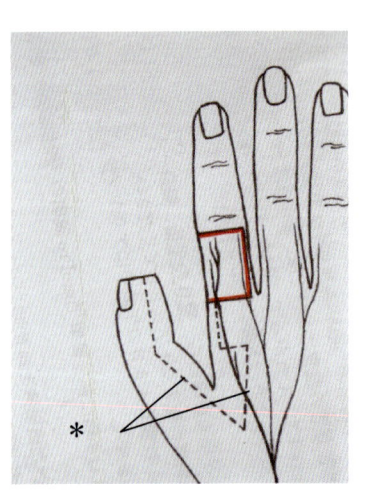

図 13.

　の橈骨神経浅枝を剝離し神経の走行を確認して皮弁の挙上を進め，剝離挙上の範囲は先に述べた指交叉皮弁と同様に皮弁を母指に縫着しても折れ曲がりのないことを確認する．皮弁挙上部へは鼠径部よりの全層皮膚移植を行い，tie over 法で圧迫固定する．母指と示指はそれぞれ伸展位，母指内転位でテープ固定と外副子固定をする．Tie over 固定は術後1週で除去し，2週で皮弁切り離し術を行う．橈骨神経を含み示指背側の中手骨動脈と共に島状皮弁として一期的に移行する方法は Iselin によると Kuhn-Holevitch[7]が報告している．

　症例 8：右母指切断

　13歳，女性．幼児期にドアにはさみ受傷する．爪母は低形成で足趾移植による再建の適応が考え

62　I．局所皮弁法および小皮弁術

a	b
c	d

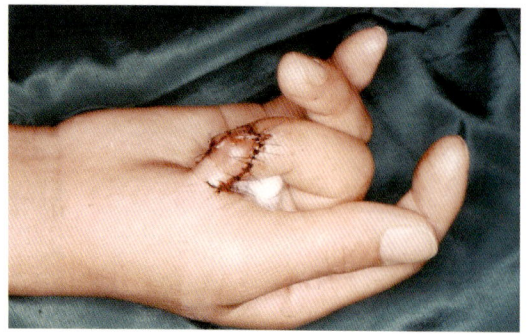

図 14.

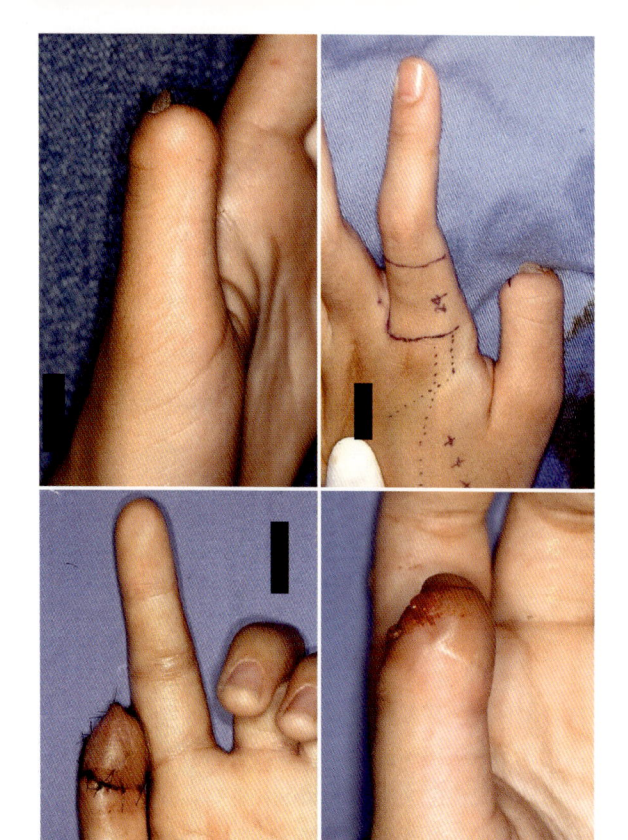

図 15.

られたが，整容的問題の再建のみの希望で足への侵襲は同意されず，示指背側皮弁による再建を選択した(図 14-a)．母指長軸長は幅 8 mm，長さ 7 mm，厚さ 7 mm の人工骨移植で再建し，橈骨神経背側枝知覚皮弁は幅 25 mm，長さ 18 mm にデザインした(図 14-b)．移植骨を含み背側皮弁で被覆可能で皮弁切り離し時の血行に問題なく生着した(図 14-c)．術後 1 年，目的とする母指の延長は獲得されていると共に橈骨神経浅枝知覚皮弁による被覆再建に問題なく SW test で青の 3.61 の知覚獲得を得ていた．手背に移植した植皮片に色素沈着を認めるが，本人は整容的な訴えはない(図 14-d)．また示指橈側側面の手術瘢痕の肥厚化，疼痛はなく，移植人工骨も安定している．

　小　括：橈骨神経浅枝知覚皮弁は母指指先部掌側の再建に選択される．その理由は知覚機能再建が良好であること，母指掌側の物理的機能再建に有効な皮膚組織であることが挙げられる．これに対して 2 段階手術再建法であること，示指背側に皮膚移植を必要とすること，示指基部橈側指側面の tactile surface に手術瘢痕を残すことなどの欠点が挙げられる．しかし長期経過観察例で欠点として挙げられるこれらを問題とした症例はなかった．損傷を受けた母指以外の皮膚軟部組織を用いる再建法であり，再建した母指の掌側に瘢痕を残さないために，母指掌側再建に有用な皮弁である．

3．手掌皮弁(thenar flap)

　指先部掌側の皮膚軟部組織再建法として手掌部，特に母指丘部に再建する有茎皮弁を用いる方法である(図 15)．指掌側の皮膚と組織学的に近似している特徴を用い，1929 年 Gatewood[5] は示指指先掌側の再建例を示し，皮弁挙上部は一期的に縫合閉鎖している．しかし手掌部皮膚は縫合閉鎖し得る余裕がほとんどないためにその後の報告例は皮膚移植を行っている．我々も Webster の報告した足内果下部よりの全層皮膚移植を行い報告してきた．皮弁の挙上は手掌腱膜上で行うが，母指丘部では筋体上の挙上で母指掌橈側に向かう固有指神経に注意する．本皮弁の大きさに限界があり示指，中指の指先部の小範囲の皮膚軟部組織欠損に応用する．皮弁の茎は橈尺側あるいは末梢側に形成するが，損傷指をほぼ完全屈曲位で皮弁を縫着固定するために皮弁の挙上位置，方向の決定は慎重に行う．そして皮弁切り離しは 2 週で行う．

　小　括：手掌皮弁は幅と長さの比を 1 対 1 か 1 対 2 の割合に作製するために皮弁血行は良好に保たれる．しかし，指腹部全体を再建あるいは被覆する大きさの皮弁を作製するには恵皮部となる手

a|b 図16.

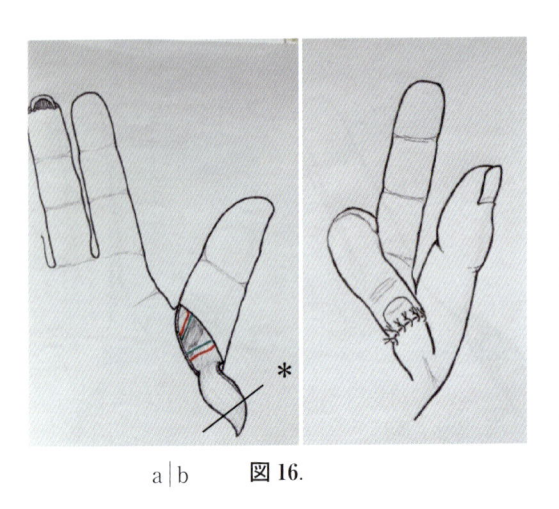

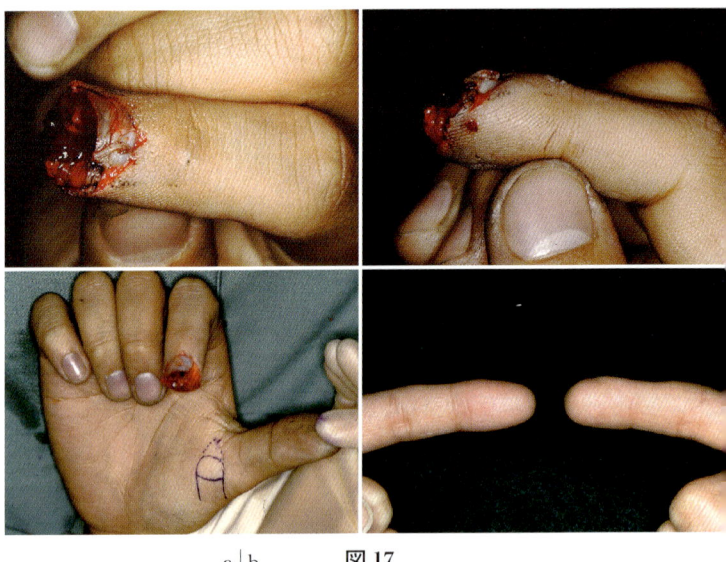

a|b
c|d 図17.

掌部または母指丘部はその皮弁挙上部の侵襲から避けるべきである．その理由は手掌部が日常生活動作の中で最も物理的外刺激を受ける部位であり，その部の障害は生活動作を大きく制約するためである．したがってこの部を恵皮部とする皮膚軟部組織欠損の再建の適応は小範囲の指先部欠損に限られる．恵皮部に対してWebster法による全層皮膚移植は生理，物理学的に良好な経過を示す．さらに，指先へ皮弁を固定するためにはMP，PIP関節をほぼ完全屈曲位とすることが求められる．したがって，同関節に拘縮や強直のある場合や指先部以外の部位への適応はない．さらに皮弁切り離しは2週後となるために高齢者への適応も慎重に決定する．

4．Proximal inset thenar flap

母指基部に皮弁の恵皮部を求める方法で，1983年にDellon[4]が報告している．日本語名はない．1969年にBeasleyの報告した指先部切断の再建に手掌あるいは母指丘の皮膚を用いる症例報告に見る母指丘よりの皮弁を用いた症例に近似した皮弁挙上法である．Dellonはproximal inset thenar flapと表現し，皮弁の挙上は母指手掌指節皮線を中心に約幅10 mm，長さ10～30 mmとする．皮弁の茎は移植部位の条件により母指基部の橈側あるいは尺側にとる．これにより示指，中指，環指の指先部皮膚軟部組織欠損の被覆に用いることができる．しかしその適応はAllen分類のtype IIまでと考える．また皮弁挙上にあたっては母指へ

の指神経，指動脈に注意し，これらを母指側に温存する（図16-a）．皮弁の挙上部は一期的に縫合閉鎖が可能である．上記の大きさの皮弁挙上であれば術後に母指運動制限は見られなかった．皮弁縫着には先の手掌皮弁と同様に患指のMP，PIP関節を屈曲位とすることと，さらに母指内転位とする（図16-b）．したがってこの位置に固定するにはテープ固定が有用である．移植皮弁の軟部組織量を多くとする場合には挙上した皮弁の先端部をdenudeしてこれを皮弁の下に挿入し縫着する（図16-a＊印）．皮弁は幅と長さの比が1対3の細長い状態となるが血行は比較的安定している．ただし，皮弁縫着後の皮弁にかかる緊張を避ける必要がある．皮弁の切り離しは2週で行う．

症例9：右示指指先部切断

Allen分類type IIの指先部背側斜め切断にproximal inset thenar flapで再建した．末節骨は先端のみの欠損で本皮弁を選択した（図17-a, b）．母指基部尺側を茎として10×23 mmの皮弁を挙上し，皮弁の先端部はdenudeして指先部の組織増大を図った．皮弁挙上部は一期的縫合閉鎖し，2週で皮弁切り離し術を行った（図17-c）．術後8か月の所見で，指先部形態は良好に再建されている（図17-d）．

小　括：Proximal inset thenar flapは母指基部掌側の皮弁で指先部の皮膚構造に類似し，指先部

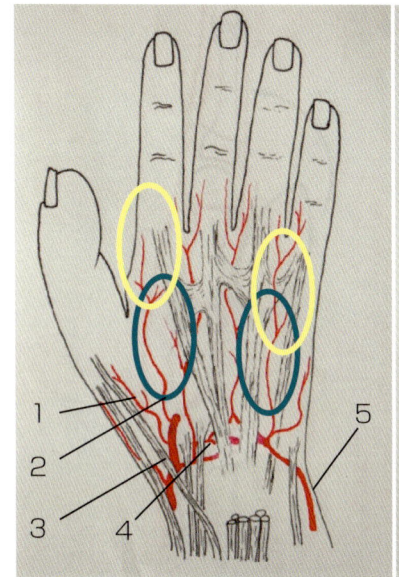

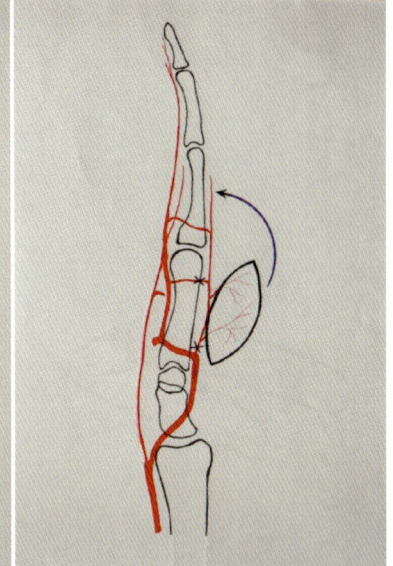

図18.
1：母指背側動脈
2：示指背側動脈
3：橈骨動脈
4：背側手根動脈網
5：尺骨動脈背側手根枝

の小範囲皮膚軟部組織欠損に良好な結果を得ることができる．しかし，皮弁の挙上部位による制約からその大きさは幅10mm以下で，主に示指，中指の指先部への応用に限られる．大きな利点は損傷指以外の皮膚軟部組織で欠損を補填することができることと，補填部位の皮膚と組織学的特徴が近似していることである．さらに皮弁挙上部を一期的に縫合閉鎖が可能で，その縫合線は母指手掌指節皮線と一致して握り動作などで線状瘢痕部が接触することがない．したがって，皮弁挙上部の母指基部にほとんど機能障害を残さない．欠点として小指に応用できないこと，環指に応用する場合は不自然な指・手の肢位に2週間の固定が強いられることである．母指基部の術後緊張感は数か月で緩快し，母指運動障害は経験していない．

5．（逆行性）中手骨動静脈皮弁（(reverse) metacarpal arterial flap）

手背の皮膚を用いる再建法は1960年代の初めにhetero-digital flag flapとして多くの報告があり切断指の再建に用いられている[9]．特に母指指腹部の再建に橈骨神経浅枝を用いた知覚皮弁とする方法はKuhn-Holevitch法として行われてきた．手背部の血管解剖の詳細が明らかにされFoucherやListerらが様々な皮弁の応用について述べている．

中手骨動脈は手関節背側の手根骨レベルで背側手根動脈網を形成し，そこから背側中手動脈が分岐する．母指背側動脈と示指背側動脈は直接橈骨動脈より分岐することが多い．母指，あるいは指背側中枢部へは順行性の中手骨動脈島状皮弁として応用する（図18-a 黄色）．また指背部の欠損に対してはより末梢での掌側指動脈の分岐との交通枝による逆行性中手骨動脈島状皮弁として用いる（図18-a 青，図18-b）．中手骨動脈は伸筋腱の深層を走行しており背側骨間筋筋膜上より剥離し，さらには伸筋腱の腱鞘から剥離すると共に伸筋腱の深層をくぐるように遊離する操作となる．したがって，筋体への分枝や掌側の動脈との交通枝を丁寧に結紮を行う．静脈の還流は中手骨動脈の伴走静脈のみでは不十分であり手背の皮静脈を共に用いると血流は安定する．しかし中手骨動脈の走行と手背の皮静脈の走行は異なるために術前に十分な検索し島状皮弁のデザインを行う．皮弁移植部で創縁の皮静脈と皮弁に用いた皮静脈とを吻合するとさらに血行は安定する．逆行性血管茎島状皮弁は一般に術後の静脈還流障害を合併することが多いのでこの処置を勧める．皮弁採取部へは全層植皮を行う．

小 括：中手骨動脈を血管茎とする手背部の島状皮弁を指背部の被覆に用いる方法は，移植皮弁の性状，色調の調和に優れている．特に知覚回復を必要とする再建部位とならないことから指背部

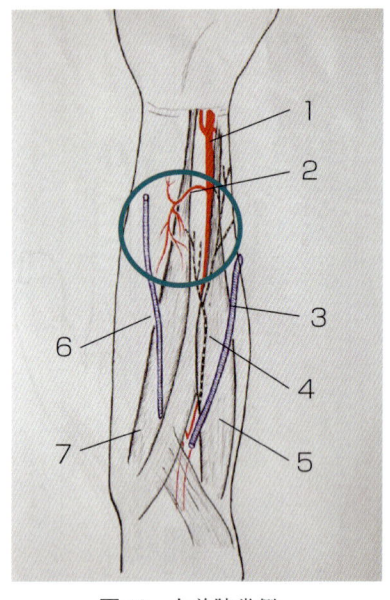

図19. 右前腕掌側
1：橈骨動脈
2：橈骨動脈皮枝
3：尺側皮静脈
4：外側前腕皮神経
5：腕橈骨筋
6：橈側皮静脈
7：橈側手根屈筋

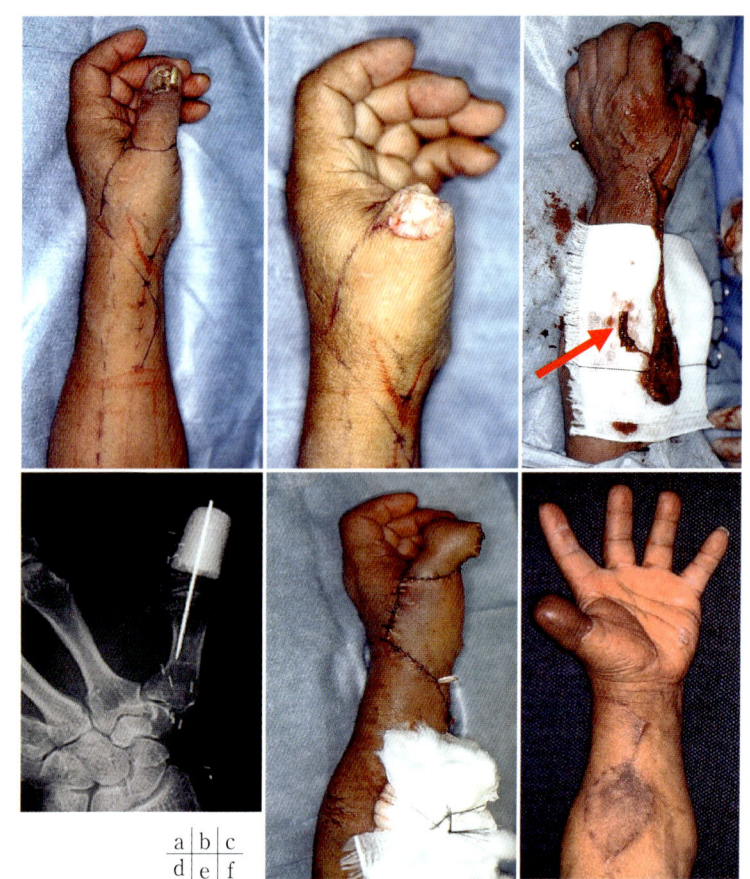

a	b	c
d	e	f

図20.

の被覆に用いる．しかし，中手骨動脈は伸筋腱の深層を走行することと，時に伸筋腱と交叉することから血管茎の形成は慎重に行う．

また静脈還流に皮静脈を島状皮弁に付加する煩雑な手術操作となるが，術後成績は機能，整容的に良好である．皮弁の大きさ，部位によっては皮弁挙上部は一期的に縫合閉鎖を行うが，皮弁が大きい場合や，縫合閉鎖に伴う緊張，拘縮を避けるために皮弁挙上部に植皮を必要とする．身体の露出部への植皮で色素沈着の問題があるが，全層植皮により大きな訴えとなることは回避される．

6．逆行性前腕皮弁 (reverse forearm flap)

Chinese flap として開発された橈骨動脈柄遊離前腕皮弁の血行形態の解明により血管柄を有茎として用いる方法である．橈骨動脈あるいは尺骨動脈の本幹を逆行性血行として用いられたが，手部血行を考慮して後骨間動脈を，さらには尺骨動脈背側手根枝，橈骨動脈より分岐する皮枝，橈骨動脈背側手根枝などが用いられるようになった（図19）．

血管茎の反転は多くの症例で背側手根動脈網とするが，回転軸は手関節背側の手首皮線より1.5〜2.0 cm 中枢となる．伸筋支帯の一部を切離し血管茎に折れ曲がりが生じないように配慮する．前腕橈側は比較的皮下組織は薄いために手・指部への皮弁として適用される（図19 青枠）．さらに外側前腕皮神経を皮弁と共に用いることで知覚皮弁としても挙上できる．逆行性動脈皮弁の静脈還流不全を改善する目的と，血行増大に前腕の皮静脈を皮弁と共に挙上し，移植部の静脈と吻合すると安定した皮弁血行が得られる．皮弁採取部へは植皮を行う．

症例10：左母指再建

左母指爪部扁平上皮癌と組織診断された（図20-a）．爪部の異常を認めてから1年5か月の経過であり，71歳の年齢より母指切断を母指基節骨骨頭下で行った．骨は長母指屈筋腱を温存する目的に末節骨基部で切断し，軟部組織は母指基部の

母指手掌指節皮線のレベルで切断した(図20-b).切断部被覆,母指再建に逆行性前腕皮弁を選択した.皮弁挙上後の良好な血行を示す(図20-c 矢印).末節骨の再建は年齢を考慮して橈骨を用いずに人工骨で行った(図20-d).前腕の皮弁挙上部へは鼠径部よりの全層皮膚移植を行った(図20-e).術後1年7か月の所見で,移植人工骨は安定し,腫瘍の再発もなく,日常生活動作に患肢を使用している(図20-f).

小 括:前腕皮弁(chinese flap)は頭頸部再建に広く用いられると共に前腕部の血行形態の詳細な解明がなされ,安全に応用されると共に,尺骨あるいは橈骨動脈の本幹を犠牲とすることがなくなりさらに遊離皮弁としての利用が多い.逆行性前腕皮弁は皮膚軟部組織を血管茎として動脈吻合操作を必要としないために高齢者の手・指再建の目的に幅広く用いることができる.

結 語

手・指の皮膚軟部組織再建に用いられる局所皮弁として多くの方法がそれぞれの利点と共に紹介されている.多くの方法は1800年後半～1900年前半に報告された手技をわずかに変えたことにより独自の方法,あるいは新たな方法とされている.ここではできるだけ,原法を取り上げて紹介した.手・指の組織欠損の再建は術者の熟知した方法が望ましいことと,長期成績を考慮した再建法を選択する.指先部の再建では2次的な爪甲変形,血行不全の可能性のある方法は避けるべきである.また,手の外科の基本とする手・指掌側に手術瘢痕を残す手技,損傷指の皮膚・軟部組織を移動すること,手・指の主幹動脈を犠牲にする方法は避けなければならない.さらに,手・指掌側を恵皮部とする採皮および掌側のV-Y法を応用する方法は避けることを強調したい.

文 献

1) Adamson, J. E., et al.: Sensory rehabilitation of the injured thumb. Plast Reconstr Surg. **40**: 53-57, 1967.
2) Allen, M. J.: Conservation management of finger tip injuries in adults. Hand. **12**: 257-265, 1980.
3) Atasoy, E., et al.: Reconstruction of the amputation finger tip with a triangular volar flap, A new surgical procedure. J Bone Joint Surg. **52**-A: 921-926, 1970.
4) Dellon, A. L., et al.: The proximal inset thenar flap for fingertip reconstruction. Plast Reconstr Surg. **72**: 698-704, 1983.
5) Gatewood, M. D.: Plastic repair of finger defects without hospitalization. JAMA. **87**: 1479, 1926.
6) Gaul, J. T., et al.: Radial-innervated cross-finger flap from index to provide sensory pulp to injured thumb. J Bone Joint Surg. **51**-A: 1257-1263, 1969.
7) Holevich, J.: A new method for restoring sensibility to the thumb. J Bone Joint Surg. **45**-B: 496-502, 1963.
8) Hueston, J.: Local flap repair of fingertip injuries. Plast Reconstr Surg. **37**: 349-350, 1966.
9) Iselin, F.: The flag flap. Plast Reconstr Surg. **52**: 374-377, 173.
10) 栗原邦弘:区域皮弁のコツ.整形外科 Knack & Pitfalls 手の外科の要点と盲点.金谷文則編.288-293,文光堂,2007.
11) Kutler, W.: A new method for finger tip amputation. JAMA. **133**: 29-30, 1947.
12) Kutler, W.: A method for repair of finger amputation. Ohaio State Med J. **40**: 126, 1944.
13) Moberg, E.: Aspects of sensation in reconstructive surgery of upper extremity. J Bone Joint Surg. **46**-A: 817-825, 1964.
14) Snow, J. W.: The use of a volar flap for repair of finger tip amputation. A preliminary report. Plast Reconstr Surg. **40**: 163-168, 1967.
15) Tranquilli-Leali, E.: Reconstruzione dell'apice delle falangi ungueall mediante auto-plastica volare peduncolata per scorrimento. Jufort Trauma Lavero. **1**: 186-193, 1935.

I. 局所皮弁法および小皮弁術

皮下茎皮弁の適応 ―体幹四肢の再建―

鈴木茂彦

KEYWORDS 島状皮弁(island flap), VY形成(VY advancement flap), 穿通枝皮弁(perforator flap)

近年,穿通枝皮弁が発展し,特に本稿で扱う体幹四肢領域では皮下茎皮弁との区別があいまいになっている.最初に皮下茎皮弁の血行に基づく定義を歴史的背景を踏まえ詳述した後,その適応と使用法について述べる.

I. 皮下茎皮弁の血行と定義

1887年, Gersuny[1]は,皮膚茎をもたず皮下茎のみにより栄養される皮弁を報告した.その後1917年Esser[2]は顔面の再建において皮下茎の中にexternal maxillary arteryを含めた皮弁を島状皮弁と命名し,皮弁を完全な島状にしても安全に移動できることを報告した.彼の報告した島状皮弁は穿通枝皮弁の先駆けともいえる.

1947年Kutler[3]は指尖部欠損に対し指側面に作図した2つの三角皮弁を皮下茎で移動して再建する術式を報告した.その後Atasoyら[4]は,指尖部再建に指腹部の1つの三角弁を移動する術式を報告した.

1960年Kubacek[5]は顔面の再建において皮下の血管網を茎とする転位皮弁の有用性を報告した.ついで1965年にBarronら[6],平山[7]は皮下茎皮弁(subcutaneous pedicle flap)という名称を報告している.その後,この皮下茎皮弁は皮下血管網の豊富な顔面と指尖部の再建に広く使用されるようになった.特に三角形の皮下茎皮弁を隣接部の皮膚欠損部へ移動し,採取部を縫縮する術式はVY形成(VY advancement flap)として知られ,小皮膚欠損の修復にしばしば使われる手技となっている(図1).

皮下茎皮弁と島状皮弁の区別は,その後McGregorら[8]によって提唱された有茎皮弁における乱走皮弁と軸走皮弁の区別に相当する.しかし,この血行による区別はしだいにあいまいになりつつある.Zookら[9]は顔面の皮下茎皮弁のVY形成の手技においても移動距離が長い場合は穿通血管(perforating vessels)を温存しながら線維性組織を剥離すると皮弁の可動性を高めることができると報告した.ただし彼らの報告している穿通血管はかなり末梢レベルの血管を指しているものと考えられる.

一方,顔面と比べ,指尖部以外の四肢や体幹部では皮下血管網は密ではないので,皮下茎皮弁の報告は少ない.我々は1987年に顔面に限らず四肢や体幹部を含む体表面各部位の瘢痕拘縮の治療

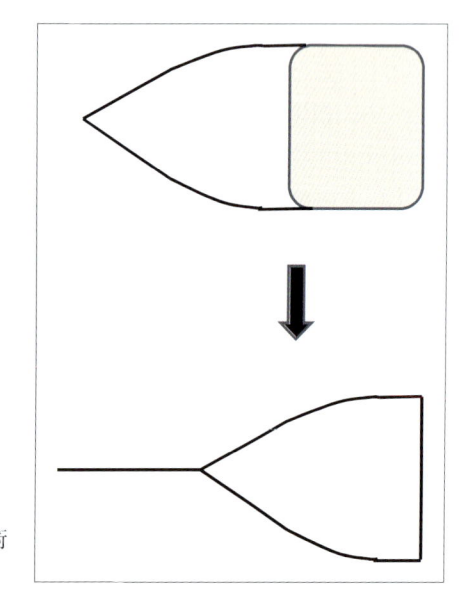

図1.
VY形成術

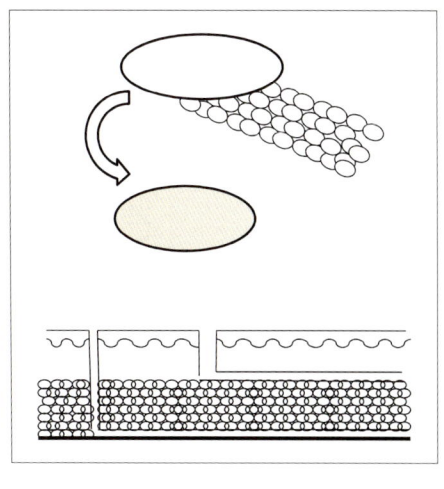

◀図2.
茎が水平方向の皮下茎皮弁

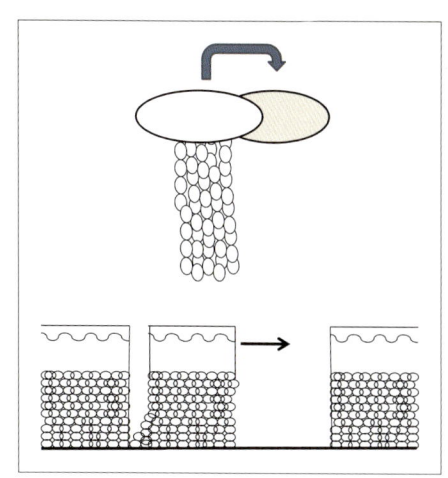

図3. ▶
茎が垂直方向の皮下茎皮弁

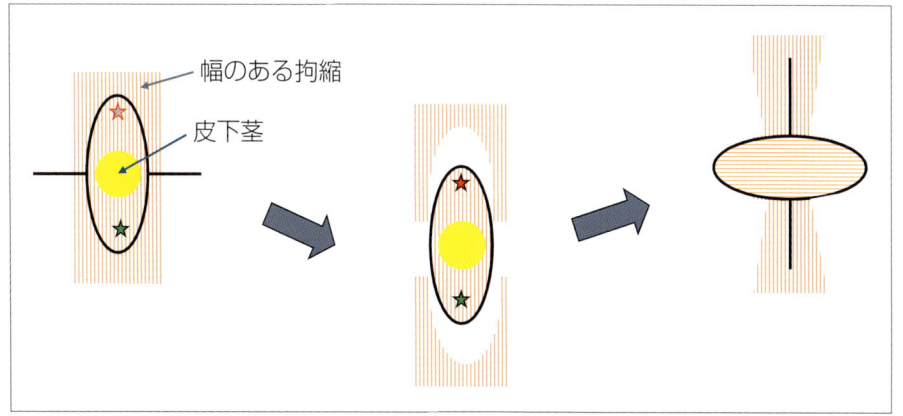

図4.
瘢痕拘縮解除手術における皮下茎皮弁の応用1：回転移動

において皮下茎弁が有用であることを報告した[10]．ただし，論文中で長い距離を安全に移動する場合は皮下茎の中に穿通血管を温存する必要性を強調しており，現在でいうところの無名穿通枝を含む穿通枝皮弁を含めて皮下茎皮弁として報告している．

穿通枝皮弁が論文のタイトルとして現れたのはPubmed上の検索では1988年のKrollら[11]の報告「perforator based flaps」が最初で，ついで1989年Koshimaら[12]は「perforator flaps」の名称を用いたが，実際にはもう少し古くから穿通枝皮弁が使用されている[13]．このように1980年代後半に穿通枝皮弁の概念が確立された頃は，ある程度内径が広く当時の技術で血管吻合が可能で遊離皮弁として移動できる皮弁であり，皮下茎皮弁とは区別できた．その後次々と新しい穿通枝皮弁が報告されるようになったため，Blondeelら[14]により「皮膚と脂肪から構成され，1または数本の穿通枝によって栄養される皮弁」と定義された．やがて，極小の無名の極小の（0.5～0.8 mm）の穿通枝までもが穿通枝皮弁の対象となる[13]に至り，皮下茎皮弁との区分は難しくなっている．

筆者は四肢や体幹部では血管網がさほど密ではないため，皮下茎皮弁を安全に遠方に移動するためにはなんらかの穿通枝を含めるべきと考えている．事前に穿通枝あるいは主軸血管を確認して皮弁を挙上する場合は本稿からは除外して穿通枝皮弁，島状皮弁（動脈皮弁）として取り扱われるべきと考える．しかし移動距離が少ない場合は，穿通枝を事前に確認しなくても，手術の際，細い穿通枝（あるいはその枝）および血管網をなるべく損なわないように皮下茎を最小限だけ剥離して皮弁を移動すればよく，ここではそのような島状の皮弁を皮下茎皮弁として扱う．

II．手術デザイン

皮下茎皮弁の移動形式としては茎が水平方向の場合（図2）と垂直方向の場合（図3）に分けられ

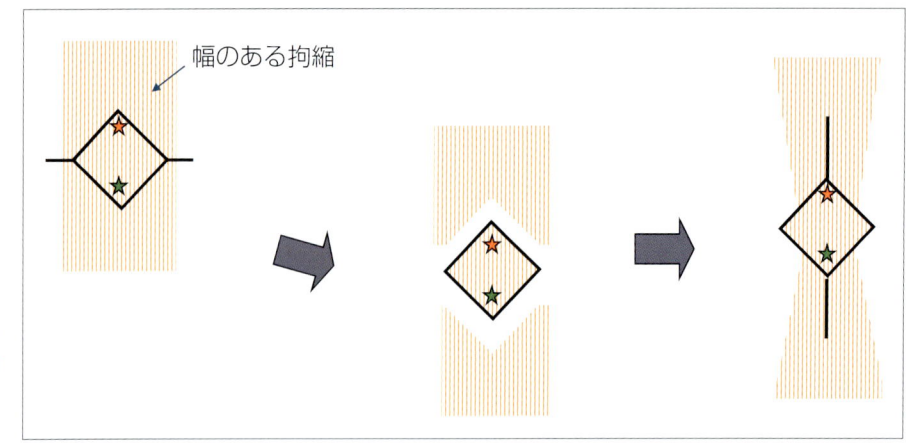

図 5.
瘢痕拘縮解除手術における皮下茎皮弁の応用 2：ほとんど移動なし

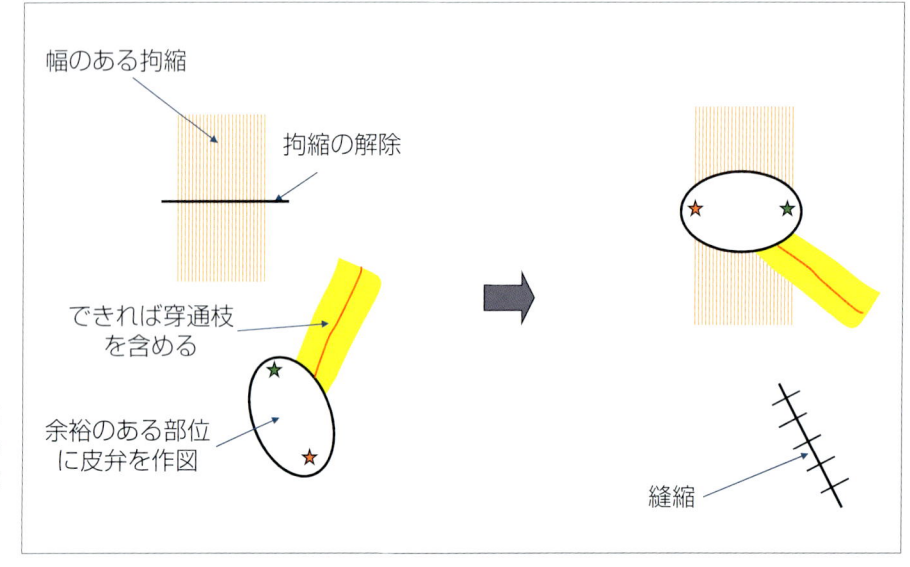

図 6.
瘢痕拘縮解除手術における皮下茎皮弁の応用 3：離れた部位へ移動

る[15]．垂直方向の移動の典型例が先に述べた VY 形成術(図1)となる．四肢，体幹部の皮下組織は血行が密ではないので，皮下茎皮弁として移動する場合は，主に垂直方向の茎を持った移動になる．

瘢痕拘縮の治療における皮下茎皮弁の応用としては，次の3種類の作図が挙げられる[10]．

1) 皮弁の中心はほとんど移動せず回転するだけの移動．主に瘢痕拘縮の解除に使用される(図4)．茎を共用する2つのZ形成術の連合したものとみることもできる．

2) 皮弁自身は移動全く移動せず周囲のみ移動(図5)．2つのYV形成術と2つのVY形成術の連合したものとみることもできる．

3) やや離れた部位へ移動．現在は穿通枝皮弁として移動するのが安全であるが，移動距離が少なければ皮下茎に自然に含まれる微小な穿通枝とそのネットワークで皮弁は生着する(図6)．

これらの3つの術式はきちんと区別できるものではなく，中間的なものや組み合わせもある．たとえば回転角度も必ずしも90°とは限らず，回転しながら移動することもありうる．症例に応じて，必要な部位へ自由に移動できるのが本法の利点である．

III. 適 応

指尖部損傷は古くからの適応であるが，人工真皮の応用や線維芽細胞増殖因子製剤の使用などで保存的治療の改善率が高くなったので，適応が狭まっている．患者が早期治癒を望む場合や，欠損創が深い場合，あるいは瘢痕治癒後の指尖部の二次再建などが適応となる．

指尖部以外の四肢や体幹部における適応は母

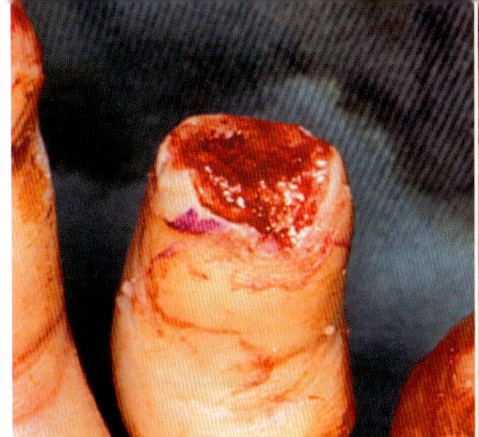

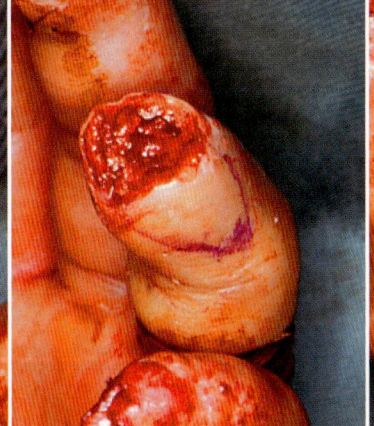

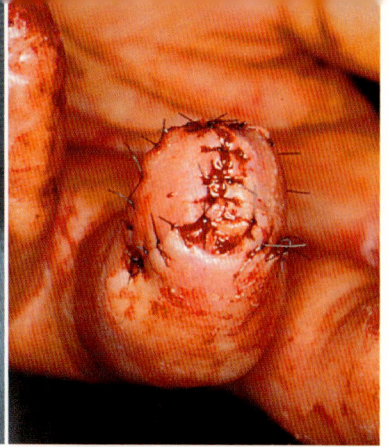

図 7.
症例 1
a：57 歳，男性．左手環指指尖部損傷
b：Kutler 法に準じ，両側に 2 つの三角形の皮下茎皮弁をデザインした．
c：皮弁を移動したところ
d：術後 3 か月

a	b	c
		d

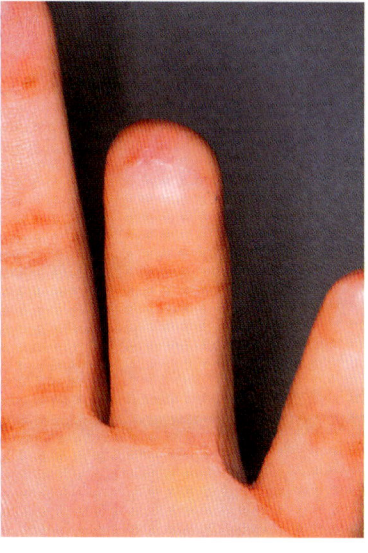

斑・皮膚腫瘍切除後や外傷による小皮膚欠損創で直接縫縮できない症例である．ただし実際の適応にあたっては，他の局所皮弁との優劣が問題になる．緊張が強く縫縮しにくいが，皮下組織が比較的厚いため移動距離を長くとれる背部や臀部の欠損創が本法の適応になりやすい．症例によっては，分割切除術やティシュエキスパンダー法も選択肢になるが，患者が一期的手術を望む場合に皮下茎皮弁の適応になる．

瘢痕拘縮治療における応用としては，瘢痕の幅が比較的広い，あるいは 2 本以上の拘縮線が走っている場合で，拘縮程度が中程度以下の場合に適応になる．特に熱傷瘢痕では皮下組織が損なわれていないことが多く適応が広い．

Ⅳ．代表症例供覧

症例 1：57 歳，男性

仕事中，左手環指指尖部を切断した．患者が指長の維持と早期職場復帰を望んだので，Kutler 法による 2 つの三角形の皮下茎皮弁で再建した（図 7）．

症例 2：45 歳，女性

背部中央に色素性母斑を認める．一期的手術を希望されたので，右側は可及的に縫縮し，左側は皮下茎皮弁を用いて再建した．縫縮部に主な緊張がかかるようにし，皮下茎皮弁周囲には強い緊張が加わらないように縫合している（図 8）．

症例 3：13 歳，女性

熱傷による右上肢瘢痕拘縮を認める．上腕皮膚の瘢痕拘縮のため腋毛が上腕に移動していた．また上腕部の瘢痕拘縮による絞扼部と，瘢痕に挟まれやや膨隆した正常に近い皮膚との凹凸が目立った．これらを治療するため，2 つの皮下茎皮弁により，拘縮解除と腋毛の移動を計画した．上腕中央の楕円形皮弁は反時計回りに約 80°回転移動した．上腕部に移動していた腋毛部は皮下茎皮弁とし時計回りに約 80°回転し，腋窩部の横切開部へ移動した．こちらの採皮部は縫縮の際，Z 形成を加えた．皮弁は生着し良好な結果が得られている（図 9）．

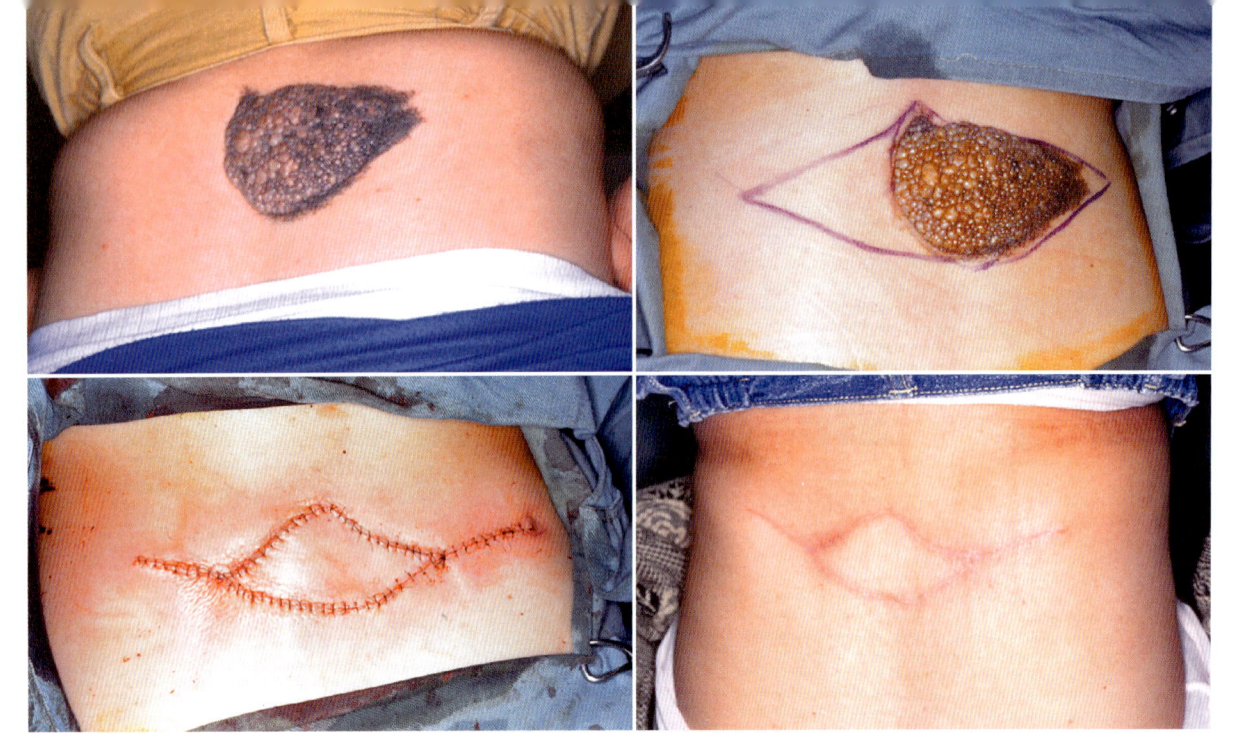

図 8. 症例 2

a：45 歳，女性．背下部中央の色素性母斑
b：皮下茎皮弁の作図
c：主に右側は縫縮し，左側は皮下茎皮弁にて再建した．
d：術後 7 か月

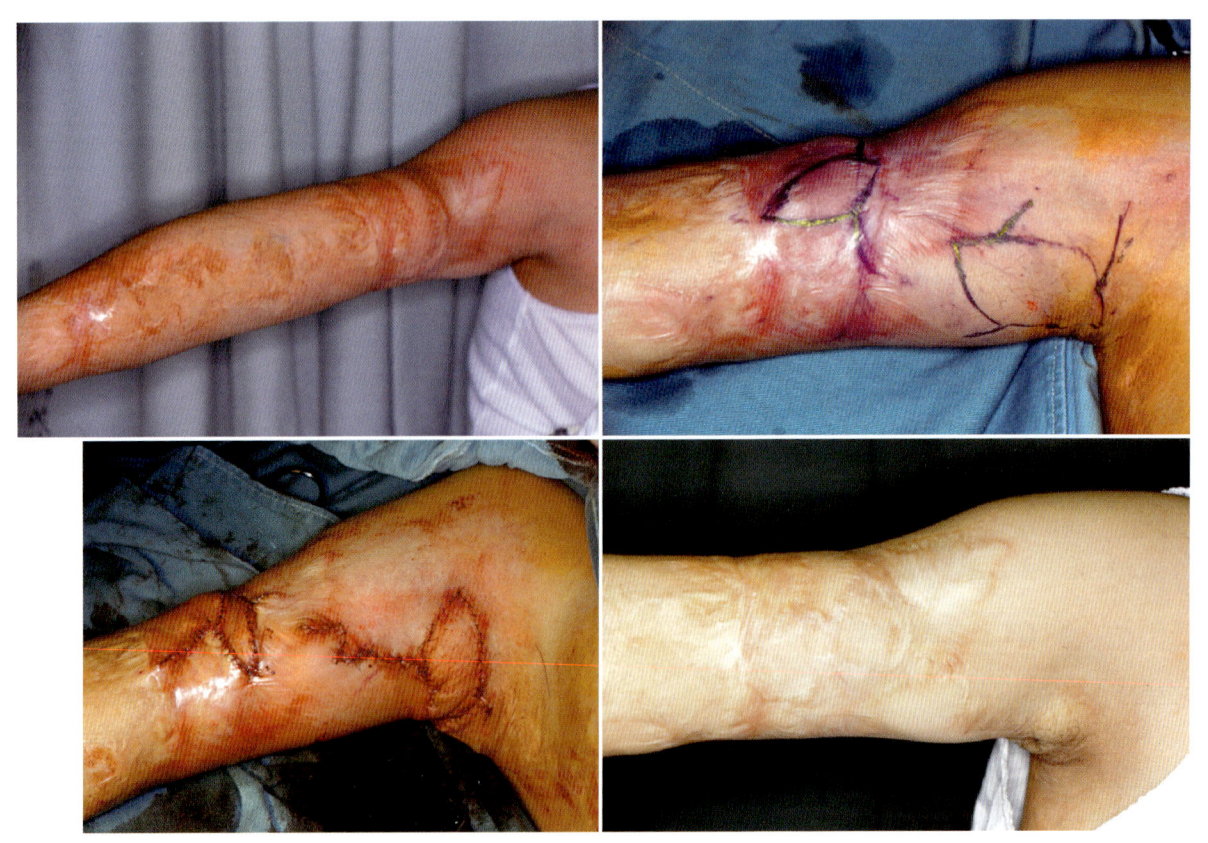

図 9. 症例 3

a：13 歳，女性．熱傷による右上肢瘢痕拘縮．皮膚の拘縮のため腋毛が上腕に移動していた．
b：上腕中央と上腕部に移動していた腋毛部に楕円形の皮下茎皮弁を作図した．腋毛再建用皮下茎皮弁の縫縮の際，Z 形成を加えた．
c：皮弁移動直後
d：術後 16 か月．皮弁は生着し良好な結果が得られている．

V. 考　察

　皮下茎皮弁の最大の利点は皮膚茎を持たないので自由に向きや方向を変えることができる点にある．瘢痕拘縮の治療には特にこの点が利点になる．皮下茎弁を回転する場合はねじれによる血行不全の可能性を常に念頭に置かなければならないが，実際に問題になることは少ない．拘縮線周囲の皮膚は多かれ少なかれ瘢痕を含み伸展性が悪いので，通常の有茎皮弁でも茎をねじった場合に緊張がかかり皮弁の血行が悪くなることがあるが，皮下茎皮弁にすることでかえって茎に緊張がかからず血行が保たれやすいこともある．ただし90°に回転した場合，採皮部の縫縮線が縦方向になり，拘縮の再発を誘導しやすいので注意が必要である．できれば縫縮の際，Z形成を加えるとよい．

　皮下茎皮弁の壊死の最大の原因は，過緊張による静脈の鬱滞である．皮弁に強い緊張をかけずに十分欠損部に届くような余裕を持った作図が必要である．正しく作図したつもりで手術を始めてしまってから，予想外に皮弁の可動性が悪く欠損部に届かない場合もありうる．この場合，無理に引っ張って縫合するのはよくない．丁寧に血管網を温存しながら，深く皮下茎の剥離を進める．皮下だけの剥離で可動性が悪い場合，筋膜を切開すると可動性が増す（厳密にいえばこれは筋膜皮弁となる）．このような操作によっても，皮弁が欠損部に届かない場合は，余裕をもって届くところまでの移動にとどめ，一部残る欠損部はそのままで残し二次治癒を待つほうがよい．

　壊死の原因で次に多いのは血腫である．アドレナリン添加局所麻酔での手術が行われることが多く，術後出血して皮弁下に血腫が貯留すると皮下茎が圧迫されて血行不全をきたしやすい．術中に十分な止血を行うことと，皮膚縫合を少し粗くしておくことが血腫の予防になる．

VI. 結　語

　穿通枝皮弁の発達で四肢体幹部における皮下茎皮弁の適応は減っているが，日帰り手術や，局所麻酔での手術が行いやすく，適応を選べば優れた術式である．切開剥離後の皮弁形態や移動距離を正しく予測して作図することと，丁寧な剥離操作が必要である．

参考文献

1) Gersuny, R.：Kleinere Mittheilungen. Plastischer Ersatz der Wangenschleimhaut. Centralbl Chir. **38**：706-708, 1987.
2) Esser, J. F. S.：Island flaps. New York Med L. **106**：264-265, 1917.
3) Kutler, W.：A new method for finger tip amputation. JAMA. **133**：29-30, 1947.
4) Atasoy, E., et al.：Reconstruction of the amputated finger tip with a triangular volar flap. J Bone Joint Surg. **52A**：921-926, 1970.
5) Kubacek, V.：Transposition of flaps in the face on a subcutaneous pedicle. Acta Chir Plast. **2**：108-115, 1960.
6) Barron, J. N., et al.：Subcutaneous pedicle flaps. Br J Plast Surg. **18**：51-78, 1965.
7) 平山　俊：Subcutaneous pedicle flap を用いた兎眼の治療法．形成外科．**8**：223-226, 1965.
8) McGregor, I. A., et al.：Axial and random pattern flap. Br J Plast Surg. **26**：202-213, 1973.
9) Zook, E. G., et al.：V-Y advancement flap for facial defects. Plast Reconstr Surg. **65**：786-797, 1980.
10) Suzuki, S., et al.：The use of subcutaneous pedicle flaps in the treatment of post-burn scar contractures. Plast Reconstr Surg. **80**：792-797, 1987.
11) Kroll, S. S., et al.：Perforator-based flaps for low posterior midline defects. Plast Reconstr Surg. **81**：561-566, 1988.
12) Koshima, I.：Deep inferior epigastric skin flaps without rectus abdominis muscle. Br J Plast Surg. **42**：645-648, 1989.
13) 光嶋　勲：穿通枝皮弁：開発から現況まで．日本マイクロ会誌．**17**：223-224, 2004.
14) Blondeel, P. N., et al.：The 'Gent' conseuseus on perforator flap terminology：Preliminary definitions. Plast Reconstr Surg. **112**：1378-1382, 2003.
15) 菊池正知ほか：Subcutaneous pedicle flap による顔面小欠損創の修復．形成外科．**28**：475-481, 1985.

I．局所皮弁法および小皮弁術

Central axis flap method
―multilobed propeller flap, scar band rotation flap, pin-wheel flap―

村上正洋　百束比古

KEYWORDS　皮弁(flap), 再建(reconstruction), 瘢痕拘縮(scar contracture), 熱傷(burn), プロペラ(propeller)

緒　言

　瘢痕拘縮の再建方法は，拘縮の原因となっている瘢痕の形状（線状か面状か）とその周囲に残された健常皮膚の形状によって決定される．つまり，線状瘢痕ではZ形成術を基本とする皮膚延長法が一般的に選択されるが，面状瘢痕では常に植皮と皮弁が二者択一となる．

　恵皮部に限りある広範囲熱傷症例では，瘢痕拘縮の再建時に熱傷を免れた健常皮膚を有効に利用することが非常に重要である．そのため，我々は拘縮の原因となる瘢痕に隣接して健常皮膚が残存するのであれば，それが小範囲であっても局所皮弁として利用することを常に考慮している．

　Central axis flap method[1]とは，限られた健常皮膚を有効利用するために考案された局所皮弁法の一種である．皮弁の形状から3種に分類されるが，いずれにしても皮下茎を中心に皮島を回転させることで瘢痕を分断し拘縮を解除する方法で，瘢痕拘縮部に隣接して存在する健常皮膚の利用と皮弁採取部の縫縮をコンセプトとしている．

I．適応と方法

　拘縮の原因となる瘢痕に隣接する健常皮膚が十分に残存する場合は，拘縮を完全に解除した状態で必要となる皮弁の大きさを確認し，ついで，その採取部を縫縮するための工夫（葉の追加など）を皮弁の形状に付加する．一方で，隣接する健常皮膚が不足している場合は，遊離植皮などの他法も考慮するところであるが，我々は拘縮の完全解除に必要な大きさの7割程度の皮弁が挙上できるのであれば，本法を適応してよいと考えている．ただし，本法を用いなくとも，一般的な横転皮弁等で容易に再建でき，かつ，皮弁採取部が縫縮できるのであれば，本法の適応とはならない．

　皮弁の挙上は通常の局所皮弁の要領と同様であるが，皮弁の回転に無理がない範囲で皮下茎を太く温存することが重要である．なお，ドップラー血流計などを用いて穿通枝を確認する必要は必ずしもない．

　以下，それぞれの皮弁における手術方法と適応を記載する．

1．Multilobed propeller flap[2)3)]（図1-a, b)

A．方　法

　皮弁のほぼ中央に皮下茎を有する2～4葉（bilobe～quadrilobe）の皮弁をデザインする．拘縮解除後に皮弁を90°横転させるが，その方向は時計回りでも反時計回りでも，茎に緊張がかからなければよい．ただし，皮弁の形状が非対称であるときは，最も大きい葉で拘縮の原因となる瘢痕を分断すべきである．皮弁採取部は原則として縫縮する．すべての葉が健常皮膚であれば理想的であるが，実際には拘縮の原因となっている瘢痕も皮弁の一部として挙上し，皮弁採取部の閉鎖に利用することが多い．

B．適　応

　拘縮の原因となる瘢痕に接してある程度の健常皮膚が存在すれば常に利用できる方法であり，周囲の瘢痕と健常皮膚との位置関係で以下の2法に分類される．

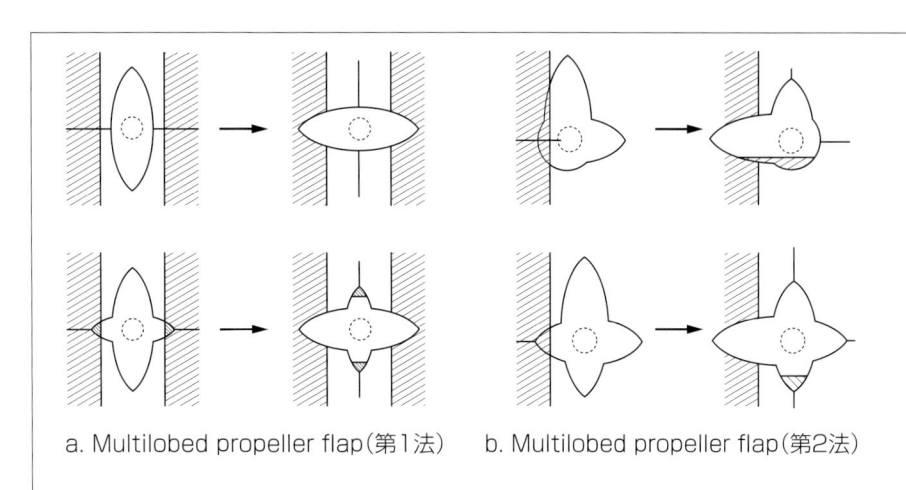

図1.
Central axis flap method
 a：Multilobed propeller flap（第1法）
 b：Multilobed propeller flap（第2法）
 c：Scar band rotation flap
 d：Pin-wheel flap
（文献3・文献6より改変，引用）

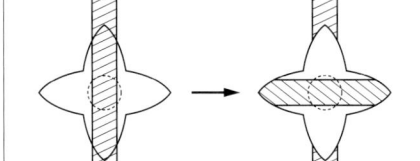

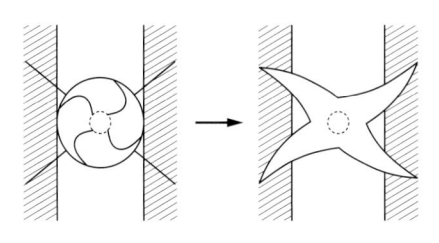

a. Multilobed propeller flap（第1法）　　b. Multilobed propeller flap（第2法）

c. Scar band rotation flap　　d. Pin-wheel flap

（1）**第1法**：2つの瘢痕の内側に作成する皮弁で両側の瘢痕を同時に分断し，拘縮を解除する方法
（2）**第2法**：1つの瘢痕に接する皮弁で瘢痕を分断し，拘縮を解除する方法

2．Scar band rotation flap[4]（図1-c）

A．方　法

拘縮の原因となる線状もしくはそれに近い瘢痕を皮弁の正中に含め，皮弁を瘢痕ごと90°回転させることにより瘢痕を分断し，拘縮を解除する方法である．皮弁内に可能な限り多くの健常皮膚を含めることが重要である．

B．適　応

常にZ形成術を基本とする皮膚延長法と二者択一であるが，本法は皮弁採取部の縫縮が非常に容易であることから，Z形成術などでは三角弁入れ替え後の縫合に緊張がかかるときがよい適応となる．また，Z形成術で生じる四面体効果（凹凸変形）が整容的問題となる場合にも有用である．ただし，延長率が低いため，拘縮が高度の場合は適応とならない．加えて，手術直後には完全な拘縮解除を期待できないことが多く，健常皮膚の伸展を待たねばならないため，結果が不安定な面もある．

3．Pin-wheel flap[1]（図1-d）

A．方　法

健常皮膚を2～4葉に分割し健常皮膚の形状を変えた後に，それらを風車のごとく回転させることで拘縮解除を行う方法である．実際の回転角度は少なく，個々の葉の移動形式はZ形成術の変法とも解釈できる．

B．適　応

Central axis flap methodの中では適応が限定的で，前後腋窩線の間に円形の健常皮膚が残存する場合のみといってもよい．この場合，円形の健常皮膚を回転させても拘縮の解除には至らないため，本法が有用となる．

II．術後管理

術後は，皮弁が完全生着するまで縫合部に過度の緊張をかけないようにする．瘢痕を皮弁に含める場合もしくは健常皮膚に余裕がなく皮弁の大きさが拘縮の完全解除にとって不足する場合には，特に皮弁壊死や哆開に対し注意を要する．また，後者の場合は術後の関節伸展が不十分になるた

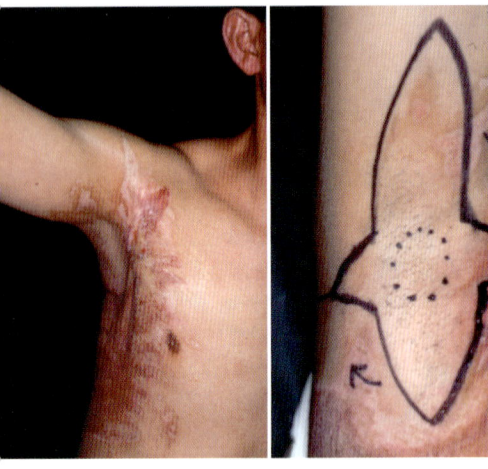

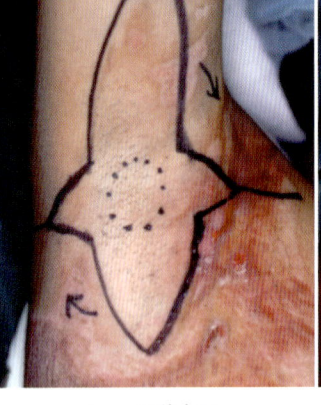

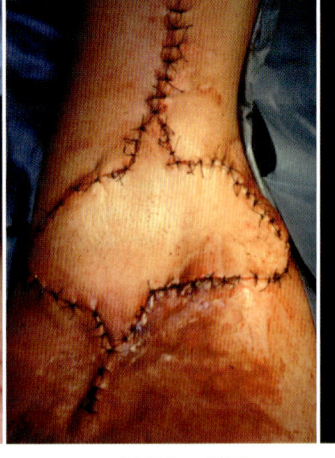

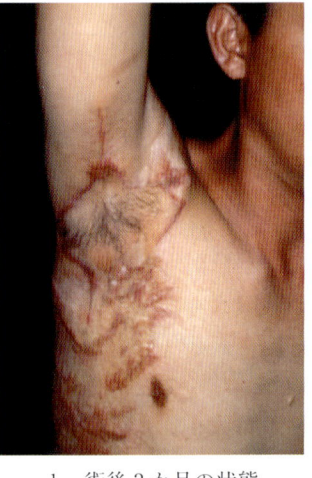

a．術前の状態　　　　b．デザイン　　　　c．術直後の状態　　　　d．術後3か月の状態

図2．Multilobed（quadrilobed）propeller flap（第1法）

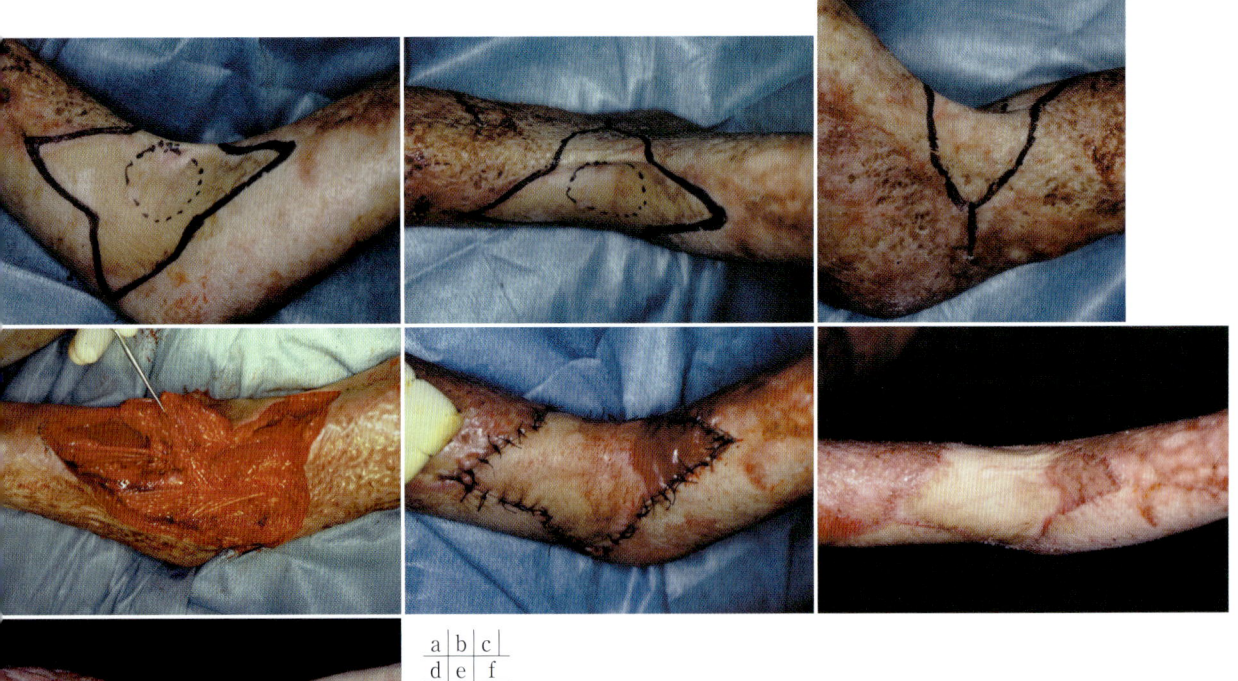

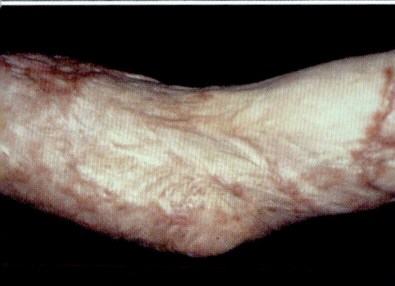

a	b	c
d	e	f
g		

図3．
Multilobed（quadrilobed）propeller flap（第2法）
a：術前の状態とデザイン（橈側）
b：術前の状態とデザイン（正面）
c：術前の状態とデザイン（尺側）
d：術中の状態
e：術直後の状態．肘関節の伸展は不十分である（正面）．
f：術後1年の状態．皮弁に含めた瘢痕部も生着している（正面）．
g：術後3年の状態．十分な肘関節の伸展が可能となっている（尺側）．
（文献3・文献6より引用）

76　Ⅰ．局所皮弁法および小皮弁術

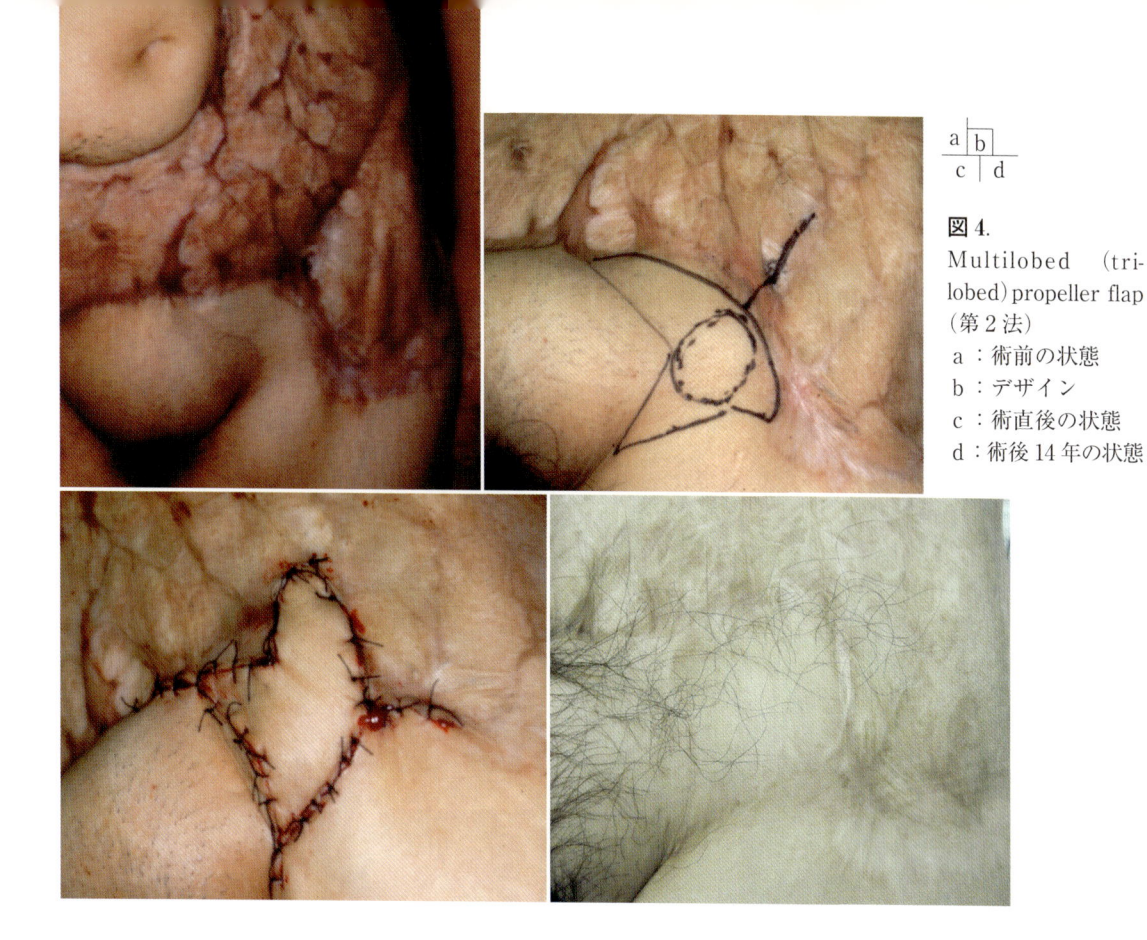

図4.
Multilobed (tri-lobed) propeller flap (第2法)
a：術前の状態
b：デザイン
c：術直後の状態
d：術後14年の状態

め，皮弁の生着後にリハビリテーションを行い，健常皮膚を十分に伸展させることで，皮弁の面積拡大を図る必要がある．

III．症　例

症例1：28歳，男性

火焔熱傷後に生じた右前後腋窩線の瘢痕拘縮に対し，腋窩に残存した健常皮膚を multilobed (quadrilobed) propeller flap 第1法を用いて再建した．術後は拘縮の完全解除のみならず，腋毛の位置も良好である(図2)．

症例2：13歳，男児

火焔熱傷後の右肘瘢痕拘縮に対し，multilobed (quadrilobed) propeller flap 第2法を用いて再建した．隣接する健常皮膚が不足していたため，手術直後は完全な拘縮解除が不可能であったが，術後は瘢痕内に挿入した健常皮膚が徐々に伸展し，約半年で肘関節の完全伸展が可能となった．なお，皮弁採取部を縫縮するために瘢痕組織も皮弁内に含めたが，すべての葉が完全生着した(図3)．

症例3：55歳，女性

ガス壊疽による皮膚壊死で生じた欠損部にパッチ植皮が施行されたが，その後，患者が左鼠径部の拘縮感を訴えたため，multilobed (trilobed) propeller flap 第2法で再建したところ，皮弁は完全生着し拘縮感も改善した(図4)．また，皮弁採取部の縫縮も容易であった．

症例4：72歳，女性

火焔熱傷後の左拇指瘢痕拘縮に対し，scar band rotation flap を用いて再建した．拘縮の原因となっている瘢痕を90°回転させただけであるため，皮弁採取部の縫縮は容易であった反面，手術直後の拘縮解除は不十分となった．ただし，術後に皮弁内の健常皮膚が徐々に拡大したことで，MP関節の可動域はほぼ正常まで改善した(図5)．

症例5：52歳，男性

火焔熱傷後の左腋瘢痕拘縮に対し，腋窩に残存する健常皮膚が円形であったため，風車型に加工

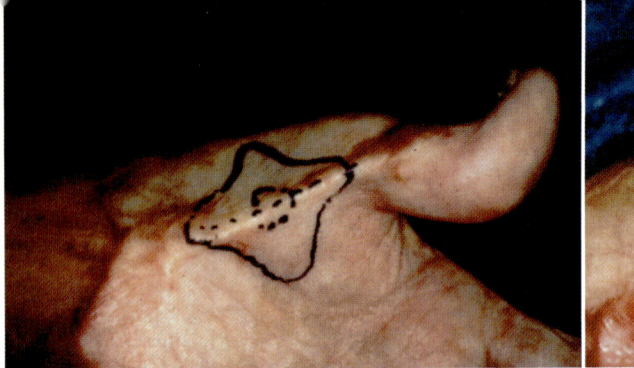

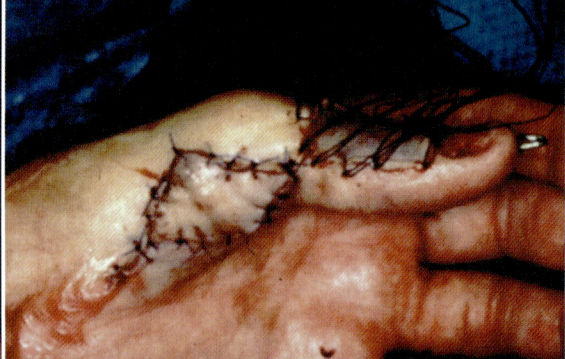

図5.
Scar band rotation flap
 a：術前の状態とデザイン
 b：術直後の状態
 c：術後6か月の状態
（文献4・文献6より引用）

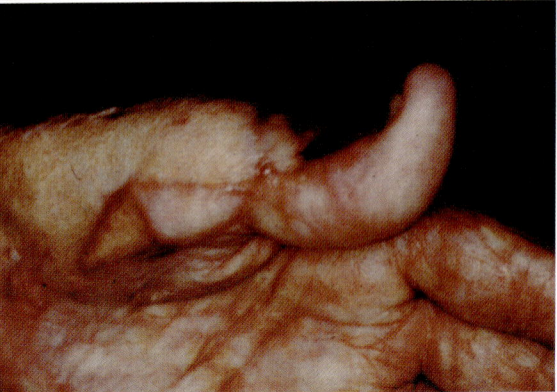

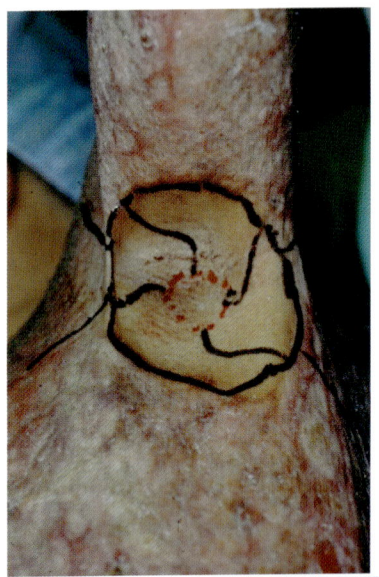

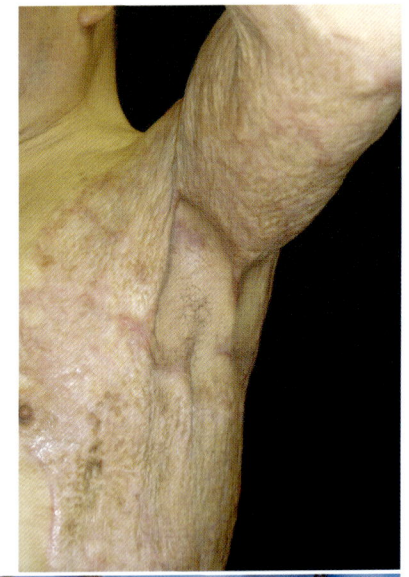

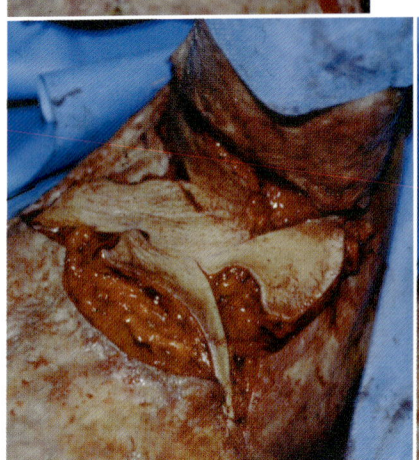

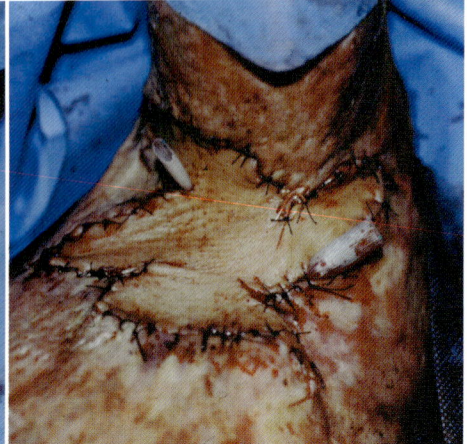

図6.
Pin-wheel flap
 a：術前の状態とデザイン
 b：術中の状態
 c：術直後の状態
 d：術後4か月の状態
（文献1より一部を引用）

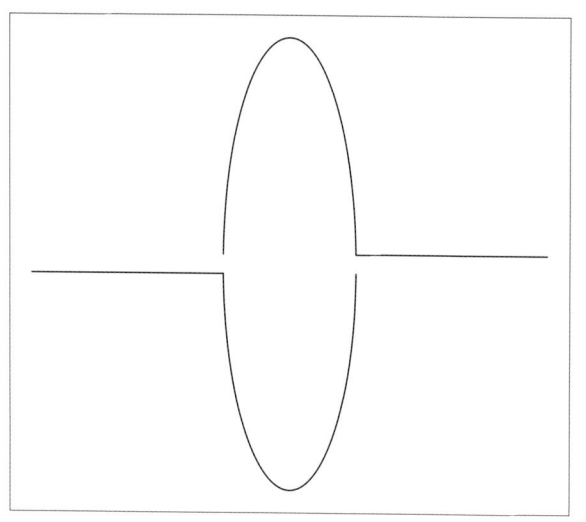

図7. 2つの横転皮弁を組み合わせたデザイン

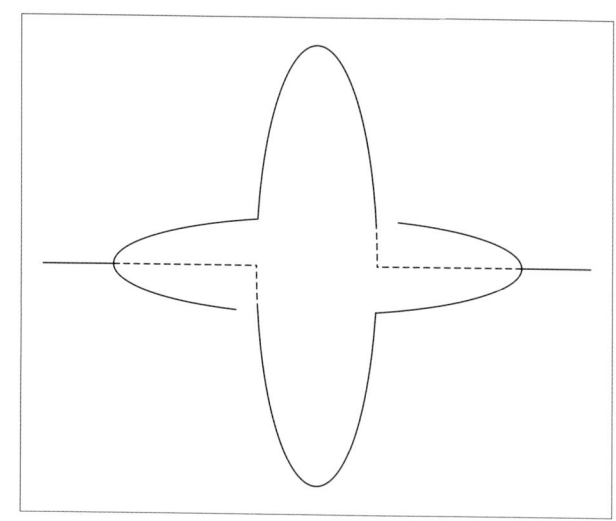

図8. 2つの双葉皮弁を組み合わせたデザイン

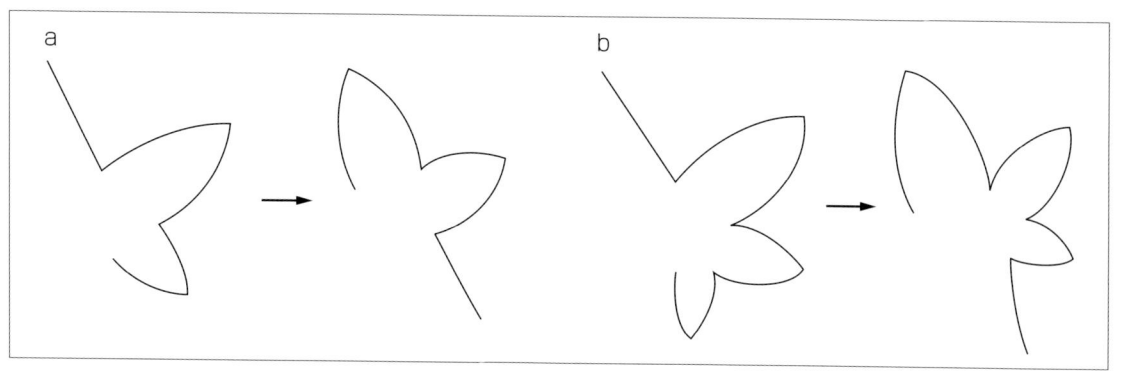

図9. 一般的な双葉皮弁と三葉皮弁

した健常皮膚を pin-wheel flap とすることで拘縮を解除した．術後は，肩関節の可動域が改善した（図6）．

IV. 考 察

広範囲熱傷後に生じる瘢痕拘縮の再建では，限られた健常皮膚を計画的に利用することが重要である．特に拘縮の原因となる瘢痕に隣接して健常皮膚が残存すれば，それが小範囲なものであっても有効利用すべきである．

Central axis flap method は，皮下茎を中心に皮島を回転させることで瘢痕を分断し拘縮を解除する局所皮弁法であり，瘢痕拘縮部に隣接して残存する健常皮膚を有効利用するとともに，皮弁採取部の縫縮を条件として開発したものである．我々は，広範囲の火焔熱傷では腋窩や肘窩などの四肢屈側に熱傷を免れた健常皮膚が残存しやすいことを多くの症例から知り，1990年頃より，その健常皮膚を皮下茎皮弁として90°回転させることで瘢痕拘縮を再建してきた．また，皮弁の移動様式より propeller flap method と命名し，報告もしてきた[2]．この方法は，2つの横転皮弁を組み合わせたものとも理解でき（図7），同様の概念は顔面瘢痕拘縮の再建においてすでに報告[5]されていたが，2葉の皮弁ではしばしば皮弁採取部が縫縮できないことを経験[2]したため，我々は皮弁の形状を trilobe, quadrilobe とする multilobed propeller flap を開発しその問題を解決した[3]．これは，通常の双葉皮弁を2つ組み合わせたものとも理解でき（図8），また，皮弁採取部の閉鎖のため，通常の横転皮弁を2葉，3葉としていく発想とも類似している（図9）．

一方で，瘢痕拘縮部に挿入された健常皮膚は，それが拘縮の完全解除に不足する大きさであって

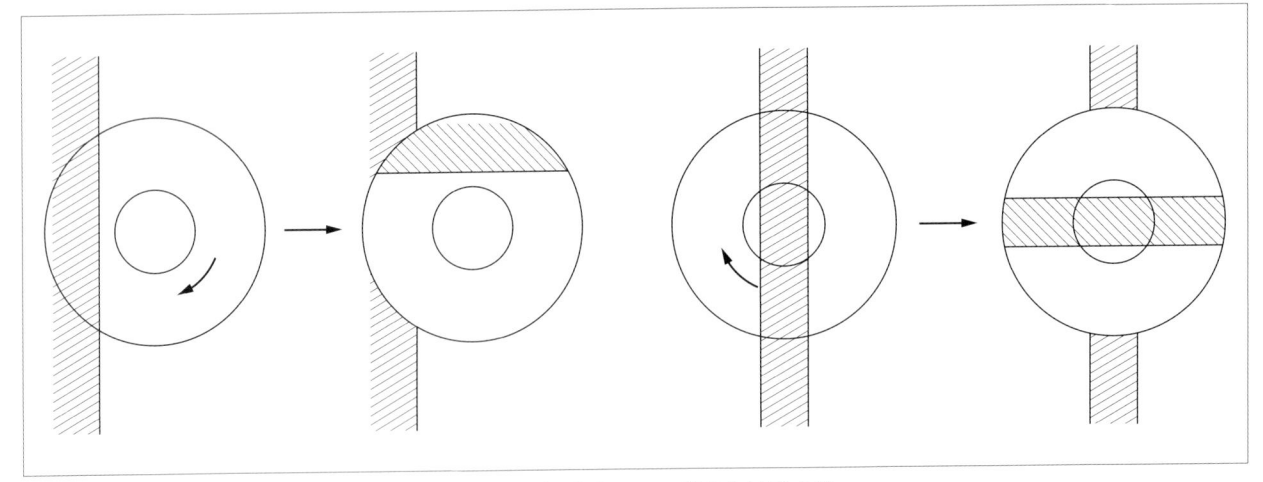

図10. 円形の皮弁による瘢痕拘縮形成術

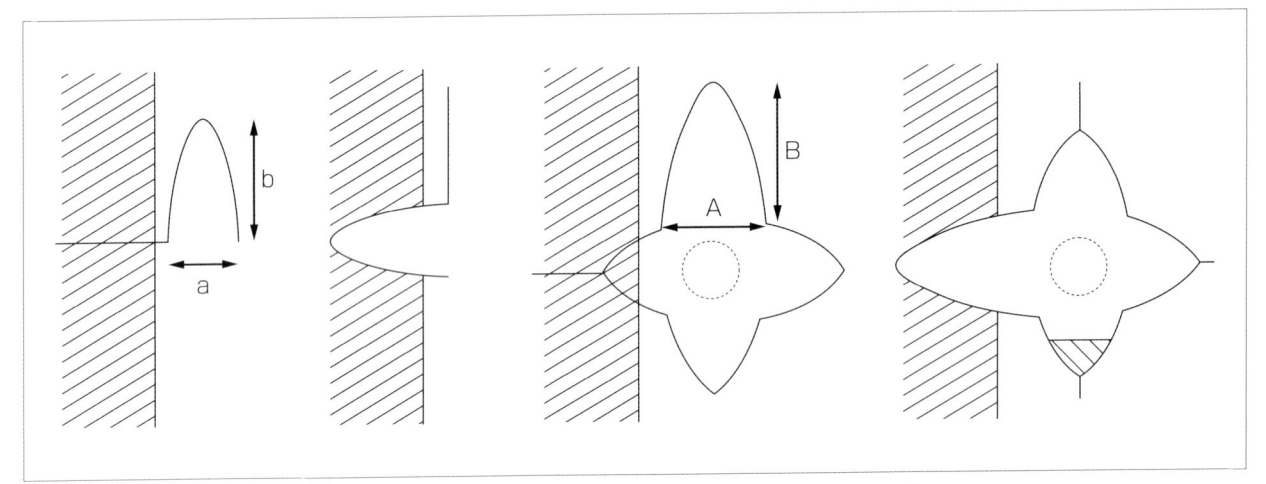

図11. Multilobed propeller flap と通常の横転皮弁との比較
皮弁採取部の縫縮を前提とした場合，a＜A，b＜B となる．（文献6より引用）

も比較的短期間のうちに拡大し，結果的にはほぼ完全な拘縮解除が得られるという経験を我々は数多く有していることから，恵皮部が限られる広範囲熱傷例の再建に限っては，皮弁採取部の縫縮を優先して，術後に時間をかけて皮弁の拡大を図り拘縮を解除していく方針も1つの選択肢と考える．また，以前に我々は皮弁採取部の縫縮を最優先事項として，ほぼ円形の皮下茎皮弁を90°回転させることにより拘縮解除を試みたことがあるが，手術直後の拘縮解除は不十分であった反面，皮弁採取部の縫縮は極めて容易であった(図10)．これらの経験から，開発した皮弁のひとつが scar band rotation flap である．

以上の2種類の方法を利用して，我々は広範囲熱傷例における主に上肢の瘢痕拘縮を再建してきたが，その後に瘢痕に囲まれた腋窩に残存する健常皮膚が円形であるため，これらが使用できない症例を経験し，さらに新たな方法として pin-wheel flap を開発した．このような経過で開発された皮弁は，すべて皮島のほぼ中央に皮下茎を有するという共通点から，我々は central axis flap method という総称で呼ぶこととした．

瘢痕拘縮の再建において，遊離植皮はいかなる状態であっても適応となるが，恵皮部の犠牲と植皮片の術後の収縮による再拘縮が常に危惧される．また，皮膚の色調，質感，輪郭形成の点から考えても局所皮弁が優れている．加えて，拘縮を解除すれば，その周囲に残存する肥厚性瘢痕は次

第に平坦化するため，あえて広い範囲に遊離植皮を行ってまですべての瘢痕を切除する必要もない．さらに，前述のごとく皮弁のサイズが不足する場合であっても，術中に一旦拘縮を完全に解除し関節を伸展させておけば，皮弁移植時に皮弁のサイズに合わせて縫縮できるまで再度関節を屈曲させ閉創しても，最終的には健常皮膚の拡大によりほぼ満足行く結果が得られることから，瘢痕拘縮部に隣接して健常皮膚が残存すれば，植皮の適応は少ないと考える．ただし，術後における皮弁の拡大は皮弁として移植した健常皮膚の面積が大きいほど有利であるため，局所皮弁による再建を計画するときは，可能な限り大きな健常皮膚を拘縮解除により分断された瘢痕の間に挿入できるよう努めることが重要となる．この点において，皮弁採取部の縫縮を前提としてデザインされた通常の横転皮弁を超える大きさの皮弁（葉）が挙上可能である multilobed propeller flap は拡大効率の面で優れている（図11）．

本法の適応は，Z形成術を主体とする皮膚延長法が適応となる線状瘢痕を除いた，主に面状瘢痕もしくはやや幅のある線状瘢痕が原因の拘縮である．中でも前後腋窩線に生じた瘢痕が原因の拘縮では，1つの皮弁で2か所の瘢痕を同時に分断できる multilobed propeller flap 第1法が極めて優れた方法となる．また，腋毛全体が回転するのみで，その位置自体には変化がなく，他法でみられる有毛部の分割がないことも利点である．Multilobed propeller flap 第2法では，適応は通常の横転皮弁のそれと同様であるが，前述のごとく挙上できる皮弁の大きさの点で本法が有利である．また，scar band rotation flap の適応となる状態は，常に multilobed propeller flap 第2法も選択可能になるが，皮弁採取部の縫縮の容易さ，移動可能な健常皮膚の面積，術後瘢痕の整容的観点からいずれかを選択すればよい．Pin-wheel flap は，適応しなければならない状況が限られるが，瘢痕拘縮の再建における創意工夫のヒントになると考える．

最後に本法の欠点であるが，複数の葉からなる central axis flap method は，通常の横転皮弁などに比し術後瘢痕が複雑で長くなる．よって，整容面より機能面が特に重視される広範囲熱傷症例に適する方法と考える．

結　語

健常皮膚が豊富に残存する症例では，利用可能な様々な手段の中から術式を選択すればよいが，広範囲熱傷では残存する貴重な健常皮膚の有効利用を第一に考えなければならない．

本法は，

1）瘢痕拘縮部に隣接して残存する健常皮膚を有効利用する．

2）皮弁採取部は極力縫縮する．

の2点に主眼をおいて開発された方法であり，かつ，手技が容易であることから，常に広範囲熱傷後瘢痕拘縮の再建方法として選択肢になり得ると考える．

参考文献

1) Hyakusoku, H., et al.：Central axis flap methods. Burns. **32**：891-896, 2006.
2) Hyakusoku, H., et al.：The propeller flap method. Br J Plast Surg. **44**：53-54, 1991.
3) Murakami, M., et al.：The multilobed propeller flap method. Plast Reconstr Surg. **116**：599-604, 2005.
4) Murakami, M., et al.：The scar band rotation flap. Burns. **31**：220-222, 2005.
5) Suzuki, S., et al.：The use of subcutaneous pedicle flaps in the treatment of postburn scar contractures. Plast Reconstr Surg. **80**：792-798, 1987.
6) 村上正洋ほか：熱傷再建手術における各種皮弁の適応・その進歩，局所皮法による熱傷後瘢痕拘縮の再建―正方弁法と複葉プロペラ皮弁法を中心に―．百束比古編．熱傷治療　最近の進歩．191-198，克誠堂出版，2003.

I．局所皮弁法および小皮弁術

舌弁の適応と作製法

稲川喜一　髙田温行　森口隆彦

KEYWORDS　舌弁，口蓋瘻孔，口蓋裂

緒　言

1956年にKloppら[1]は腫瘍切除後の扁桃および後臼歯部欠損の再建方法として舌弁移植術を報告した．1966年にはGuerrero-Santosら[2]が硬口蓋瘻孔の閉鎖に初めて使用し，その後，舌の固定方法などに様々な工夫がなされてきた．舌弁は血行が良好で壊死に陥る危険が少なく，可動性や柔軟性に富み，移植可能な組織量が比較的多く，採取部の犠牲も少ないといった利点から適応範囲が広い．本稿では，使用頻度が高いと思われる舌弁を用いた口蓋裂術後瘻孔閉鎖術について詳述する．

I．解　剖

舌は口腔底の後部を形成し，前部を舌尖，中央部を舌体，後部を舌根と呼ぶ．舌の上面は舌背と呼ばれ，その正中には舌正中溝がある．舌体と舌根の境界はV字状をなし，舌分界溝と呼ばれ，その前方には有郭乳頭が一列に並んでいる．舌背の大半は舌乳頭で覆われているが，それには糸状乳頭，茸状乳頭，葉状乳頭の三種類があって，糸状乳頭以外には味蕾が存在する．舌粘膜下には舌腱膜が存在し，その下層に上縦舌筋がある．舌筋には外舌筋と内舌筋がある．外舌筋は舌以外から起こって舌に終わる筋群で，おとがい舌筋，舌骨舌筋，茎突舌筋があり，いずれも舌下神経支配で舌の運動に寄与する．内舌筋は舌内に起始および停止を有する筋群で，上縦舌筋，横舌筋，下縦舌筋，垂直舌筋があり，いずれも舌下神経支配で舌の形を変化させる．

II．適　応

舌弁は舌背，舌尖，舌側面から挙上できるが，いずれの場合も原則として茎は自由度の高い舌尖におく．舌中枢を茎とした場合は，舌の運動が制限されて飲食しにくく，患者の苦痛が大きい．舌尖には豊富な血管網が存在するので，これによって良好な血行を維持できる[3]．

舌背からの舌弁は口蓋裂術後瘻孔の閉鎖に適している[4]．顎裂を伴う大きな鼻口腔瘻に対しては，二次的顎裂部骨移植術と併用される場合もある[5]～[7]．

赤唇や口唇粘膜，歯槽部の欠損に対しては，舌尖からの舌弁が利用される．舌尖に横切開を加え，舌を二枚におろすように広げて，欠損部に移植する．舌の長さは短縮するが，舌小帯まで採取しても術後の舌機能に大きな障害を残すことはない．

舌側面からの舌弁としては，切開を加えて広げるようにして作製するものと，舌尖を茎として弁状に作製するものがある．前者は頬粘膜の再建に，後者は赤唇や口唇粘膜，歯槽部の再建に適している．また，中咽頭の上側壁欠損に対して，上方を茎とした咽頭弁を口蓋と中咽頭側壁の切除断端に縫合し，舌可動部の患側1/3から後方を茎とした舌弁を挙上して，咽頭弁を裏打ちする術式も報告されている[8]．

III．手術方法

比較的大きな口蓋裂術後瘻孔の閉鎖には，舌背からの舌弁移植術が有用である．

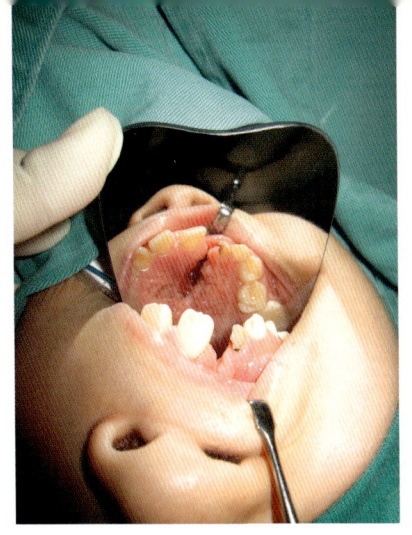

図1. 右口唇顎口蓋裂術後の硬口蓋瘻孔症例
瘻孔は比較的小さかったので，瘻孔周囲に hinge flap を作製し，鼻腔側の裏打ちとした．

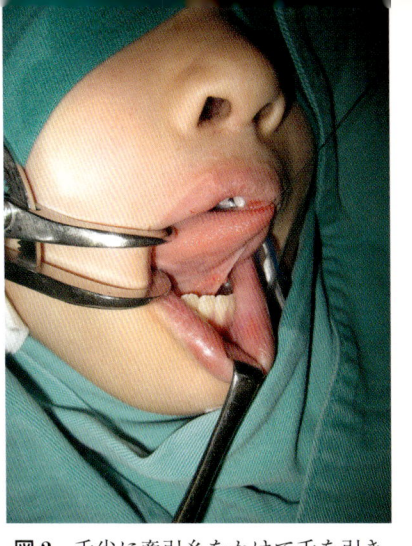

図2. 舌尖に牽引糸をかけて舌を引き出すと，舌小帯の短縮が認められ，舌の可動性が制限されていた．

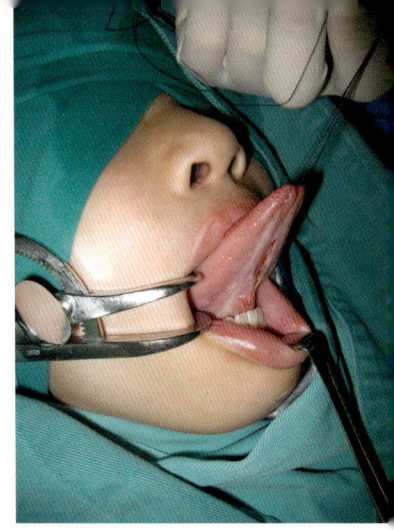

図3. 舌小帯を切断して延長し，十分な舌の可動性を得た．

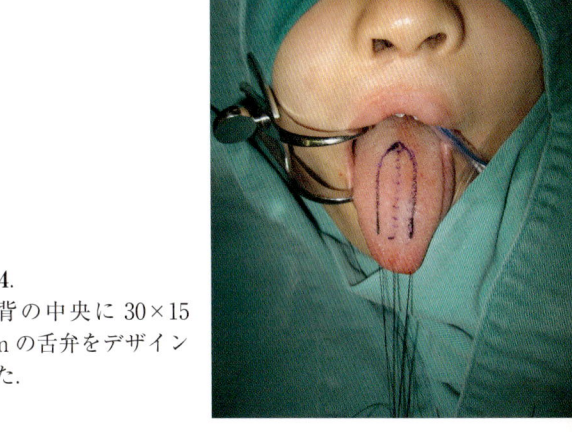

図4.
舌背の中央に 30×15 mm の舌弁をデザインした．

　以下にその手術方法を詳述する．
　1）手術は経口挿管による全身麻酔下で行い，挿管チューブは口角に固定する．口腔内ガーゼパックは通常行わない．
　2）万能開口器をかけ，口蓋瘻孔周囲の処理を行う．瘻孔が比較的小さい場合には瘻孔周囲に hinge flap を作製し，鼻腔側の裏打ちとする（図1）．これによって舌弁と口蓋との接触面積が大きくなり，生着にとって有利となる．一方，瘻孔が大きい場合には鼻腔側の裏打ちにこだわる必要はない．無理をして大きな hinge flap を作製すれば，組織欠損が大きくなって，舌弁の幅を大きく取らなければならなくなり，舌の犠牲が大きくなる．しかも，大きな hinge flap の血行は不十分であることが多く，良好な移植床ともなりにくい．したがって，このような場合には瘻孔周囲の粘膜を斜めにメスでそぎ落として，できるだけ広い移植床を作製するようにする．遊離植皮で鼻腔側の裏打ちを行っている報告[4)9)]もあるが，必ずしもその必要はない．
　3）次に舌尖に2〜3本の牽引糸をかけて，舌を軽く引き出し，舌弁をデザインする．舌小帯が短縮している場合にはこれを切断して，舌の可動性を増しておく必要がある（図2, 3）．舌弁をデザ

インする際には，舌に加える緊張に注意するべきであり，あまりに強く伸ばしすぎた状態でデザインしてしまうと，挙上した舌弁が縮んでしまい，欠損に合わなくなってしまう．後方は有郭乳頭まで，前方は舌尖から1 cm までの範囲で，舌背の中央に舌弁をデザインする（図4）．舌中央から採取したほうが術後の舌変形が少ない．幅は計測した欠損の幅よりもやや大きめにする．舌幅の約1/2まで採取可能であるが，採取幅が大きくなればなるだけ術後の舌変形も高度になるので注意を要する．舌弁の血行は極めて良好であり，長さと

舌弁の適応と作製法

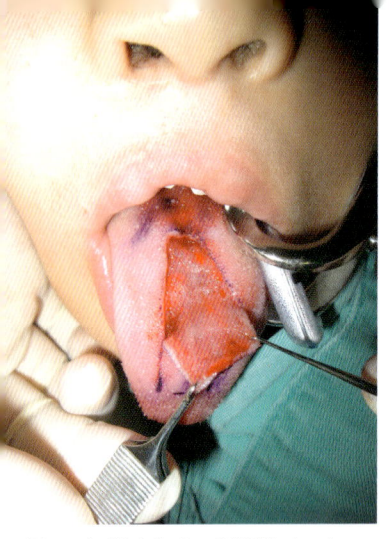

図5. 切開を加え，舌腱膜下で上縦舌筋をごくわずかに含めて，後方から舌弁を挙上した．

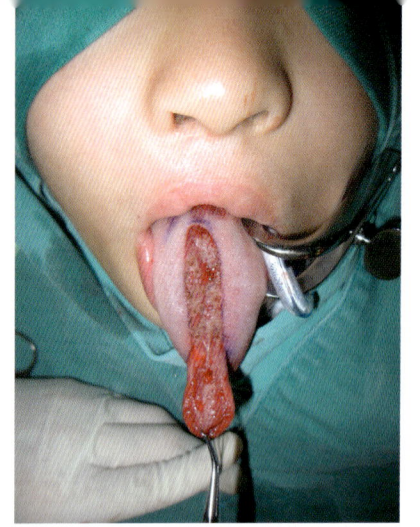

図6. 挙上した舌弁である．

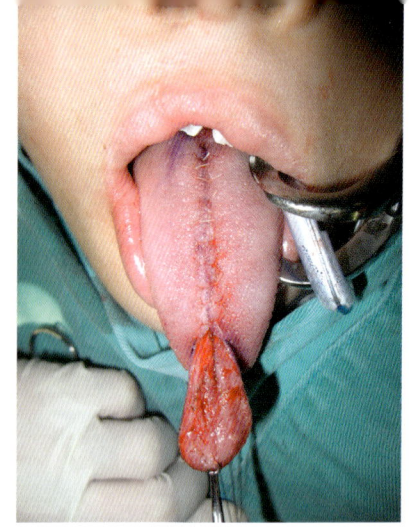

図7. 舌弁採取部は十分に止血し，創縁を舌腱膜下でわずかに剝離して縫縮した．

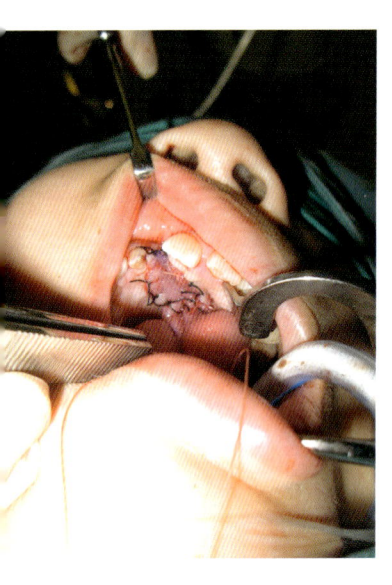

図8. 舌弁を4-0ナイロン編糸で移植床に縫合固定した．

幅の比は3：1でも全く問題ない．

　4）切開を加えて，舌後方から舌弁を挙上する（図5，6）．挙上する層は舌腱膜下で，上縦舌筋をごくわずかに含める．厚さは3〜5mmとなることが多いが，2mm程度まで薄くしても血行にはなんら不安はない．厚すぎる舌弁で再建すると，膨隆した舌弁による違和感を訴えたり，歯科矯正装置装着の障害になったりすることがある．

　5）舌弁採取部は十分に止血し，創縁を舌腱膜下でわずかに剝離して縫縮する（図7）．縫合糸としては5-0〜4-0バイクリルを用いている．幅広い舌弁を採取し，術後の舌変形が憂慮される場合には，ある程度まで縫縮して欠損を縮小させた後に頰粘膜移植を行うこともある[10]．

　6）次に舌弁を移植床に縫合固定する（図8）．縫合糸は4-0ナイロン編糸を用いている．まず，口蓋の移植床全周に8〜12本の糸をかける．糸は深く大きくかけなければならない．すべての糸を口蓋にかけた後，全体のバランスを考えながら，舌弁に糸をかけていく．水平マットレス縫合を推奨する報告[11]もあるが，舌弁辺縁の血行を妨げるのではないかという懸念から単結節縫合を採用している．茎部にのみマットレス縫合を1本かけている．すべての糸をかけた後に口蓋後方，すなわち茎部の糸から結紮していく．このようにすることで移植床に舌弁を詰め込むように縫合固定することができる．最後に必要に応じて，5-0〜4-0バイクリルで縫合を追加する．タイオーバー固定は行っていない．

　7）舌弁の切り離しは2週間後に行う．マスク換気で麻酔導入後，茎部を舌寄りで切断して，止血し，通常の経口挿管を行う．舌側断端は三角形にトリミングして縫合する（図9，10）．口蓋側断端は必要に応じてトリミングし，瘻孔後縁の粘膜を切除して5-0〜4-0バイクリルで縫合する（図11）．

IV. 考　察

舌弁による口腔領域の再建は，1956年にKlopp

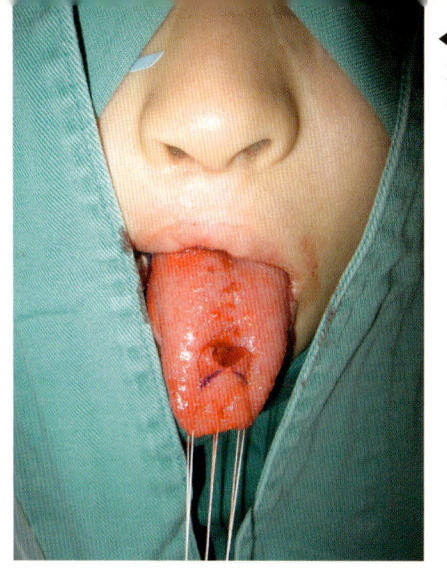

◀図9.
2週間後に舌弁の切り離しを行った．舌側断端は三角形にトリミングして縫合した．

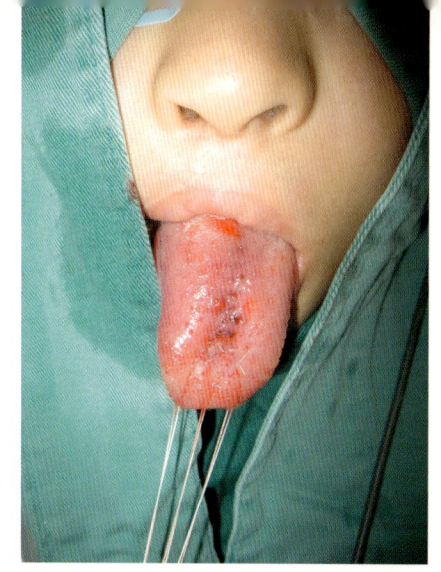

図10. ▶
縫合後の状態である．舌の変形は軽微である．

ら[1]が後方に茎を有する側方舌弁を用いて腫瘍切除後の扁桃および後臼歯部欠損の再建例を報告したのが最初である．その後，Bakamjian[12]が下口唇の再建例を，Papaioannousら[13]が口腔底部の再建例を報告している．1966年にはGuerrero-Santosら[2]が舌弁による口唇顎口蓋裂患者の硬口蓋瘻孔の閉鎖を初めて報告し，その後，本邦においても特に複数回の手術によって周囲の瘢痕拘縮が高度な大瘻孔に対して広く用いられるようになった[4)9)11)14)〜16)]．

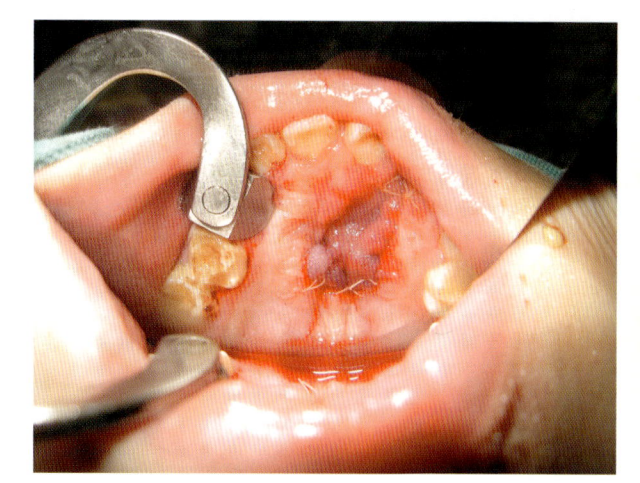

図11．口蓋側端端をトリミングし，瘻孔後縁の粘膜を切除して縫合した．

本法の利点は以下の通りである．
1）血行が良好であり，確実な生着が期待できる．
2）柔軟性に富んだ粘膜組織である．
3）量的にも比較的大量の組織を移植可能である．
4）手術手技が比較的簡便である．
5）採取部の犠牲が少なく，舌運動障害や味覚障害をきたすことはない[17]．

一方，欠点としては，以下の点が挙げられる．
1）約2週間の開口制限を要し，その間，出血や嘔吐による気道閉塞の危険がある．
2）有茎弁であるため，2回の手術を必要とする．
3）協力が十分に得られない小児例では手術成績が安定しない．手術は4〜5歳以降で行ったほうがよいと思われる．

4）わずかな舌変形を残す場合がある[17]．
5）一時的な構音障害をきたすことがある[17]．

結　語

舌弁による口腔領域の再建は新しいものではないが，血行が良好で安全性が高く，粘膜部の再建を粘膜で行うことができ，比較的大きな舌弁を採取しても犠牲が少ないといった利点を有する，適応範囲の広い手術方法である．本稿では，舌弁挙上時に留意すべき解剖学的事項，手術適応，そして舌背からの舌弁による口蓋裂術後瘻孔の閉鎖方法について述べた．

参考文献

1) Klopp, C. T., et al.：The surgical treatment of cancer of the soft palate and tonsil. Cancer. **9**：1239-1243, 1956.
2) Guerrero-Santos, J., et al.：The use of lingual flaps in repair of fistulas of the hard palate. Plast Reconstr Surg. **38**：123-128, 1966.
3) Bracka, A.：The blood supply of dorsal tongue flaps. Br J Plast Surg. **34**：379-384, 1981.
4) 瀬上夏樹ほか：舌弁による巨大な口蓋瘻閉鎖法の経験．日本口腔外科学会雑誌．**32**：101-104, 1986.
5) 高田　訓ほか：顎裂を伴う大きな鼻口腔瘻に対し顎裂部骨移植および舌弁による閉鎖を行った1例．奥羽大歯学誌．**23**：475-479, 1996.
6) 吉田敏弘ほか：唇顎口蓋裂患者における舌弁の有用性について．奥羽大歯学誌．**19**：398-403, 1992.
7) 後藤新吾ほか：両側性口唇口蓋裂の腸骨移植術と舌弁を使用した治療経験について．愛知学院大学歯学誌．**45**：639-642, 2007.
8) 田中信三ほか：中咽頭癌術後の咽頭・舌弁による二期的再建術．耳鼻咽喉科頭頸部外科．**73**：71-75, 2001.
9) 安部正之ほか：Tongue flapによる口蓋裂術後瘻孔の修復法．形成外科．**22**：52-59, 1979.
10) 齋藤　力ほか：舌弁を用いて閉鎖した大きな口蓋欠損の1例．日本口腔外科学会雑誌．**31**：790-795, 1985.
11) 角谷徳芳ほか：口蓋裂術後瘻孔に対する舌弁形成の経験．日形会誌．**6**：941-953, 1986.
12) Bakamjian, V.：Use of tongue flaps in lower-lip reconstruction. Br J Plast Surg. **17**：76-87, 1964.
13) Papaioannus, A., et al.：Reconstruction of the floor of the mouth by a pedicle tongue flap. Surg Gynec Obst. **122**：807-808, 1966.
14) 前田華郎ほか：口蓋裂術後にみられる口蓋前方瘻に対するいわゆるtongue flapによる閉鎖法．形成外科．**15**：357-360, 1972.
15) 高橋庄二郎ほか：舌弁使用による口蓋裂患者の口蓋閉鎖法について．日本口腔外科学会雑誌．**19**：601-605, 1973.
16) 河合　幹ほか：舌弁使用による口蓋裂術後の口蓋瘻の閉鎖手術症例．日本口腔外科学会雑誌．**20**：609-613, 1974.
17) 加藤正子ほか：舌弁による瘻孔閉鎖術後のスピーチ．日形会誌．**6**：954-963, 1986.

II. 有茎皮弁術

大胸筋皮弁 ―頭頸部再建―

山田 潔　木股敬裕　小野田 聡

KEYWORDS　大胸筋皮弁，頭頸部再建，pectoralis major myocutaneous flap

はじめに

1968年，Hueston & McConchie[1]は大胸筋の一部を付着させた外側茎のDP皮弁を報告した．しかしながら，いわゆる大胸筋皮弁を世に広めたのは1979年のAriyan[2]の報告によるものであろう．彼は皮島を大胸筋の内側下方にレイアウトし，血管茎周囲の筋体のボリュームを減らして移植する方法とした．この報告以降，大胸筋皮弁は頭頸部再建に導入され，術後機能の成績は飛躍的に向上した．そして遊離皮弁による頭頸部再建が主流となった現在でも，大胸筋皮弁は遊離皮弁にはない，いくつかの利点も有している（表1）．しかしながら，大胸筋皮弁は有茎皮弁でありながらも皮島の血行が不安定なことがあり，血管解剖の熟知と慎重な手術操作が不可欠である．

I．血管解剖（図1）

Ariyanの原法によると，大胸筋の栄養血管である胸肩峰動脈胸筋枝は鎖骨の中点で鎖骨下動脈より分岐して垂直に下行し，肩峰と胸骨剣状突起を結ぶ線よりも下方では内側に向きを変えて下行するとされている．しかしながら実際にはこの血管はより外側に位置し，鎖骨の外側約1/3から鎖骨下動脈より分岐し，大胸筋の外側縁を目差しながら下行した後，第2～3肋骨の高さで筋体内に入り，内側にカーブしつつ第4肋骨の高さで乳頭のやや内側あたりで終わる[3]．第4肋骨より下方の大胸筋と前胸部皮膚には胸肩峰動脈胸筋枝の末梢部分は分布していない．このため，この部位に皮島をつけた大胸筋皮弁を挙上した際には胸肩峰動脈胸筋枝が大胸筋内のchoke vesselを介して内胸動脈の第4～6肋間穿通枝と接続することで血流が維持されることになる．この際に重要なのは乳頭よりも1～2cm内側にある第4肋間の穿通枝（図1：p）で，胸肩峰動脈胸筋枝の末梢からの血流はまずこの第4肋間穿通枝に流れ込み，そこから他の穿通枝との間の血管ネットワークを通じて皮島は栄養されている．したがって，大胸筋皮弁を挙上する際には必ずこの乳頭内側にある第4

表1．大胸筋皮弁と遊離皮弁の特徴

	利　点	欠　点
大胸筋皮弁	・血管吻合が不要（手術時間が短い） ・移植床血管の状態が悪くても手術可能 ・移植床とのカラーマッチ，テクスチャーマッチが良好 ・比較的薄くしなやかな組織の移植が可能 ・筋体のボリューム調整が可能	・Rotation arcの制限がある ・皮島の血流がときに不安定
遊離皮弁	・組織欠損に合わせた再建が可能 ・皮島の血流が安定している	・Recipient vesselが必要 ・血管吻合が必要（手術時間が長い）

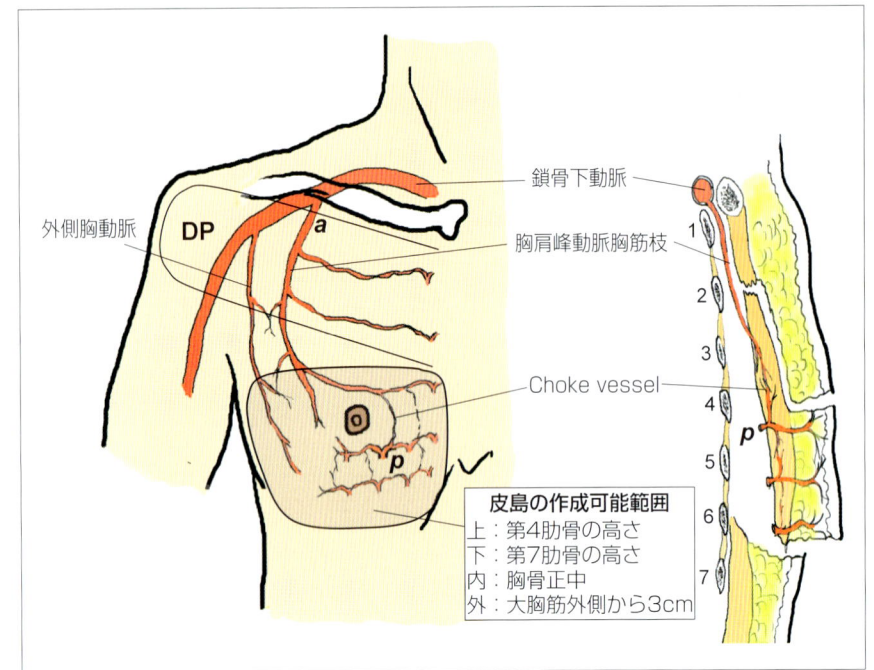

図1.
血管解剖
a：胸肩峰動脈胸筋枝の分岐点
p：第4肋間穿通枝の位置(乳頭内側1〜2cm)
DP：DP皮弁のデザイン
(Rikimaru, H., et al.：Plast Reconstr Surg, 2005. より引用・改変)

肋間穿通枝を含めて皮島をデザインしないと血流が不安定となることがある.

また，鎖骨下動脈から胸肩峰動脈が分岐したさらに末梢において外側胸動脈を同定することができる．この血管は大胸筋の外側縁に沿って下降しながら大胸筋，小胸筋，前鋸筋などに血流を送り，第4肋間の高さで深筋膜を貫いて皮下に至り，乳頭外側の皮膚を栄養する．したがって大胸筋皮弁を挙上するにあたって，皮島のサイズを外側に拡大する必要がある場合にはこの血管を含めることでより信頼性の高い皮弁を挙上することができる．しかしながらTaylor & Daniel[4]によればcadaver dissectionにおいて約15％，Hariiら[5]によれば臨床例において約18％においてこの外側胸動脈が欠損していたと報告しており，注意しなければならない．

II. 適応

大胸筋皮弁は頭頸部再建においてDP皮弁と並んで最も頻用される有茎皮弁である．DP皮弁と異なり，筋皮弁であるためボリュームの調整が可能で，死腔の充填に有効である．また，肋骨付き筋皮弁として挙上が可能である．

大胸筋皮弁の到達範囲は，頸部食道，下咽頭，中咽頭，口腔(舌，口腔底，歯肉)，耳下腺領域である．ただし，口腔の再建で正中を越えるものは遠位部分まで届かないことがあるため，体格や首の長さなどを十分に考慮する必要がある．また，移植できる筋体のボリュームにも限りがあるため，舌亜全摘などの症例には適応できない．下咽頭・頸部食道の再建では，前側壁の欠損に対してパッチ状に再建する場合は適応となるが，全周性に欠損している場合ではロール状の再建となり，上下端で3点縫合が必要となるため避けたほうがよい．

頭頸部再建において，遊離皮弁よりも大胸筋皮弁のほうが良い適応となる例としては，二次再建症例や放射線照射後で頸部の血管が使用できない場合，全身状態が悪くて長時間手術が困難な場合，遊離皮弁の失敗後の救済手術や多線量照射後の皮膚壊死などである．

III. デザイン

術前に超音波ドップラーを用いて鎖骨の外側約1/3から分岐する胸肩峰動脈胸筋枝の位置(図1：a)と，乳頭よりも1〜2cm内側にある第4肋間の穿通枝の位置(図1：p)を確認しておく．

再建を行う部分の組織欠損をよく観察し，皮島

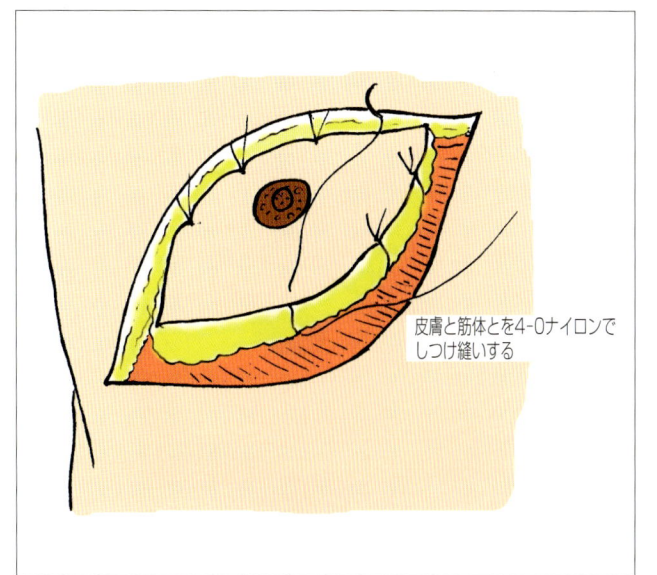

図2. 皮膚切開
デザインに沿って皮膚切開を加えた後，皮膚と筋体が剝がれないように4-0ナイロン糸でしつけ縫いを行う．

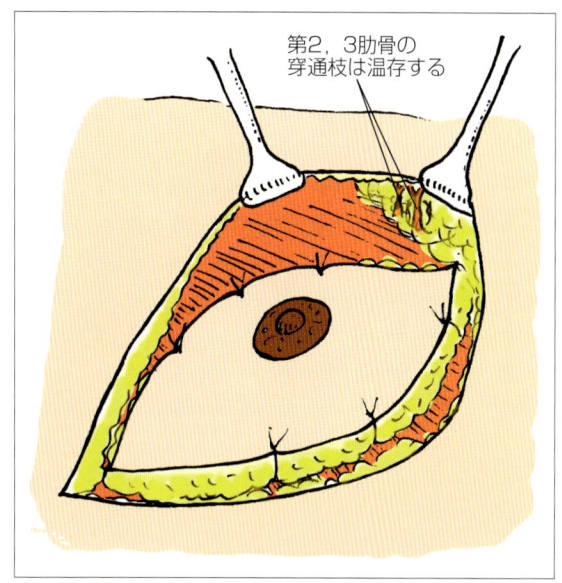

図3. 大胸筋前面の剝離
皮島よりも頭側〜鎖骨の高さまで，大胸筋筋膜下の層で剝離する．後にDP皮弁が作成できるよう，第2, 3肋間の穿通枝は温存する．

の大きさがどれぐらい必要か，ボリュームが必要となる場合はどのあたりに筋体をもっていく必要があるのかを考える．実際に皮弁のデザインを行う際には，第4肋間の穿通枝を必ず皮島に含めるようにし[6]，さらに大胸筋皮弁を挙上すると皮島のサイズが10%ほど縮小するため，デザインする際に10%大きめにする．採取可能な皮島の最大範囲は，内側は胸骨正中線まで，外側は大胸筋外側縁の外方3cmまで，下方は第7肋骨レベルまでである．DP皮弁と組み合わせて使用する場合，あるいは将来DP皮弁が必要となる可能性がある場合は，大胸筋皮弁の皮島の上方は第4肋骨レベルまでとし，第2, 3肋間の穿通枝とそこから肩に向かう皮膚を温存する（図1：DP）．

筋体の大きさは欠損部よりも少し大きめに採取するが，頭頸部再建に使用する際にはリンパ郭清を行った後の組織欠損を充填したり，頸部の重要血管を被覆したりとその使途は広いため，取れるだけ最大限取ったのち不要部分をトリミングするとよい．ただし，鎖骨下部の胸肩峰動脈胸筋枝が筋体の下を通っているところは筋体を含めないようにして，皮弁を移動した際に筋体による血管茎の圧迫が生じないようにする．

乳輪乳頭が皮島内に入ってくる場合，症例によってはこれをくりぬいてcomposite graftとして胸壁に戻すケースもある．

IV．挙上方法

1．皮膚切開

皮島のデザインに沿って皮切を加えた後，大胸筋の前面を少し剝離して皮島と筋体が剝がれないように4-0ナイロン糸でしつけ縫いを行う（図2）．この処理は筋体表面から出る細い穿通枝がspasmを起こさないようにするために重要である．

2．大胸筋前面の剝離

つぎに皮島よりも頭側〜鎖骨の高さまで，大胸筋筋膜下の層で広く剝離する．この際，第2, 3肋間の穿通枝は温存し，後にDP皮弁が利用できるようにする（図1：DP，図3）．

3．血管茎の同定

大胸筋外側縁から裏面を用手的・鈍的に剝離し，第2〜3肋骨の高さで筋体内に入っていく胸肩峰動脈胸筋枝を同定し，ヴェッセルループでマーキングする．さらにその外側で，大胸筋の外側縁を下降する外側胸動脈も検索し，見つかれば同様に

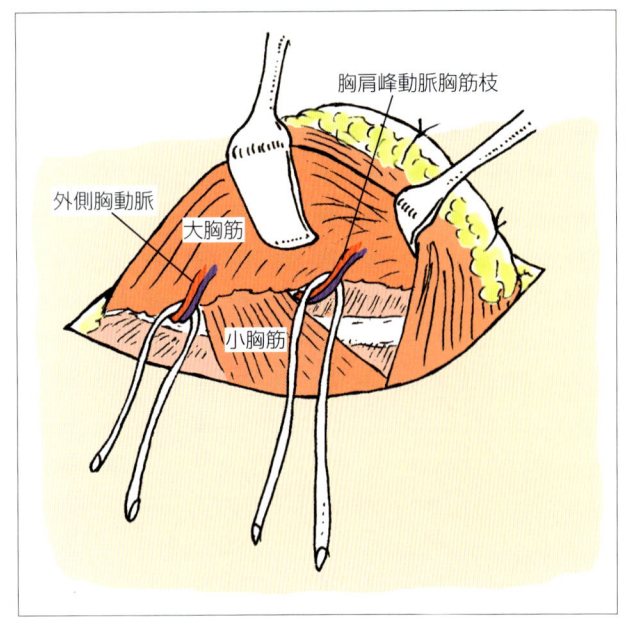

図4. 血管茎の同定
大胸筋後面で，第2～3肋骨の高さで筋体の中に入っていく胸肩峰動脈胸筋枝を同定しマーキングする．同様に大胸筋の外側縁で外側胸動脈が見つかればマーキングを行う．

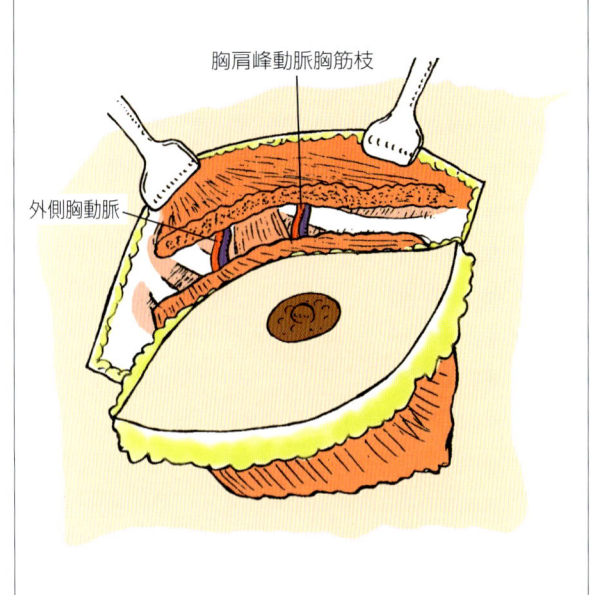

図5. 筋体の切断
血管茎が筋体に入っていくポイントよりも2～3cm頭側で，筋体を切断する．
術野に十分に光を入れ，栄養血管を損傷しないよう注意しながら筋体の後面から切断する．

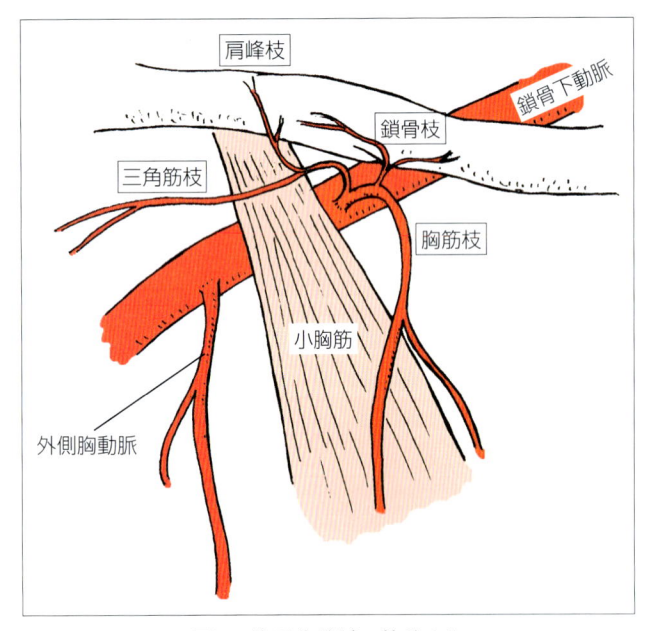

図6. 胸肩峰動脈の枝分かれ

マーキングを行う(図4)．

4．大胸筋後面の剥離

血管茎が確認できたら，大胸筋の起始部を下方より胸壁から外していく．この際には剪刀を用いて鋭的に，できるだけ胸壁側で剥離を行うが，電気メスを使用すると大胸筋筋体内の第4，5，6肋間穿通枝同士のvascular networkを容易に損傷してしまい，皮島への血流が悪化するほか，肋骨・肋軟骨膜の損傷により皮弁採取部への植皮の生着不良をきたすことがある．したがって電気メスの使用は極力避けなければならない．

5．筋体の切断

大胸筋の胸壁からの剥離が終わったら，筋体の切断を行う．大胸筋筋体の裏面でヴェッセルテープを掛けた胸肩峰動脈胸筋枝と外側胸動脈を確認しつつ，これらが筋体内に入っていくポイントよりも2～3cm頭側で筋体のみを切断する(図5)．この際，術野に十分な光を入れ，胸肩峰動脈胸筋枝および外側胸動脈を損傷しないよう最大限の注意を払う．

筋体が切断できたら，胸壁に残存した筋体の裏面を走る血管茎をさらに頭側に向かって剥離する．この作業は鈍的に容易に可能であるが，鎖骨に近づくにつれて胸肩峰動脈は分枝を出しているため(図6)，これらを確実に処理して血管茎を鎖骨下動静脈分岐部まで完全に遊離する．

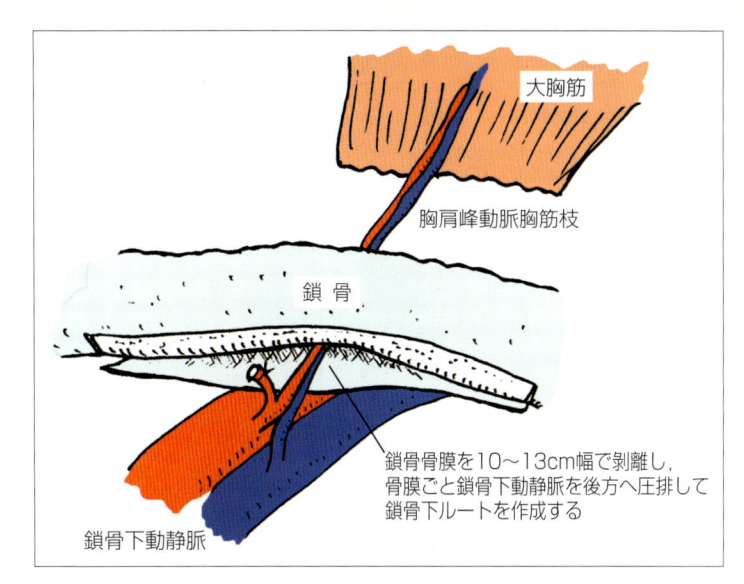

図7.
鎖骨下ルートの作成
10〜13 cm幅で鎖骨下面の骨膜を剥離する．骨膜ごと鎖骨下動静脈を後方へ圧排すると，安全に鎖骨下のルートが作成できる．

V．皮弁の移動

 移植床に皮弁を移動するにあたって，血管茎の長さに余裕があれば鎖骨上〜頚部に至る皮下トンネルを作成して，外側胸動脈を付着させたまま皮弁を通して移植する．この際に鎖骨下に残存する大胸筋は適宜切除し，血管茎が筋体の圧迫を受けないようレイアウトする．

 外側胸動脈が皮弁移動の妨げになる場合は，血管クリップで一時的に血流を遮断してみて，皮島の血流に問題がなければ切断する．もしも皮島の血流に問題がある場合は適宜トリミングを行うが，利用可能であれば術中に ICG 蛍光血管造影法を用いて血流の評価を行うとよい．

 さらに遠位に皮弁を移動する必要がある場合は，鎖骨下のルートで皮弁を移動する．胸肩峰動脈が鎖骨下動脈から分枝している所を中心として鎖骨の骨膜を 10〜13 cm 幅で頭側および尾側から切開し，鎖骨下面の骨膜を剥離する．鎖骨下動静脈とともに骨膜を後方へ圧排すると鎖骨下に皮弁を通すルートが作成でき，安全に頚部への移動が可能となる（図7，図8-f）．この操作により皮弁の移動範囲を拡大できる[7]ため，頚部上方から眼窩下縁，耳介部に移行する場合に有効である．

VI．皮弁の縫いつけ

 頭頚部再建に大胸筋皮弁を使用する際には，その目的は主に2つに分けられる．

1．粘膜の再建

 口腔，咽頭，頚部食道の再建の際は瘻孔形成しないよう water tight に縫いつけを行う．この際，我々の施設では吸収性モノフィラメント糸（PDS II®など）を使用し，基本的には単結節で，状況に応じて mattress 縫合あるいは Gambee 縫合で，粘膜面を内反させながら縫合している．ピッチの間隔はあまり密にすると粘膜の血流が悪くなるため約5 mm，結紮は強すぎない程度で結んでいる．原則としては肛門側から口側へと縫合していく．

2．ボリュームの再建

 頚部重要血管の保護，下顎骨チタンプレートの被覆，瘻孔閉鎖などの再建の際には必要な部位に十分量以上の筋体をもってくることが必須である．これは長期的には筋体は萎縮してボリュームが減少するためで，大胸筋筋体のみでボリュームが不足する場合は皮島を denude して利用しボリュームを稼ぐなどの工夫を行い，死腔ができないように中縫いをしっかりと掛けていくのがポイントである．

 いずれの再建の場合においても，血管茎に過度な緊張がかからないように慎重なセッティングが必要であるが，どうしても緊張が避けられない場合は血管茎を切り離し，顕微鏡下に頚部の血管に吻合を行うほうが遙かに安全である．

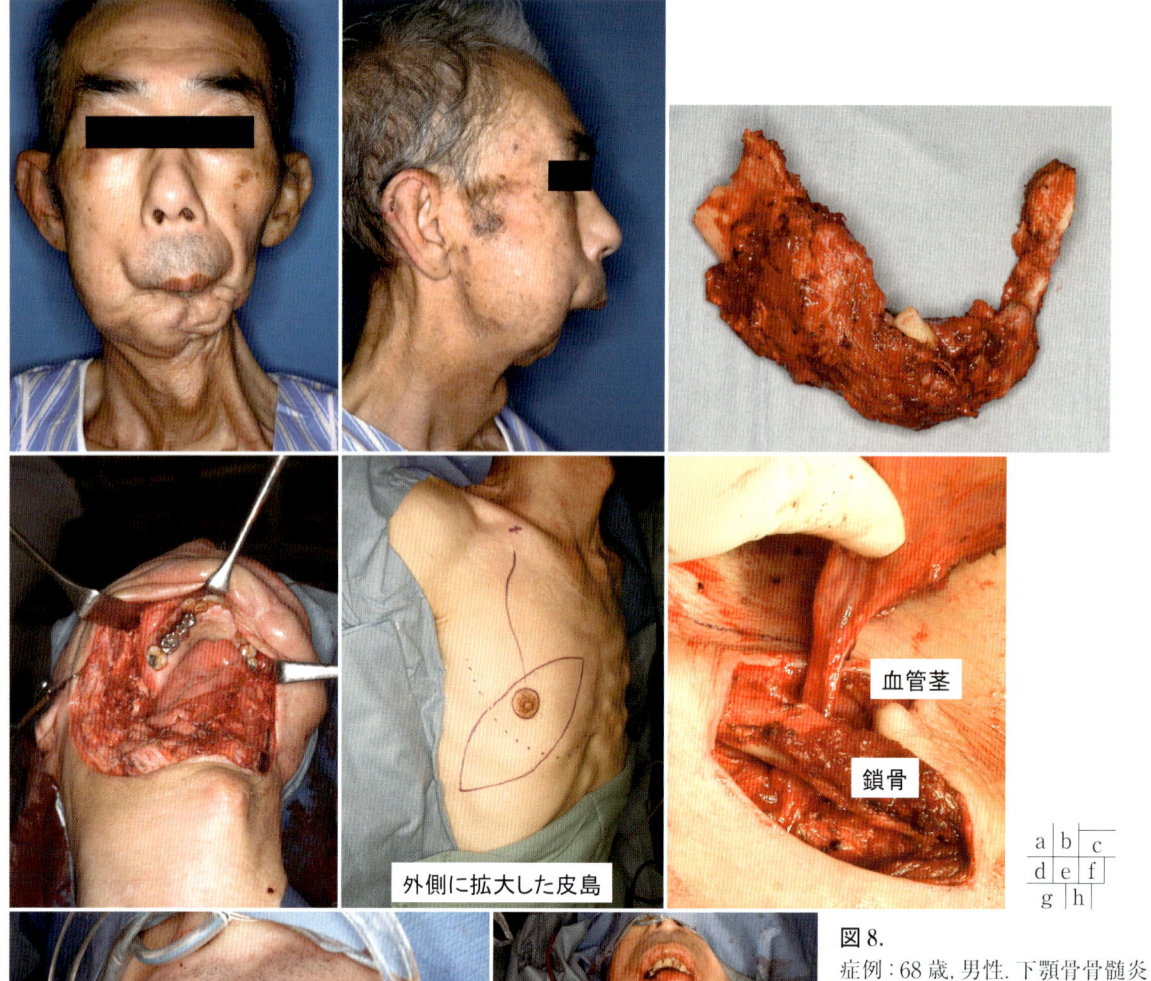

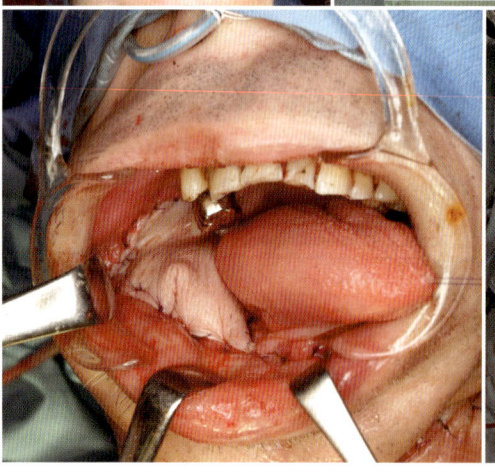

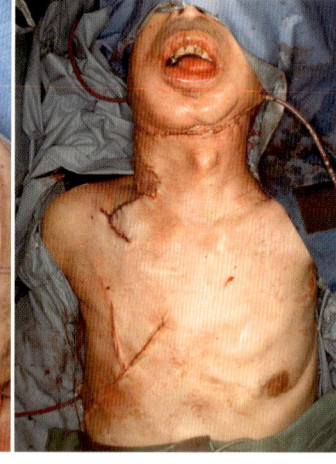

図8.
症例：68歳，男性．下顎骨骨髄炎
a, b：術前の状態．左下歯肉癌術後のため，すでに下顎の変形を認める．
c：摘出された下顎骨
d：再建前の状態．広範な組織欠損を認める．
e：大胸筋外側縁からさらに外側6cmまで皮島を拡大
f：血管茎を鎖骨下に通し，皮弁の到達距離を稼いだ．
g, h：術直後の状態

また創部に浸出液が貯留しないよう，必ず陰圧ドレーンを複数本挿入することも術後合併症を予防するうえで極めて重要である．

Ⅶ．ドナーの処理

大胸筋採取部の皮膚欠損は，縫縮を行うか，縫縮できない場合は菱形皮弁などの局所皮弁もしくは植皮で被覆を行う．植皮を行う際は下床の肋軟骨膜が温存されているかどうかをよく確認し，もし広範な欠損あるいは損傷がある場合は植皮の完全生着が見込まれないため，人工真皮を貼付して二期的に植皮を行う．

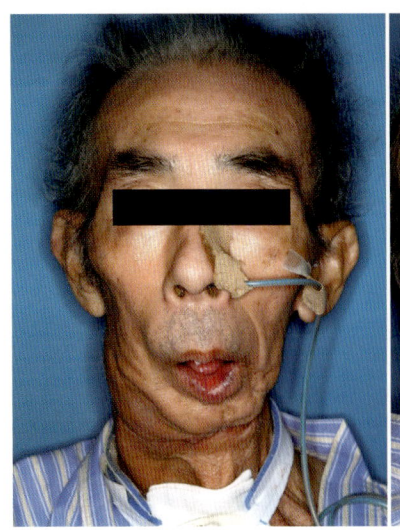

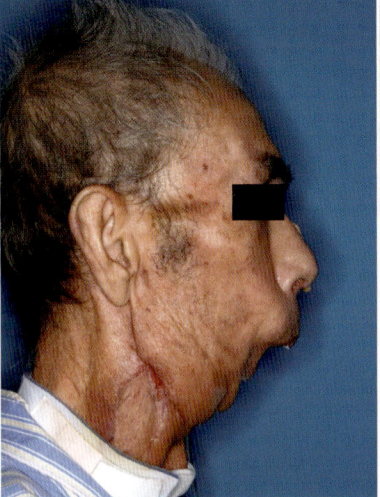

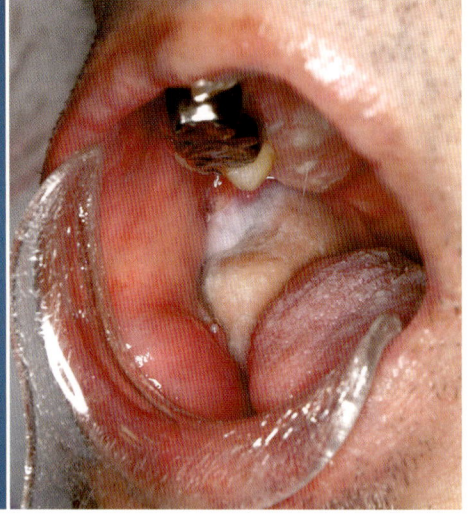

図9. 図8と同一症例. 68歳, 男性. 下顎骨骨髄炎
術後6週間の状態. 皮弁は生着したが, 硬性再建を行っていないため下顎の変形は残存している.

Ⅷ. 術後管理, トラブルとその対応

　頭頸部の再建に大胸筋皮弁を使用した後, 最も避けなければならないのは血管茎への圧迫や過伸展である. ガーゼを固定するテーピングや, 気管口カニューラを固定するバンドなどは血管茎を圧迫しないよう最大限の注意を払わなければならない. また頸部皮下に血腫形成した場合もすみやかに除去する必要がある.

　安静度は頸部の過伸展を避けるよう, 例えば右の大胸筋を使用した場合には頸を左向きにしないといった制限を術後1週間行うが, 血管茎に余裕があり皮島の血流が問題なければその他の制限は設けていない. 陰圧ドレーンは1日あたりの排液が10〜15 ml まで減少した時点で抜去する.

　術中は皮島の血流が良くみえても, 皮弁を挙上する際に電気メスを多用すると大胸筋内の choke vessel が spasm を起こして術後に皮島の虚血を認めることがある. このような場合, PGE_1 製剤を投与して経過をみるが, 血流が回復しない場合は wet dressing を続けて demarcation がはっきりするまで数週間待ち, 二期的に植皮あるいは DP 皮弁などで閉鎖する.

　また術後に皮島の鬱血を認める場合にはただちに血管茎の圧迫や緊張をすべて解放し, 皮島を固定している縫合糸なども抜糸して可能な限りの減張を行うよう努める.

Ⅸ. 代表症例

　症　例:68歳, 男性. 下顎骨骨髄炎

　66歳時に左下歯肉癌(T4)と診断され, 他院にて術前放射線治療が施行されたのち下顎骨の区域切除, 左大胸筋皮弁と肋骨移植による再建が行われた. その後移植した肋骨が壊死となり, ウレタンメッシュと腸骨海綿骨移植により骨再生したが, その部位は偽関節となった. 68歳時に右下顎骨が MRSA 骨髄炎となり, 下顎骨の亜全摘を行うこととなった.

　低栄養による極度のるい痩があり, 動脈硬化が著明で頸部に利用可能な recipient vessel が見当たらなかったため, 硬性再建は行わず有茎の大胸筋皮弁による再建を行った. 口腔内に到達させるため, 皮島のデザインを大胸筋外側縁からさらに6 cm 外側まで延長し, さらに鎖骨下ルートで皮弁を口腔内に移動した. DP 皮弁は温存した. 術後6週間の現在, 皮弁の生着状態は良好で瘻孔形成などは認めていない(図8, 9).

結　語

　胸肩峰動脈胸筋枝の解剖学的走行と胸壁への血行動態をよく理解することが, 安全な大胸筋皮弁の挙上につながる. 頭頸部再建においてこの皮弁

は簡便で様々な欠損に対応でき，その利用価値は非常に高いが，有茎で使用する際には rotation arc を正確に見積もり無理なく利用可能かどうかを見極めることもポイントである．この皮弁の皮島への血流は時に不安定であり，手術が成功しなかった場合の救済プランも用意しておく必要があると考える．

参考文献

1) Hueston, J. T., McConchie, H. A.：A compound pectoral flap. Aust N Z J Surg. **38**：61-63, 1968.
2) Ariyan, S.：The pectoralis major myocutaneous flap. Plast Reconstr Surg. **63**：73-81, 1979.
3) Cormack, G. C., Lamberty, B. G. H.：Thoraco-Acromial axis—pectoral branch. The Arterial Anatomy of Skin Flaps. 410-412, Churchill Livingstone, London, 1986.
4) Taylor, G. I., Daniel, R. K.：The anatomy of several free flap donor sites. Plast Reconstr Surg. **56**：243-253, 1975.
5) Harii, K., et al.：The free lateral thoracic flap. Plast Reconstr Surg. **62**：212-222, 1978.
6) Rikimaru, H., et al.：Three-dimensional anatomical vascular distribution in the pectoralis major myocutaneous flap. Plast Reconstr Surg. **115**：1342-1352, 2005.
7) Kiyokawa, K., et al.：A method that preserved circulation during preparation of the pectoralis major myocutaneous flap in head and neck reconstruction. Plast Reconstr Surg. **102**：2336-2345, 1998.

II．有茎皮弁術
後頭頸部皮弁
Occipito-Cervico(OC)flap

小野真平　小川　令　百束比古

KEYWORDS　OC皮弁(Occipito-Cervico flap), 顔面頸部再建

緒　言

後頭頸部皮弁(Occipito-Cervico flap；OC flap)とは，その名称通り「後頭部・頸部に皮膚茎をおく皮弁の総称」である．皮弁末梢の位置により大きく3つに分類することができる．皮弁末梢を①前胸部にデザインするOCP flap，②肩にデザインするOCS flap，③背部にデザインするOCD flapである．局所皮弁のため色調，質感の観点から顔面頸部再建に適しており，真皮下血管網皮弁として薄くすることで輪郭の再建も可能である．さらに皮弁遠位に付加した穿通枝を利用してperforator superchargingをしたり，皮弁をexpansionすることにより，より大きな皮弁が獲得可能である．本皮弁の顔面頸部再建の有用性を中心に紹介する．

I．OC flapの定義，分類，歴史

OC flapとはその名称通り「後頭部・頸部に皮膚茎をおく皮弁の総称」である．OC flapは有茎皮弁の一種であり，いずれも後頭頸部に3～4cm幅の狭い皮膚茎を有するのが特徴で，皮弁末梢の振り方により大きく3つに分類することができる．皮弁末梢を①前胸部にデザインするOC-Pectoral(OCP)flap，②肩にデザインするOC-Shoulder(OCS)flap，③背部にデザインするOC-Dorsal(OCD)flapである(図1)[1]．

本皮弁は元々中国で顔面頸部の再建に応用されていたが，1994年Hyakusoku & Gaoにより，真皮下血管網皮弁の代表例として初めて英文誌に報告された[2]．しかし，これらの皮弁は末梢に表皮壊死を認めることが多く，顔面頸部の広範囲熱傷瘢痕拘縮への適応の際，皮弁末梢の生着率の向上が課題であった．そこでHyakusokuら[3]は同じく1994年に，OCD flapの遠位に肩甲回旋動静脈を含めて挙上し，対側の顔面動静脈と微小血管吻合(＝supercharging)することで，皮弁末梢の生着領域の拡大を図る方法論を報告した．本手法は薄く大きな真皮下血管網皮弁が2(～3)本の穿通枝レベルの血管のみで栄養可能なことを証明し，広範囲熱傷瘢痕治療の新たな可能性を示したとともに，後の穿通枝皮弁術の概念を証明しうるものとなった．その後，OCP flap遠位に内胸動脈穿通枝，OCD flap遠位に背側肋間動脈穿通枝，肩甲回旋動静脈を付加するなど，皮弁遠位の穿通枝付加のバリエーションが報告されている(図1)[4,5]．また，Motamedら[6]はexpanded OCP flapによる頸部熱傷瘢痕拘縮の治療経験を報告しており，本法は拡大型皮弁獲得のもう1つの方法論として重要であると考える．

II．OC flapの茎・血管解剖

本皮弁の茎・血管解剖に関して，2004年Ogawaら[7]がOCD flapに関して，保存死体を用いた血管造影のデータをもとに解剖学的血行領域に関して詳細な検討を行っている．本研究はTaylorら[8]，須網ら[9]の「choke血管を介したlinking現象により，皮弁基部の解剖学的血行領域と最低限それに隣接する第2の血行領域まで確実に生着する」とする理論に基づいている．Ogawaら

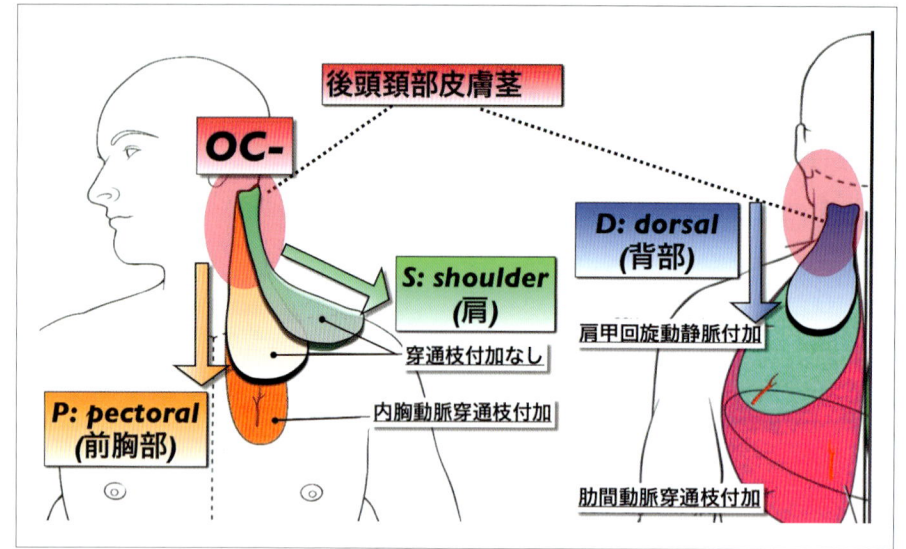

図1.
OC flap は皮弁末梢を①前胸部にデザインする OCP flap（黄色），②肩にデザインする OCS flap（緑），③背部にデザインする OCD flap（青）に分類できる．また皮弁遠位に付加した穿通枝を介して supercharging することで拡大型皮弁として挙上可能である．
（文献1より引用，一部改変）

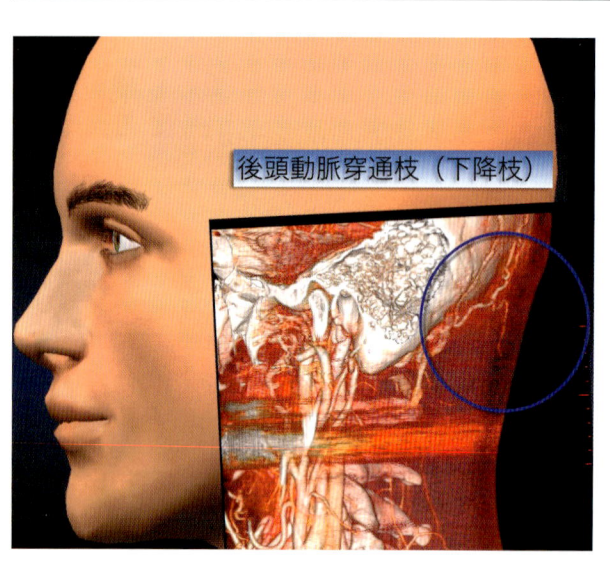

図2．MDCT による穿通枝造影で描出された後頭動脈穿通枝（下降枝）
後頭動脈穿通枝は後頭・項部において3本の枝を持ち，そのうち下降枝は OCD flap の栄養血管と考えられる．

は，後頭動脈により血液供給される領域は C1～C4 の範囲，頚横動脈領域は C2～Th3 であり，OCD flap は，この後頭動脈-頚横動脈穿通枝により形成されるネットワークにより栄養され，少なくとも Th3 レベルまでは生着すると結論づけている．

一方で，穿通枝の個体差を術前に把握する方法として，近年，MDCT による穿通枝造影検査が世界的に注目を浴びている[10)～12)]．その一番の特徴は，穿通枝走行を3次元で把握することができ，特に穿通枝の皮下脂肪内走行の描出に優れている点である．筆者らは穿通枝が皮下脂肪内で方向性を有していることに注目し，これを深筋膜上穿通枝走行（suprafascial perforator directionality；SPD）と名づけ，現在，全身の主要穿通枝においてSPD 解析を行っている．その結果，後頭動脈穿通枝は後頭・項部において上行枝，横行枝，下降枝の3本の SPD を有することがわかった．OC flap はこの下降枝（図2）を茎に含んでいると考えられ，下降枝の血管径は平均 10 mm，SPD 長は21.6 mm であることが判明した[13)]．我々は，この後頭動脈穿通枝の下降枝が下方に向かう SPD を有しており，これが狭茎にしても皮弁血行が安定する最大の理由と考えている．頚部熱傷瘢痕拘縮や下顎部肥厚性瘢痕症例においては，1枚の薄くて大きな皮弁が機能的にも整容的にも理想的であるため，我々が過去に経験した多くが皮弁末梢にperforator supercharging することで拡大型皮弁としたものであるが，症例によっては従来の OC flap は有用な皮弁であると考えている．

Ⅲ．OC flap の臨床結果

我々は過去に計 10 例の OC flap（perforator supercharging していない症例）を経験している．年齢は 14～55 歳（平均年齢37歳），男性 7 例，女性 3 例であり，対象疾患は頚部熱傷瘢痕拘縮が 5 例，下顎部肥厚性瘢痕が 4 例，悪性腫瘍切除後再

建が1例であった．また，OC flap の内訳は OCP flap が2例，OCS flap が6例，OCD flap が2例であった．皮弁形は狭茎の扇状とし，皮弁サイズは最小が 3×12 cm の OCP flap，最大が 4×31 cm（末梢6 cm 壊死）の OCD flap であった．7例は完全生着したが，3例で皮弁末梢の部分壊死を認めた．我々の過去の臨床結果に基づいた皮弁生着範囲は，症例ごとの個体差はあるものの，OCP flap は 3×(13±1) cm 程度，OCS flap は (4±1)×(20±5) cm 程度，OCD flap は 4×(20±5) cm 程度であると考えている．さらに体表の解剖学的指標に基づいた皮弁生着範囲は OCD flap では Th3 レベル，OCP flap では鎖骨レベル，OCS flap では肩鎖骨関節レベルであった．

IV．手術計画・手技の実際

手術計画に関して，再建部位の大きさから，通常の OC flap で再建可能か，拡大型皮弁が必要か判断する．拡大型皮弁が求められる場合は，perforator supercharging または expansion などを選択する．OC flap 3種類のうち，どの皮弁を使用するかは，症例ごとに決定する．特に広範囲熱傷瘢痕拘縮症例では皮弁として使用可能な健常皮膚が限られている場合が多く，その場合，健常皮膚が極力多く確保できる皮弁を選択することが重要である．また下顎部肥厚性瘢痕など病変部が限局しており，3種類いずれの皮弁も選択可能な症例では，対側の下顎まで被覆可能な点から OCP flap が望ましい．OCS flap，OCD flap は拡大型皮弁にしない場合は，正中より同側の再建が限度である．また，Ogawa ら[14]はアジア人の体の各部位における皮膚の厚さに注目し，背部から皮弁を採取して前頸部を再建する方法（OCD flap による前頸部再建）は女性に適しており，胸部から皮弁を採取して前頸部に移植する方法（OCP flap による前頸部再建）は男性のほうが適している可能性があると結論づけている．

次に術中の手術手技を紹介する．皮弁の形状は狭茎扇状とし，単茎で用いる場合の皮弁先端は鋭角や複雑な形状を避け，円弧となるようにデザインする．また，ガーゼや巻き取り式メジャーを用いて，レシピエントを余裕をもって被覆できる皮弁サイズでデザインする．皮弁は挙上直後に縮まることを考慮すると，術直後の皮弁にかかる張力を減少させる目的でドナー長径の 5〜10％程度の余裕を持ってデザインするのがポイントである．Perforator supercharging を計画する場合は，術前エコー，MDCT などであらかじめ印をつけておき，さらに術中もドップラーで確認しながら皮弁を挙上すると安全である．術中体位に関しては OCP flap は仰臥位，OCS flap，OCD flap は側臥位で手術することが多い．皮弁は末梢から茎部に向かって，皮弁に薄く皮下脂肪をつけた状態で挙上していく（広頸筋は含まない）．茎部付近の皮膚切開は皮弁をレシピエントに移動しながら，張力がかからず回転できるように必要最小限の切開を加える．その後，皮弁の菲薄化を行う．我々は"OC flap"全例において，真皮下血管網皮弁として挙上している．真皮下血管網は無影灯に皮弁を透かすことで容易に確認することができ，これを温存しながら皮弁末梢から余分な脂肪を剪刀で除去していく．通常，茎部の約2〜3 cm 同心円上は菲薄化を避けるが，MDCT で茎部付近の皮下穿通枝走行が判明している症例では必要に応じて refine することも可能である．ドナーに関しては，体格にもよるが，OCP flap，OCS flap では幅5 cm，OCD flap では幅8 cm 以内であれば一期的に単純縫縮可能なことが多い．

V．代表症例

代表症例を供覧する．

症例1：32歳，女性

右頬部の悪性黒色腫（TNM 分類：UICC pT2N0M0 (stage Ⅰ)，AJCC T2aN0M0 (stage Ⅰb)に対して原病変切除（辺縁2.5 cm）（図3-a）と頸部リンパ節郭清を施行した（図3-b）．原病変切除後の皮膚欠損に対し，OCS flap による再建を計画した．皮弁は 3×14 cm の狭茎扇状，真皮下

図 3. a|b|c

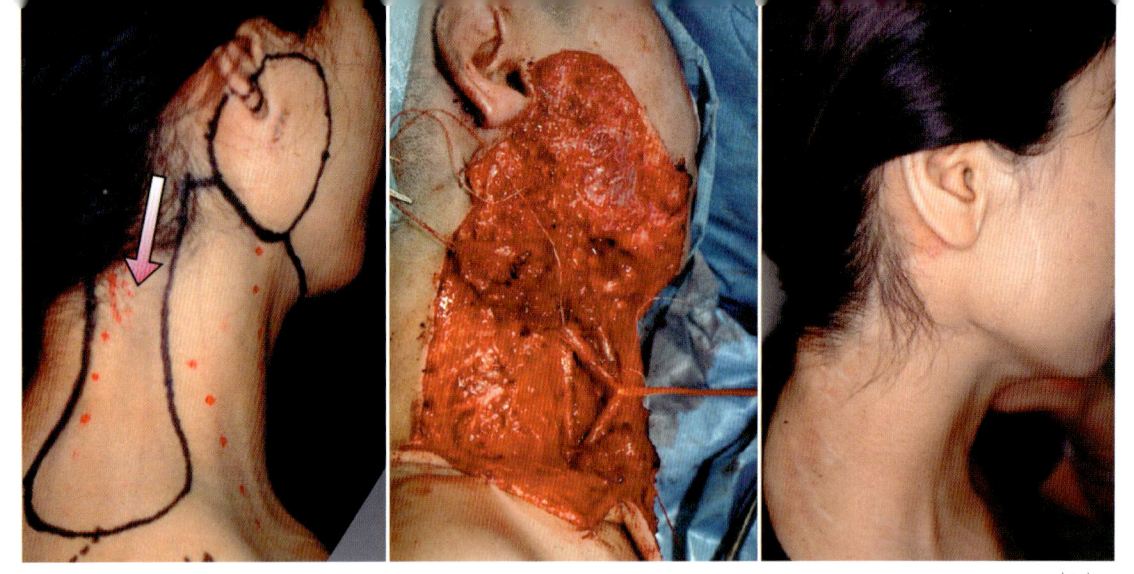

症例は 32 歳，女性で，右頬部の悪性黒色腫切除後の皮膚欠損に対し，OCS flap（3×14 cm，狭茎扇状）による再建を施行した．皮弁は完全生着し，整容的にも満足のいく結果を得ている．（文献 1 より引用，一部改変）

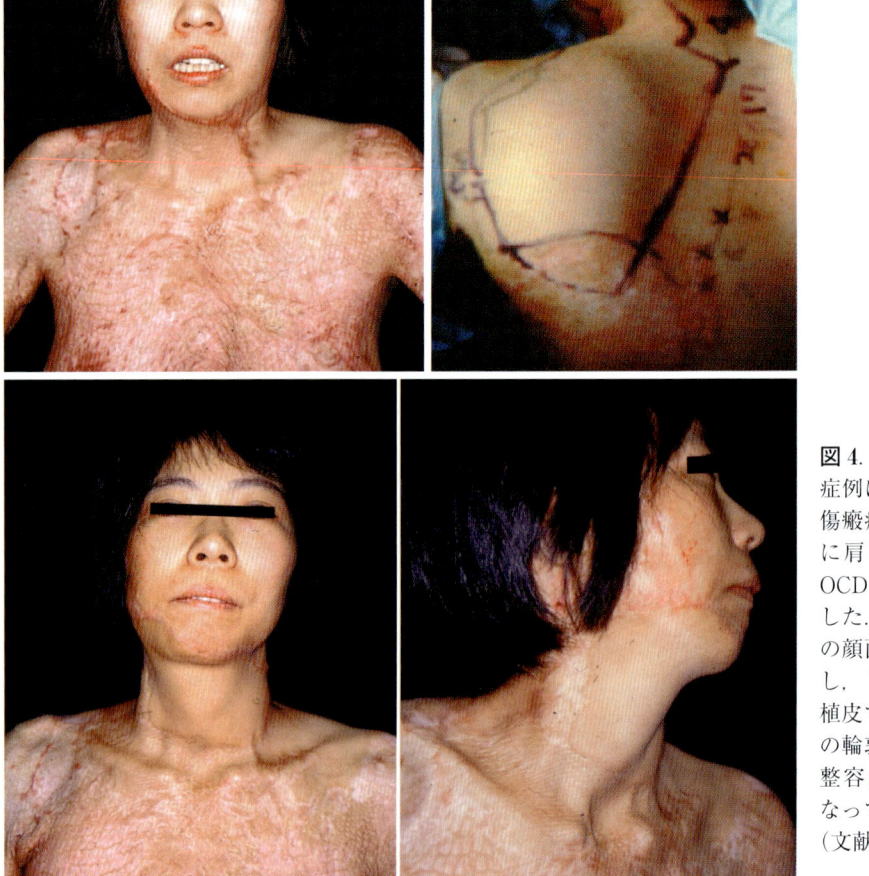

a|b
c

図 4.

症例は 33 歳，女性で，頚部熱傷瘢痕拘縮に対し，皮弁末梢に肩甲回旋動静脈付加した OCD flap による再建を施行した．肩甲回旋動静脈は対側の顔面動静脈と微小血管吻合し，ドナーはメッシュ状分層植皮で閉創している．前頚部の輪郭が再建され，機能的，整容的に満足のいく結果となっている．
（文献 4 より引用，一部改変）

図 5.
症例は 28 歳, 男性で, 下顎部ケロイドに対し, 皮弁末梢に第 2 内胸動脈穿通枝を付加した OCP flap による再建を施行した. 内胸動脈穿通枝は対側の顔面動静脈と微小血管吻合し, ドナーは一期的に単純縫縮した.
(文献 4 より引用, 一部改変)

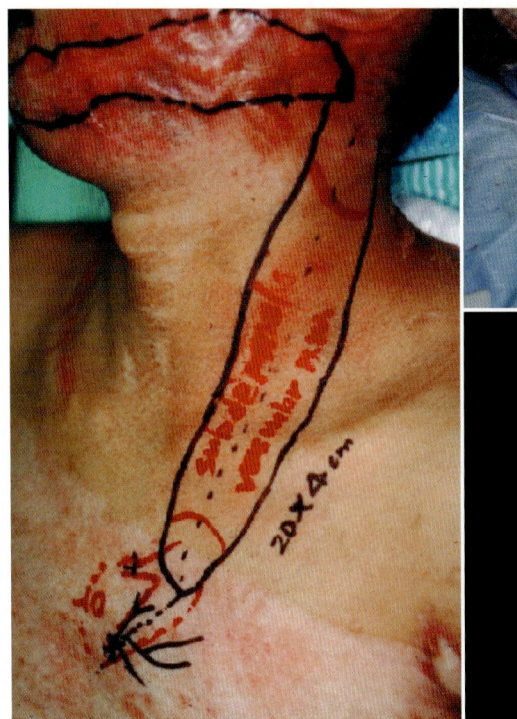

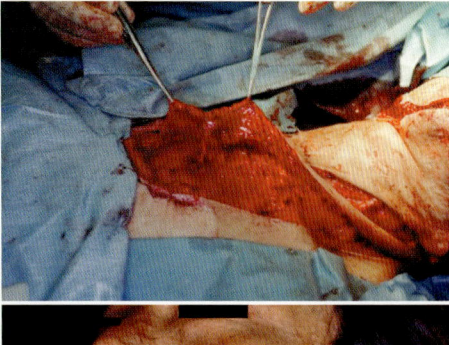

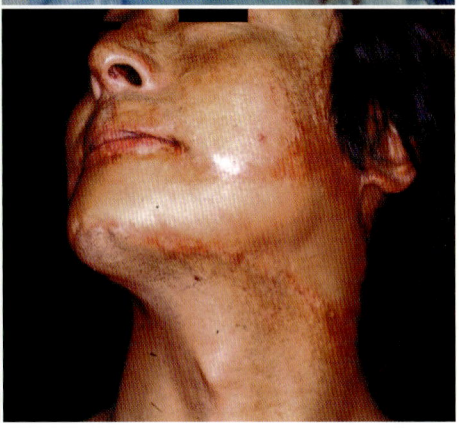

血管網皮弁として挙上し, レシピエントを被覆した後, ドナーは一期的に単純縫縮した. 皮弁は完全生着し, 化学療法 (DAV(DYIC, ACNU, VCR)) を計 3 クール施行した. 術後 10 年で再発は認めず, 整容的にも満足のいく結果を得た(図 3-c).

症例 2: 33 歳, 女性

頚部熱傷潰瘍に対し, 他院で分層植皮を施行されている(図 4-a). 残存する瘢痕拘縮に対し, 皮弁末梢に肩甲回旋動静脈を付加した OCD flap による再建を計画した(図 4-b). 皮弁は 17×32 cm の狭茎扇状, 真皮下血管網皮弁として挙上し, レシピエントを被覆した後, 皮弁末梢に付加した肩甲回旋動静脈と対側の顔面動静脈を微小血管吻合した. ドナーはメッシュ状分層植皮で閉創した. 前頚部の輪郭が再建され, 機能的, 整容的に満足のいく結果となった(図 4-c).

症例 3: 28 歳, 男性

熱傷後の下顎部ケロイドの治療目的で当科を受診した. 下顎部ケロイドに対し, 皮弁末梢に第 2 内胸動脈穿通枝を付加した OCP flap による再建を計画した(図 5-a). 皮弁は 4×20 cm の真皮下血管網皮弁として挙上し, レシピエントを被覆した後, 皮弁末梢に付加した内胸動脈穿通枝(図 5-b)と対側の顔面動静脈を微小血管吻合した. ドナーは一期的に単純縫縮した. 機能的, 整容的に満足のいく結果となった(図 5-c).

VI. OC flap の利点, 適応, 今後の展開

OC flap は顔面頚部再建が可能な数少ない区域皮弁であり, 皮膚の性状(色調・質感), 皮膚の薄さ(真皮下血管網皮弁)の 2 点から整容的な輪郭再建が可能である. また本皮弁は狭茎皮弁として挙上することが可能であり, 有茎皮弁でありながら十分な rotation arc を確保することができる. 結果として "OC flap" の被覆可能範囲は下顎部, おとがい部, 前頚部と広範囲に及び, 下顔面・頚部の熱傷瘢痕拘縮, 下顎部肥厚性瘢痕, 頭頚部悪性腫瘍切除後の皮膚欠損に良い適応と考えられる. またレシピエントが大きい場合には前述のように perforator supercharging や expansion によって拡大型皮弁とすることが可能である. さらに皮弁の茎, 安全な皮弁生着範囲に関しては MDCT などを用いたさらなる研究が求められる.

結 語

OC flap の概念, 血管解剖, 顔面頚部再建の有

用性を中心に紹介した．OC flap は顔面頚部の整容的再建が可能な数少ない区域皮弁であり，perforator supercharging，expansion することで，薄く大きな皮弁を作成可能であり今後の更なる発展が期待される．

参考文献

1) Blondeel, P., et al.：Perforator Flaps：Anatomy, Technique and Clinical Applications. St. Louis：QMP Publishing；2006.
2) Hyakusoku, H., Gao, J. H.：The "super-thin" flap. Br J Plast Surg. **47**：457-464, 1994.
3) Hyakusoku, H., et al.：Microvascular augmentation of the super-thin occipito-cervico-dorsal flap. Br J Plast Surg. **47**：465-469, 1994.
4) Hyakusoku, H., et al.：The microvascular augmented subdermal vascular network (ma-SVN) flap：its variations and recent development in using intercostal perforators. Br J Plast Surg. **55**：402-411, 2002.
5) Ogawa, R., et al.：Severe neck scar contracture reconstructed with a ninth dorsal intercostal perforator augmented "Super-Thin Flap". Ann Plast Surg. **52**：216-219, 2004.
6) Motamed, S., et al.：Expaded occipito-cervico-pectoral flap for reconstruction of burned cervical contracture. Burns. **29**：842-844, 2003.
7) Ogawa, R., et al.：Clinical and basic research on occipito-cervico-dorsal flaps：including a study of the anatomical territories of dorsal trunk vessels. Plast Reconstr Surg. **113**：1923-1933, 2004.
8) Taylor, G. I., Palmer, J. H.：The vascular territories (angiosomes) of the body：experimental study and clinical applications. Br J Plast Surg. **40**：113-141, 1987.
9) 須網博夫ほか：皮弁血管構造の経時的変化―血管造影による linking 現象の解析―．日形会誌. **18**：15-22, 1998.
10) Masia, J., et al.：Preoperative Computed Tomographic Angiogram for Deep Inferior Epigastric Artery Perforator Flap Breast Reconstruction. J Reconstr Microsurg.[Epub ahead of pront], 2009.
11) Minqiang, X., et al.：The value of multidetector-row CT angiography for pre-operative planning of breast reconstruction with deep inferior epigastric arterial perforator flaps. Br J Radiol.[Epub ahead of print], 2009.
12) Ono, S., et al.：Usefulness of multidetector-row computed tomography in the planning and postoperative assessment of perforator flaps. J Nippon Med Sch. **75**：50-52, 2008.
13) Ono, S., et al.：Multidetector-row Computed Tomography (MDCT) Analysis of the Supra-Fascial Perforator Directionality (SPD) of the Ocipital Artery Perforator (OAP). J Plast Reconstr Aesthet Surg. (in press)
14) 小川　令，百束比古：再建部位別の標準的な皮弁手術 9．頤・前頚部再建．文光堂．

Ⅱ. 有茎皮弁術

SCAP(superficial cervical artery perforator)皮弁
―頭頸部再建 遊離皮弁の可能性も含めて―

大木更一郎　　百束比古

KEYWORDS　浅頸動脈(superficial cervical artery)，穿通枝皮弁(perforator flap)，頭頸部再建

緒　言

　浅頸動脈穿通枝皮弁(superficial cervical artery perforator flap：以下，SCAP flap)とは，頸横動脈の分枝である浅頸動脈が僧帽筋を貫く皮膚穿通枝(perforator)を利用した皮弁である．1984年，Nakajima & Fujino により皮弁を傍脊柱部方向へデザインする Cervico-dorsal flap が報告された[1]．さらに，1990年，Hyakusoku らにより，皮弁末梢を肩甲回旋動脈(circumflex scaplar artery：以下，CSA)領域にデザインする Cervico-scapular flap が報告された[2]．

　両者とも，浅頸動脈を栄養血管とすることより，我々は superficial cervical artery(SCA) flap と総称した．Free SCAP flap は，1993年に Hyakusoku らにより初めて報告され，筋体をほとんど含まない比較的大きな背部の皮膚を遊離皮弁として挙上可能である[3]．また，肩甲骨上に皮弁を作成するという解剖学的特徴により，CSA および dorsal intercostal perforator(以下，DICP)を付加する超薄皮弁(super-charged super-thin flap)として，広大な皮弁を顔面，頸部の再建に用いることができる．近年の穿通枝皮弁の呼称法に基づき，僧帽筋筋体を貫く穿通枝皮弁としての特徴を有するため，superficial cervical artery perforator(SCAP)flap と呼ぶようになった．

Ⅰ. 血管解剖

　頸横動脈は，鎖骨下動脈より分枝した甲状頸動脈の枝である．これには直接鎖骨下動脈より分枝する場合もある．この動脈は胸鎖乳突筋の後面を横方向に進み，皮膚，リンパ節などに分枝を出しながら，副神経の下方をくぐるように僧帽筋前縁に達する．その後，肩甲骨内側に向かう下行肩甲動脈と，僧帽筋裏面をまっすぐ内側に向かう浅頸動脈に分かれるが(図1)，この部分の分枝もいくつかの変異がある[4]．頸横動脈より直接下行肩甲動脈が分枝する場合は，interposition 型の皮弁とすることも可能である．

　僧帽筋下面で，浅頸動脈は脂肪組織内に見いだ

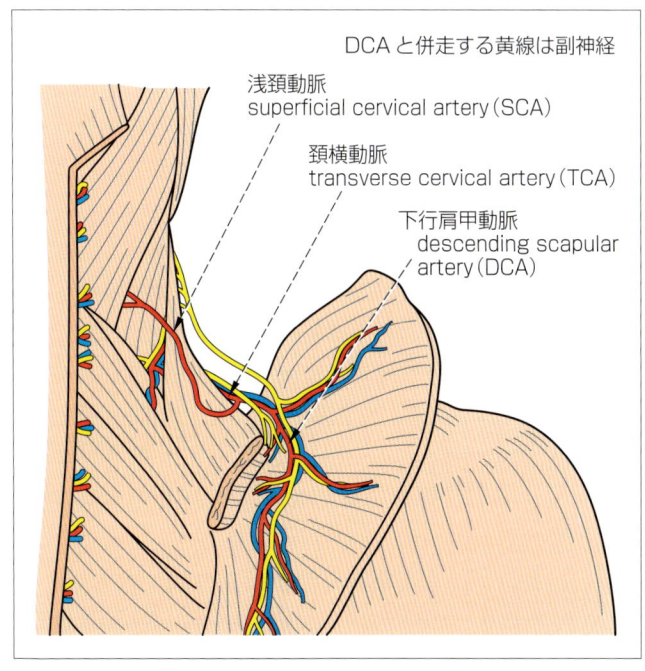

図1．解剖(坂井建雄ほか監訳：プロメテウス解剖学アトラス解剖学総論／運動器系．医学書院，2007 より引用)
僧帽筋を棘突起よりはずし翻転したところ

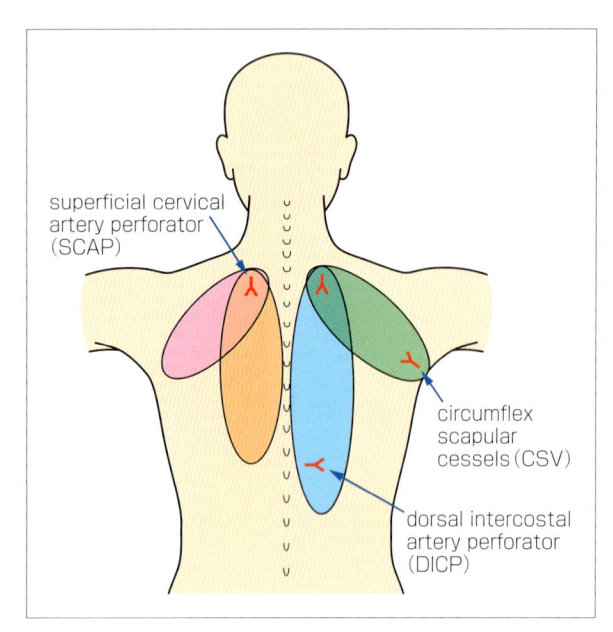

図2. SCAPのデザイン

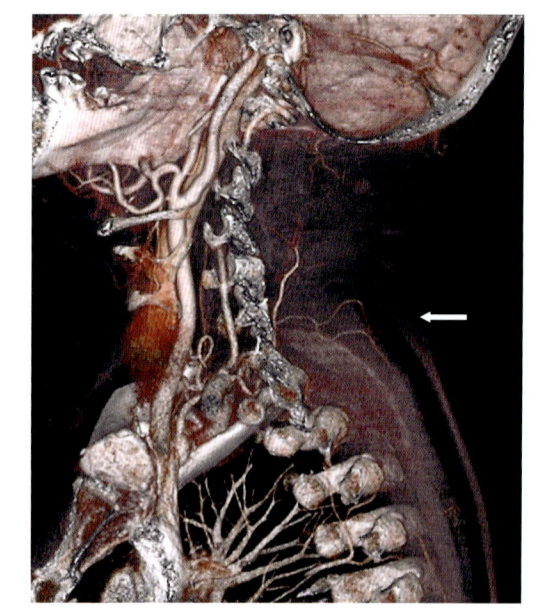

図3. MDCTによる浅頚動脈の描出
浅頚動脈は，僧帽筋下面に達した後，内側に向かい，胸椎棘突起近傍にて筋肉（もしくは筋膜）を貫く．筋肉を出た穿通枝は，尾側に方向を変え緩やかなカーブを描き皮下に達する．

されるが，稀に筋層内を走行する場合もある．浅頚動脈は，僧帽筋にいくつかの枝を出しながら僧帽筋の胸椎付着部近傍で筋肉もしくは筋膜を貫き皮膚へと分枝する．起始部には様々な変異があるとされるが，superficial cervical artery perforator (SCAP)の部位は，第1胸椎棘突起正中より外側2，3横指の僧帽筋上にあり，少なくとも直径0.7 mm以上の穿通枝が常に存在するとされる[5]．

筋層下で内側に向かっていた穿通枝は，筋膜を貫通した後に皮下脂肪内にて方向を尾側に変える．穿通枝は筋膜をほぼ直角に立ち上がり，皮下脂肪組織内で尾側にカーブを描き，3〜4 cm程度離れて真皮下血管網に達する．

皮弁の血行支配領域は尾側では第6胸椎レベルまで，外側方では肩甲回旋動脈の支配領域であり，両方の領域を含めると最大32×15 cmの皮弁が挙上可能である．血管茎の長さは最大9 cm採取可能であり，super-thin flapとしても挙上できる[6]．背部の解剖学的特徴から（肩甲骨が両側背部を大きく占める），CSA，DICPなどとともに挙上すると大きな連合皮弁が挙上可能である（図2）．また，頭頚背部（occipito-cervico-dorsal：以下，OCD）領域の血行と密な筋膜レベルでの血管網を形成しており，顔面頚部の有茎皮弁再建術として極めて有用である．

II．皮弁のデザイン

穿通枝の位置を術前に同定しておくことが肝要である．できれば，MDCT等で浅頚動脈のおおよその走行を確認しておくことが望ましい（図3）．ドップラー血流計およびカラーエコーにて，穿通枝の確認を行うが，僧帽筋に緊張がかかると血管の拍動を拾えなくなるので腹臥位とし胸に枕をあて頚部〜両肩部をリラックスさせた状態で検査を行う．通常，第1胸椎棘突起やや外側に穿通枝は見いだされる（図4）．浅頚動脈穿通枝は主に，尾側に向かい，傍脊柱方向と肩甲回旋動脈の支配域方向にネットワーク状に分枝を出している．

皮弁のデザインは，どちらかの方向に緩やかに楕円形に取るとよい．あまり凹凸をつけたデザインは特に超薄皮弁とした場合には避けたほうが望ましい．皮弁の長さが30 cmを越えるときや，幅広いデザインとなる場合は，CSAもしくはDICPの血管付加を行ったほうがよい．

III．皮弁挙上法

術中の体位は側臥位もしくは腹臥位とする．皮

図4.
術前カラードップラーの所見
 a：僧帽筋下面を内側に向けて走行する浅頚動脈．僧帽筋下面および筋体内に血管の拍動を認める．
 b：第1胸椎近くで穿通したSCAP．筋膜をほぼ垂直に穿通したSCAPは，尾側に向きを変えて3cm程で真皮下血管網レベルに到達している（黄線）．

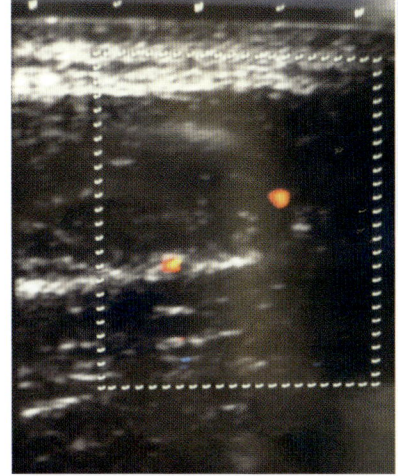

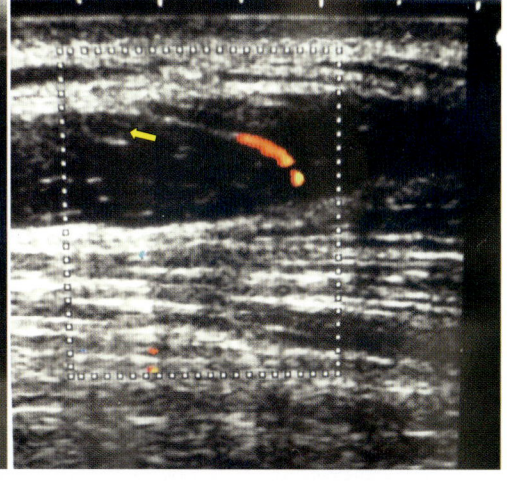

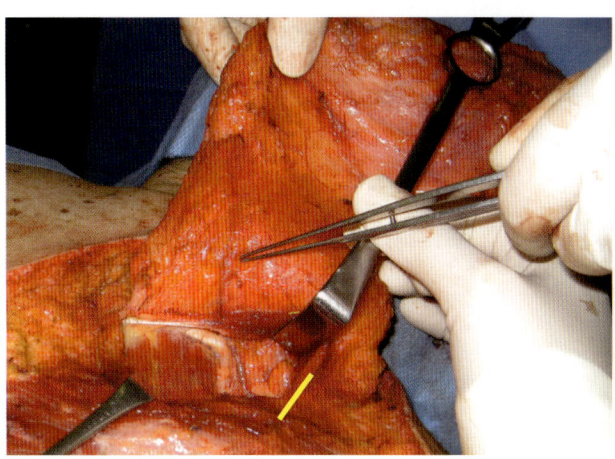

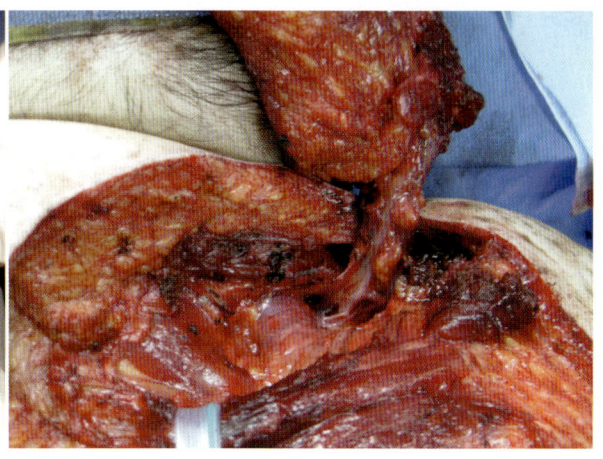

図5．SCAP flap 挙上中の術中写真
 a：副神経と交差し，僧帽筋下面に達した浅頚動脈は，僧帽筋下面を内側に走行し，第1胸椎近傍で筋肉もしくは筋膜を貫き，背部皮下に穿通する．穿通した血管は，方向を尾側に変え真皮下血管網に達する．浅頚動脈穿通枝のやや尾側で僧帽筋を切開し，僧帽筋下面の浅頚動脈および穿通部位を示す．摂子は皮下の走行を指している．黄線は副神経の走行を示す．
 b：少量の筋体を穿通枝に付け浅頚動静脈のみで挙上したSCAP flap

弁の挙上は末梢より行っていく．挙上のレベルは浅筋膜上とし，皮弁採取部の皮下脂肪をなるべく温存し採取部の陥凹を防ぐようにする．術前に確認した穿通枝の位置より約4cm尾側で僧帽筋の筋膜下に入る．筋膜下を慎重に剥離を進め穿通枝を探すが，なかなか見つけ難い場合には僧帽筋を分けて筋層下に入り裏面より探すとよい．僧帽筋下で小菱形筋より頭側の頭板状筋との間の脂肪織内に浅頚動脈がみつかることが多い．浅頚動脈の走行を追っていくと，僧帽筋下面を内側に向かい棘突起やや外側（2横指位）で筋肉もしくは筋膜を貫く（図5）．穿通枝の位置が確認できれば穿通枝周囲の最小限の筋体のみをつけ残りは切離し，皮弁を翻転する．

もし，はっきりした浅頚動脈が視認できない場合は，血管束周囲の筋体を残し，筋茎（muscle pedicle）としなければならない場合もある．副神経は，穿通枝の外側約5cmの僧帽筋下に見いだされる．術中に神経刺激装置を使い早めに神経の位置を同定しておくとその後の操作がしやすく安全である．ただし我々の50例以上の本皮弁挙上の経験では，さほど神経質にならなくても副神経を損傷したことはない．浅頚動脈は，副神経交差部分まで血管を剥離して最大約9cmの血管茎が採取可能である．浅頚動脈の分枝部での血管径は1mm以上あり，血管吻合に十分な太さである．比

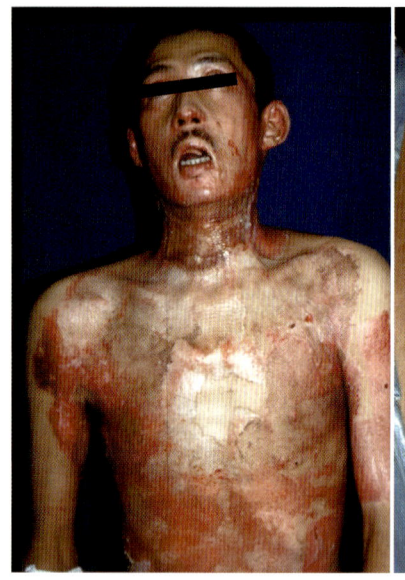

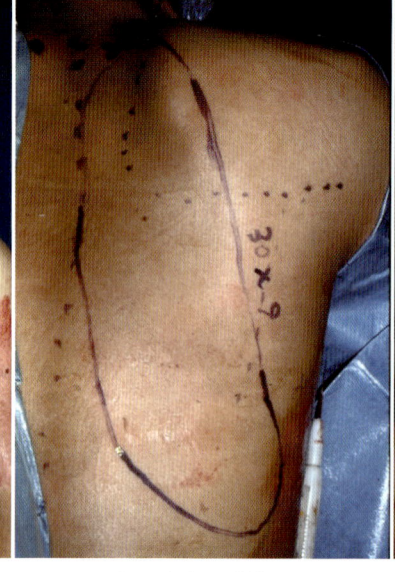

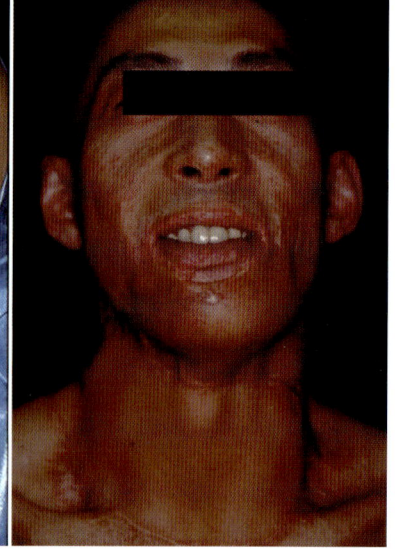

a．術前写真　　　　　　　　b．皮弁デザイン　　　　　　c．術後1年

図6．症例1

較的大きな皮弁を挙上した場合は，皮弁遠位2/3はthiningした方が皮弁の血流は良好である[6]．

IV．適応

有茎皮弁として用いる場合は，肩甲回旋動静脈（CSA），背部肋間穿通枝（DICP）などの血管を付加することで広大な皮弁を作成でき，頸部，顔面の組織欠損再建に有用である．片側の皮弁で，顔面〜頸部の正中を越える再建が可能である．血管茎とすることで皮弁の到達範囲は拡大し，後頭部〜頭頂部の再建も可能である[7]．遊離皮弁としても，背部の比較的大きな皮弁を移植できる．移植血管をinterposition型とした再建も可能である．

V．代表症例供覧

症例1（図6）：28歳，男性
既往歴：特になし
着衣に引火し，顔面〜胸腹部にBSA42％の深達性熱傷を受傷した．植皮術後に瘢痕組織の介在による拘縮を生じたため，右SCAP皮弁にて再建を行った．皮弁は32×12 cm[3]．

症例2（図7）：40歳，男性
既往歴：特になし
脳腫瘍術後の放射線治療により頭蓋骨の露出を生じたため，左SCAP皮弁にて再建を行った．皮弁は30×12 cm[7]．

症例3（図8）：36歳，男性
既往歴：特になし
バイク事故にて，右足底に皮膚欠損創を生じたため，free SCAP flapによる再建を行った．吻合した血管は後脛骨動静脈．皮弁は28×15 cm．

VI．考察

Superficial cervical artery perforator（SCAP）flapの特徴は，

1）僧帽筋上部を茎とした背部に作成され，大きく，長い皮弁が挙上可能であること，

2）皮弁採取部は幅15 cm程度まで縫縮が可能で美容的観点からも良好であり，また植皮を行えば，さらに幅広い皮弁も作成可能であること，

3）本皮弁には様々な血管（肋間穿通枝および肩甲回旋動脈など）をmicrovascular augmentationすることで，更に大きな皮弁も挙上可能であること，

4）比較的大きな皮弁をsuper-thin flapとして挙上でき，主に顔面〜頸部の高度熱傷瘢痕拘縮の再建に極めて有用であること，

5）T-portionを作成し，interpositionでの遊離皮弁移植が可能であること，
などが挙げられる．

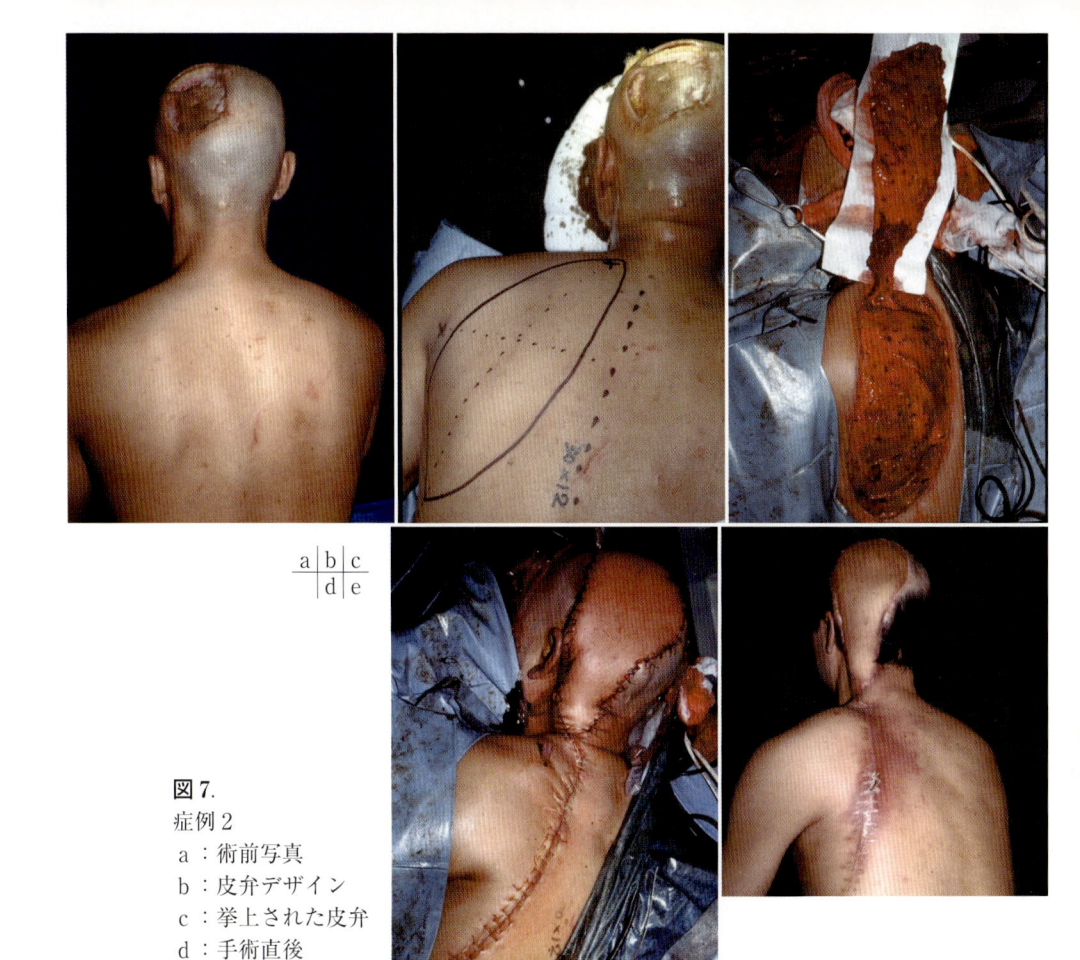

図7.
症例2
 a：術前写真
 b：皮弁デザイン
 c：挙上された皮弁
 d：手術直後
 e：術後3か月

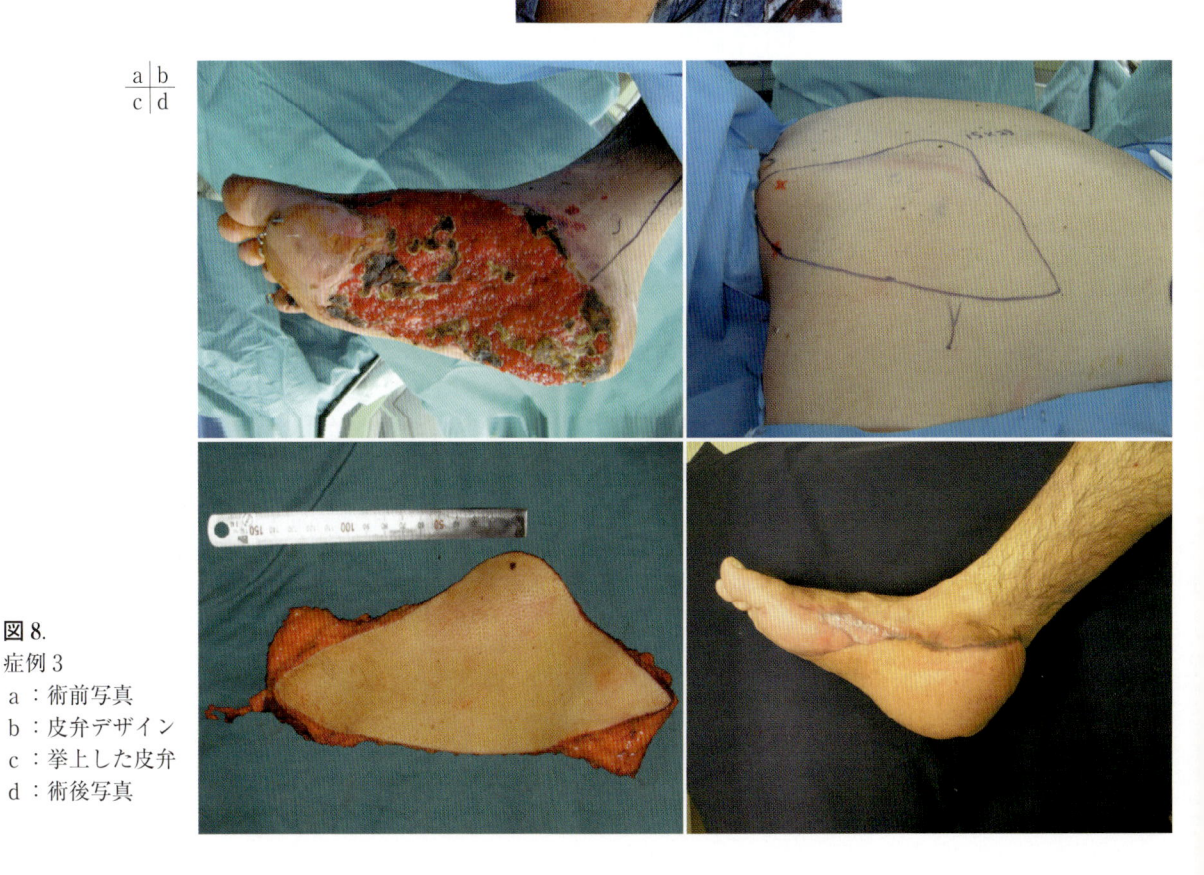

図8.
症例3
 a：術前写真
 b：皮弁デザイン
 c：挙上した皮弁
 d：術後写真

浅頸動脈の起始部は変異に富むが，穿通枝の位置の変異は少ないとされる．その穿通枝の部位は一定しており，第 1 胸椎の外側 2，3 横指くらいに位置する[5]．副神経と交差して，僧帽筋下面に達した後の浅頸動脈の走行もほぼ一定しており，血管茎として挙上することや遊離皮弁とすることも可能である．筋膜を貫いた穿通枝は，皮下組織内で尾側に方向を変えて，傍脊柱部方向と肩甲回旋動脈領域にネットワーク状に分枝を出している．

皮弁のデザインは，傍脊柱部方向，もしくは肩甲回旋動脈領域方向に行う．そのとき，皮島は緩い楕円状にデザインし，先の尖った形や，くびれた形を避けるのが皮弁の血流を保つコツである．皮弁は，できる限り縫縮したほうが望ましいが，術中に肩を後方に寄せることで，幅 15 cm 程度は縫縮可能である．さらに，広範な皮弁を採取した場合には，植皮を要するが機能的に拘縮などを生じることは少ない．縫縮する場合には，周囲の剥離操作を要するが，背部肋間穿通枝を切断した場合には確実に結紮しておくことが重要である．

本皮弁の利点としては，特に顔面頸部の高度瘢痕拘縮に有用なことである．特に広範囲熱傷に伴う頸部瘢痕拘縮では皮弁に継ぎ目ができることで，そこが更なる拘縮ラインになってしまう．また，薄い皮弁での再建を行わないと良好な形態の再建ができない．薄く（super-thin flap）かつ大きな皮弁を作成可能な本皮弁は，これらの条件を満たし深達性に瘢痕の及んだ重度顔面頸部瘢痕拘縮に最善の術式と考えられる．

また，遊離皮弁として考えた場合にも本皮弁は血管茎が皮弁の端にあり，十分な血管茎の長さ（最大 9 cm）が確保できること，肩甲回旋動脈皮弁として比較しても，比較的長く大きな（最大 32×15 cm）皮弁が単茎で挙上可能であること，super-thin flap として挙上可能であること，フォロースルー型の血管吻合が可能であること，などから，今後ルーチンに用いられる遊離皮弁の 1 つとなるであろう．

結　語

SCAP 皮弁は薄く大きな皮弁として挙上できること，様々な microvascular augmentation の選択肢を持つことなどから，顔面頸部の高度瘢痕拘縮再建に有用な再建術式である．今後，free SCAP flap としての利用も増していくものと考える．

参考文献

1) Nakajima, H., et al.：Island fasciocutaneous flaps of the dorsal trunk and their application to myocutaneous flaps. Keio J Med. **33**：59, 1984.
2) Hyakusoku, H., et al.：Superficial cervical skin flaps. Plast Reconstr Surg. **86**：33, 1990.
3) Hyakusoku, H., et al.：Versatility of the free or pedicled superficial cervical artery skin flaps in head and neck burns. Burns. **19**：168, 1993.
4) Haas, F., et al.：The lower trapezius musculocutaneous flap from pedicled to free flap：Anatomical basis and clinical applications based on the dorsal scapular artery. Plast Reconstr Surg. **113**：1580, 2004.
5) Ogawa, R., et al.：Clinical and Anatomical Study of Superficial Cervical Artery Flaps：Retrospective Study of Feasibility of Harvesting Them as Perforator Flaps. Plast Reconstr Surg. **118**：95, 2006.
6) Hyakusoku, H., et al.：The "super-thin" flap. Br J Plast Surg. **47**：457, 1994.
7) Murakami, M., et al.：Reconstruction of a Skin and Bone Defect of the Parietal Region Using a Superficial Cervical Artery Skin Flap. Plast Reconstr Surg. **114**：95e, 2004.
8) Hyakusoku, H., et al.：The microvascular augmented subdermal vascular network（ma-SVN）flap：its variations and recent development in using intercostal perforators. Br J Plast Surg. **55**（5）：402-411, 2002.

II. 有茎皮弁術

鎖骨上皮弁 —頚部再建—

小川 令　　Vu Quang Vinh

KEYWORDS　鎖骨上皮弁(supraclavicular flap)，熱傷再建(burn reconstruction)，頚部瘢痕拘縮(neck scar contracture)

I. 概念・歴史

鎖骨上皮弁(supraclavicular flap)は1979年Lamberty[1]によって筋膜皮弁として初めて報告され，1988年にはBaudetら[2]がこれを遊離皮弁として手の再建に使用した．1997年Palluaら[3]は熱傷後の頚部瘢痕拘縮再建にこの皮弁を有茎の島状皮弁として使用した報告をしており，2000年には皮膚トンネルを通して頚部に移植する方法を報告した[4]．その後，我々も屍体を使った解剖学的検討とともに臨床例を増やし[5]，2009年に穿通枝をスーパーチャージした鎖骨上皮弁を初めて報告した[6]．

II. 解剖

Lambertyら[7]は鎖骨上動脈は実質上穿通枝であり，93%は頚横動脈から分岐し，7%は肩甲上動脈から分岐すると報告しており，我々の20屍体の左右40皮弁を用いた解剖学的研究[6]では100%で頚横動脈から分岐していた．さらに我々は，頚横動脈からの分岐点に関して検討を行ったが，鎖骨中央1/3から分岐するものは90%，鎖骨外側1/3から分岐するものは10%であった．また，この頚横動脈が分岐する血管も検討したが，95%において甲状頚動脈から分岐しており，5%は鎖骨下動脈から分岐していた．鎖骨上動脈のネットワークは，上腕側では後上腕回旋動脈穿通枝(posterior circumflex humeral artery perforator；PC-HAP)のネットワークと連結しており，背部では頚横動脈の枝である浅頚動脈穿通枝(superficial cervical artery perforator；SCAP)のネッ

トワークと連結している．我々はこの後上腕回旋動脈をスーパーチャージした鎖骨上皮弁による頚部再建も経験した[6]．

III. 手技

皮弁は通常，肩の直上に楕円形にデザインする．幅は約10 cm前後，長さは約20 cm前後まで安全に挙上できる．これ以上の大きさが必要な場合は，穿通枝のスーパーチャージや背中などから採取する別の皮弁を考慮する．我々が経験したPC-HAPをスーパーチャージした皮弁の大きさは17 cm×26 cmであった[6]．皮弁は末梢から三角筋のfasciaを含めて挙上すると血管の同定も容

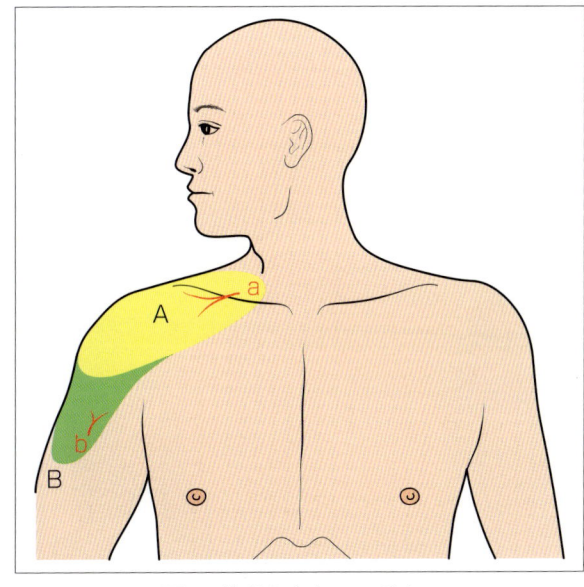

図1. 鎖骨上皮弁のデザイン
A：鎖骨上皮弁
B：後上腕回旋動静脈穿通枝スーパーチャージ鎖骨上皮弁

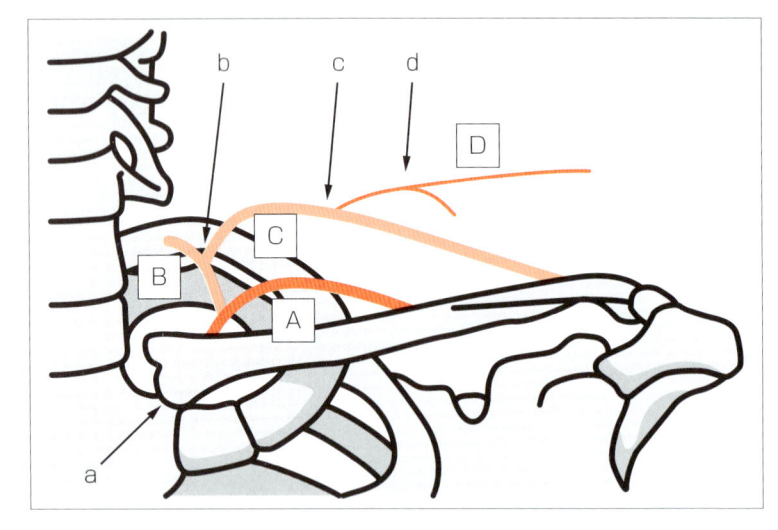

図 2.
鎖骨上動脈皮弁の血管解剖
　A：鎖骨下動脈
　B：甲状頸動脈
　C：頸横動脈
　D：鎖骨上動脈
a は鎖骨の近位端，b は頸横動脈の分岐部，c は鎖骨上動脈の分岐部，d は筋膜を貫通する部位を示す．我々の解剖学的検討[6]では，a-b 間の距離の平均は 3.77 cm，b-c 間は 4.12 cm，a-c 間は 7.45 cm，c-d 間は 3.75 cm であった．

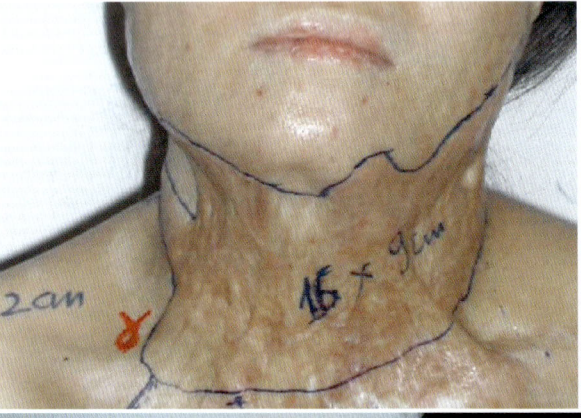

図 3.
症例 1
　a：術前レシピエント切除範囲
　b：術前皮弁デザイン
　c：術中皮弁挙上時
　d：術後 6 か月正面像
　e：術後 6 か月側面像

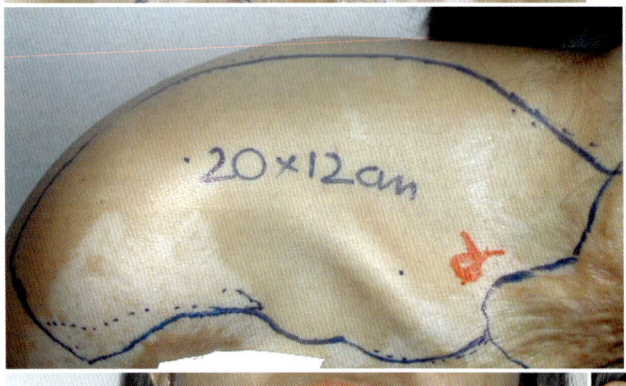

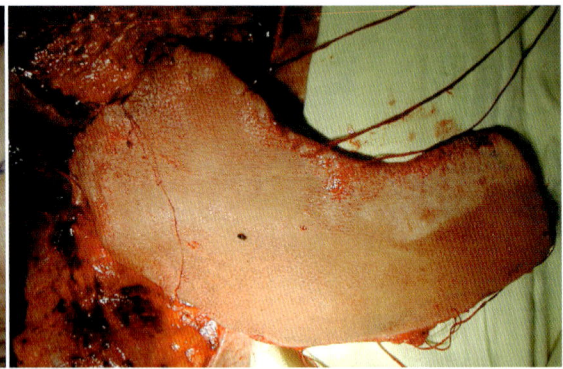

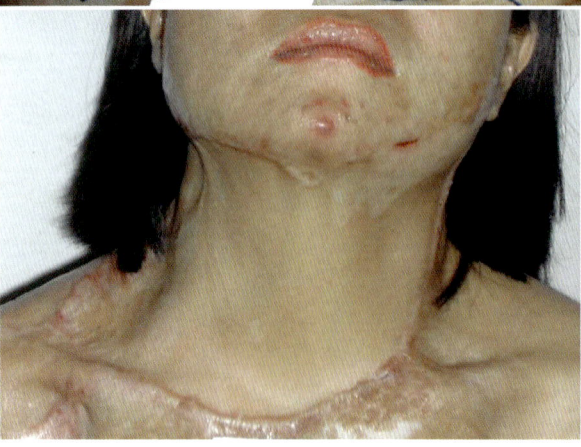

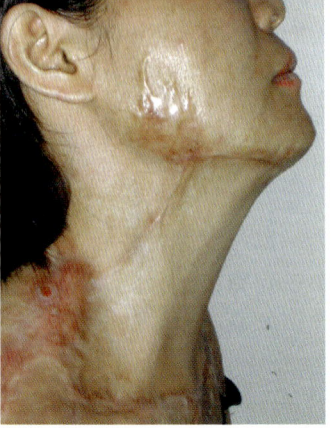

108　Ⅱ．有茎皮弁術

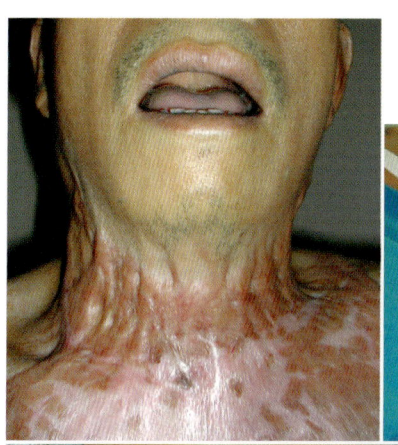

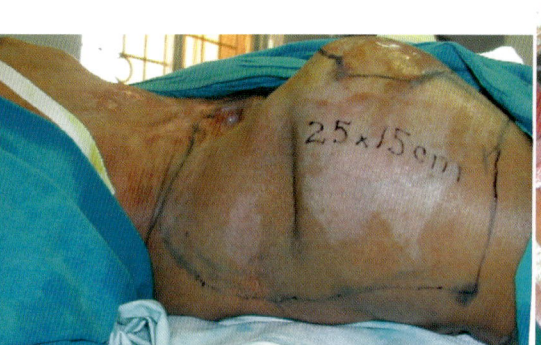

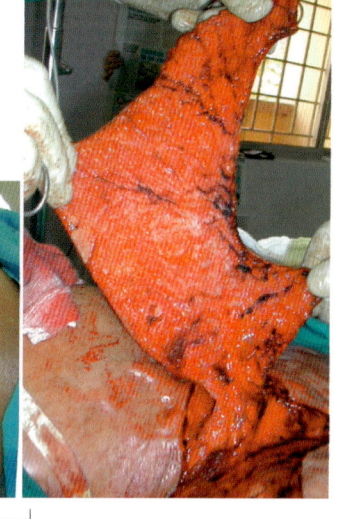

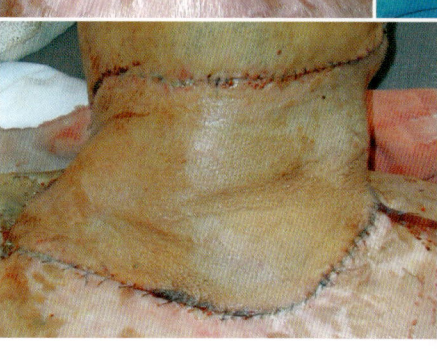

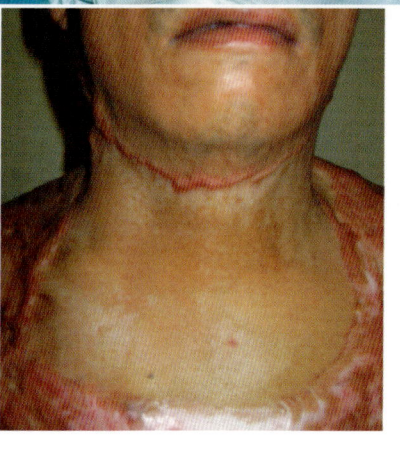

図4.
症例2
a：術前レシピエント
b：術前皮弁デザイン
c：術中皮弁挙上時
d：術直後正面像
e：術後1年正面像

易であるが，筋膜上で皮弁を挙げていってもよい．鎖骨の中央1/3付近で鎖骨上動脈を同定した後，三角筋下に入りさらに4cm程度血管を中枢にたどると，頚横動脈本幹を確認できる．皮弁の到達距離を伸ばすにはこの頚横動脈をさらに4cm程度中枢にたどり分岐部まで剥離し，甲状頚動脈からの分岐点をピボットポイントとする．皮弁採取部は植皮にて被覆する．

IV. 症　例

症例1：34歳，女性

12×20 cmの右鎖骨上皮弁で頚部熱傷後瘢痕拘縮を再建した．皮弁は鎖骨上動脈の血管茎を有する島状皮弁とし，180°回転させて頚部を被覆した．ピボットポイントは頚横動脈からの分岐部であった．皮弁挙上部位は植皮にて再建し，皮弁および植皮は完全生着した（図3）．

症例2：42歳，男性

15×25 cmの右鎖骨上皮弁で頚部熱傷後瘢痕拘縮を再建した．皮弁は鎖骨上動脈の血管茎を有する島状皮弁とし，180°回転させて頚部を被覆した．皮弁挙上時，血管茎は頚横動脈をさらにその甲状頚動脈からの分岐部まで同定し，ピボットポイントを頚横動脈の分岐部とした．皮弁挙上部位は植皮にて再建し，皮弁および植皮は完全生着した（図4）．

症例3：28歳，女性

17×24 cmの後上腕回旋動脈スーパーチャージ右鎖骨上皮弁で頚部熱傷後瘢痕拘縮を再建した．皮弁は鎖骨上動脈の血管茎を有する島状皮弁とし，180°回転させて頚部を被覆した．皮弁挙上時，血管茎は頚横動脈をさらにその甲状頚動脈からの分岐部まで同定し，ピボットポイントを頚横動脈の分岐部とした．後上腕回旋動脈は対側の頚横動脈の胸部穿通枝と吻合した．皮弁挙上部位は植皮にて再建し，皮弁および植皮は完全生着した（図5）．

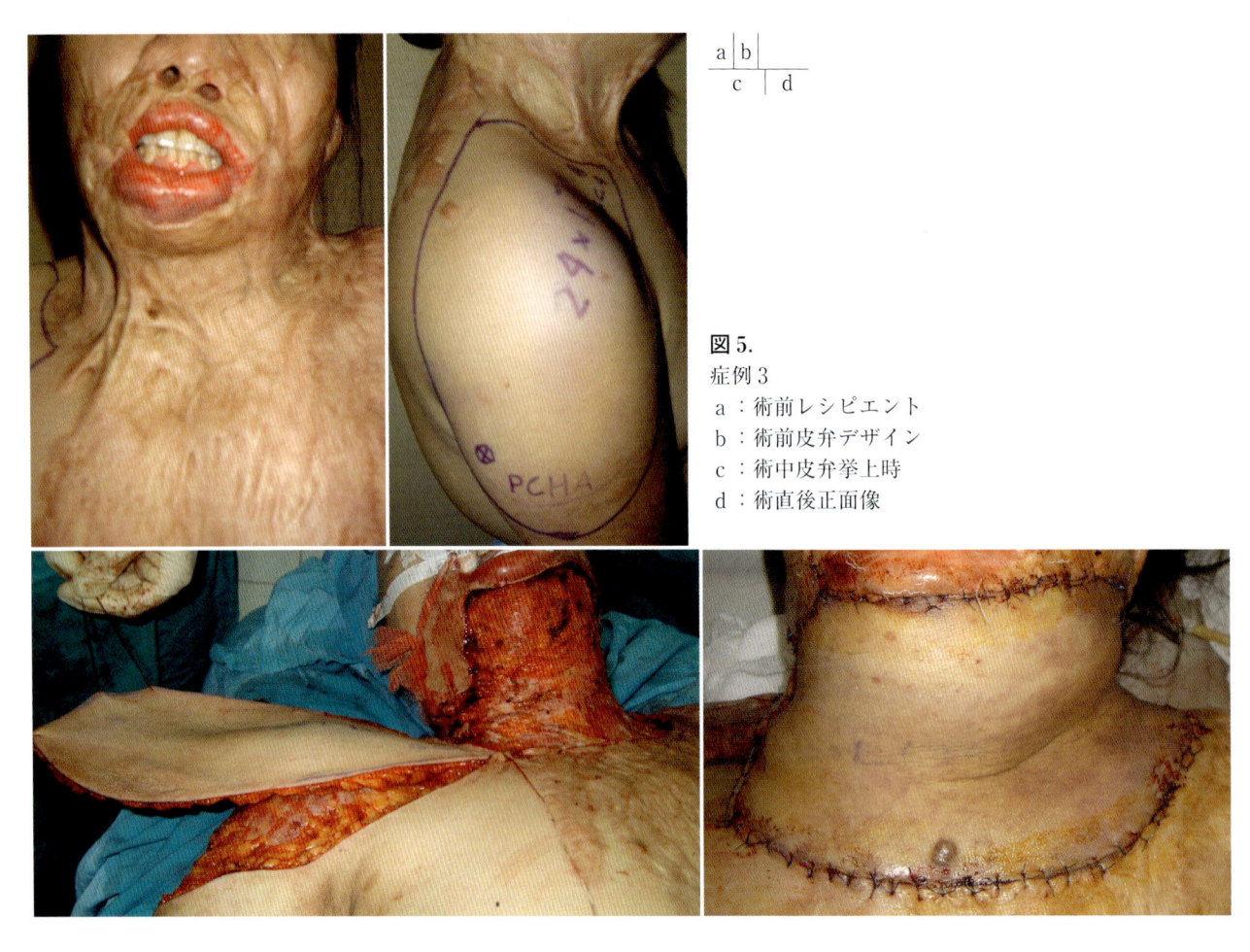

図5.
症例3
a：術前レシピエント
b：術前皮弁デザイン
c：術中皮弁挙上時
d：術直後正面像

V．適応と特徴

　鎖骨上皮弁は手技が容易で，有茎島状皮弁として前頚部全体を再建でき，有用な皮弁の1つである．特に頚部再建においてはレシピエントとドナーの位置が近いため，色調，質感に優れている．一方，ドナーの犠牲を考慮せねばならない．機能的な障害は生じないが，ドナーの閉創に植皮が必要となるため，美容的な問題が残る．よって，広範囲熱傷などで背部が使用できない場合など，他の優れた皮弁が利用できない場合の選択肢の1つとして使用するとよい．

参考文献

1) Lamberty, B. G.：The supra-clavicular axial patterned flap. Br J Plast Surg. **32**：207, 1979.
2) Baudet, J., et al.：The supraclavicular neurovascular free flap. Anatomy and clinical application. Textbook of Microsurgery. Btrunelli, 1988.
3) Pallua, N., et al.：The fasciocutaneous supraclavicular artery island flap for releasing postburn mentosternal contractures. Plast Reconstr Surg. **99**, 1878-1884, 1997.
4) Pallua, N., et al.：The tunneled supraclavicular island flap：An optimized technique for head and neck reconstruction. Plastic and Reconstructive Surgery. **105**：842-851, 2000.
5) Vinh, V. Q., et al.：Reconstruction of neck scar contractures using supraclavicular flaps：retrospective study of 30 cases. Plast Reconstr Surg. **119**：130-135, 2007.
6) Vinh, V. Q., et al.：Anatomical and clinical studies of the supraclavicular flap：analysis of 103 flaps used to reconstruct neck scar contractures. Plast Reconstr Surg. **123**：1471-1480, 2009.
7) Lamberty, B. G., et al.：Misconceptions regarding the cervico-humeral flap. Br J Plast Surg. **36**：60-63, 1983.

Ⅱ．有茎皮弁術

DP皮弁・僧帽筋皮弁 ―頸部再建―

緒方寿夫

KEYWORDS DP皮弁(deltopectoral flap), 僧帽筋皮弁(trapezius musculocutaneous flap), 頸部再建(neck reconstruction)

はじめに

　遊離皮弁移植が頭頸部再建に多用される昨今，有茎皮弁の適応は限られるものの検討すべき症例は少なくない．なかでもDP皮弁(deltopectoral flap)，僧帽筋皮弁(trapezius musculocutaneous flap)は，共に頭頸部領域で用いられるconventional flapであり，現在でもsalvage flapとして有用である．このような症例は，組織の瘢痕化や放射線照射の既往があるなど局所の創傷治癒条件が不良なことも多いため，通常の皮弁再建法に拘らず，非定型的な皮弁の利用，delayやtubed flapの応用，二期的再建の検討など，症例に応じた工夫が必要である．ここでは，DP皮弁・僧帽筋皮弁の応用に必要な皮弁発展の経緯，基本的な血管解剖の知見，これに基づくデザインと手技を述べる．

Ⅰ．DP皮弁(deltopectoral flap)

1．DP皮弁発展の経緯

　DP皮弁の原型は1917年Aymard[1]が外鼻再建に用いた胸部皮弁にある(図1)．その後，1965年Bakamjian[2]による下咽頭頸部食道再建への利用報告がなされ，複数の報告が続き広く普及することとなった．皮弁の延長，拡大，分割，delayなど様々な改良と適応が示され，遊離皮弁としての利用も報告されている[3]．

2．血管解剖

　DP皮弁の血管茎は，皮弁正中側の内胸動脈からの複数穿通枝となる．このうち第2肋間の内胸動脈穿通枝の径が最も大きいとされ，第1，第2，第3肋間あるいは第2，第3肋間の穿通枝を皮弁基部に含めることが多い．前胸部から三角筋部に及ぶ典型的なDP皮弁に含まれる皮膚穿通枝は内胸動脈穿通枝のほか，肩峰胸動脈の穿通枝，前上腕回旋動脈の三角筋枝からの穿通枝が含まれる(図2)．一般に，皮弁の血行は三角筋前縁(deltopectoral groove)までは内胸動脈穿通枝によるaxial pattern，三角筋部はrandom patternとされ，三角筋部前面までの皮弁生着は問題ないが，三角筋部外側，上腕，胸部下部など三角筋部前面を超

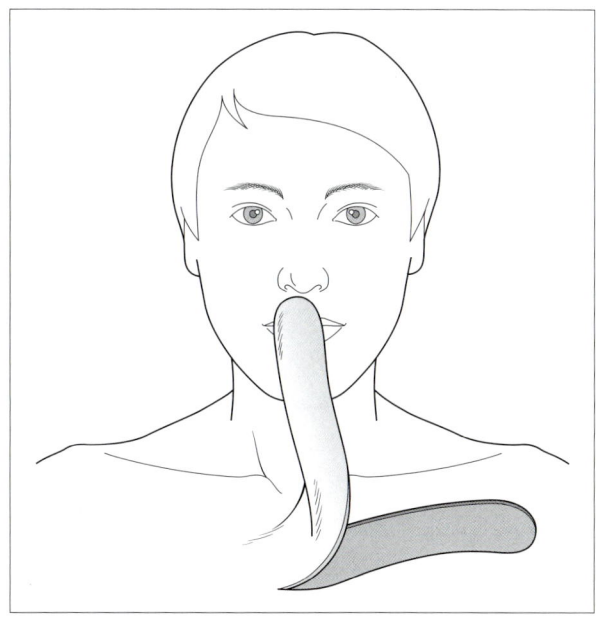

図1．Aymardによる外鼻再建に用いられた胸部皮弁のデザイン
(Aymard, J.L.：Nasal reconstruction. Lancet. **2**：888-891, 1917.より引用改変)

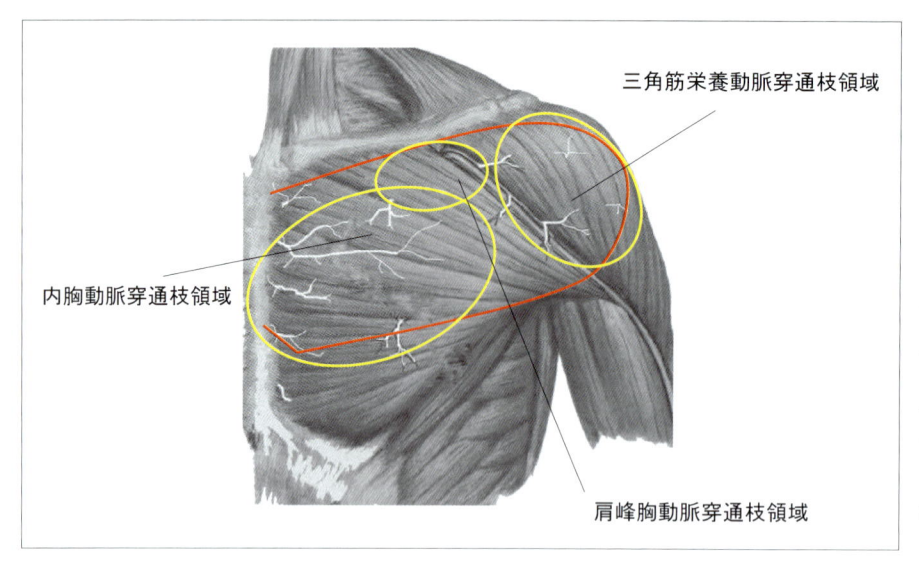

図2.
DP皮弁と皮膚穿通枝
DP皮弁に含まれる皮膚穿通枝は，内胸動脈穿通枝，前胸部の肩峰胸動脈の穿通枝，外側の前上腕回旋動脈の穿通枝が含まれる．皮弁の血管茎は，内胸動脈からの複数の穿通枝となる．

える皮弁の拡大にはdelay procedureが必要とされる[4)5)]．

3．デザイン

前胸部正中より三角筋部に至る旗型の皮弁が挙上でき，その境界は限定されたものではない．正中基部は胸骨外縁2cmを目安とし，第1，第2，第3肋間からの穿通枝が含まれるようデザインする．ドプラーを用いて血管茎となる内胸動脈穿通枝を確認したうえで定めるとよい．皮弁遠位端はdeltopectoral grooveを超えて挙上可能であり，皮弁を有効に用いるに三角筋部の利用が一般的である(図3)．皮弁arcの予測は皮弁基部尾側を中心にシミュレーションし，皮弁縫着後に無理な緊張が掛からないよう配慮する．血管茎が含まれる皮弁茎部の利用法については，二次的に切離してドナーサイトに戻す場合，基部で切離し二期再建として用いる場合など様々である．茎部を細くし先端を拡大するゴルフクラブ型も示されるが，DP皮弁を複数の穿通枝領域で構成されるrandom pattern flapと認識すれば，茎部の極端な細型化，三角筋部の極端な拡大は避け，皮弁先端は多少の壊死の可能性を念頭に置いて大きめのデザインとする工夫も必要である．皮弁基部を切離し二期再建に用いる場合には皮弁基部を大きめにするとよく，皮弁茎部をtube状にし母床から隔離することでdelay効果も兼ねられる．また，皮弁デザインの応用として，皮弁の拡大・分割を組み合わせ

た一期的な3次元的再建も可能とされるが[6)]，拡大・分割部の血行については個々の症例で慎重に検討する必要がある(図4)．

皮弁の移行範囲を拡大するためには，皮弁基部尾側にバックカットをいれることで授動を促すことができる．

4．手技

皮弁遠位端から皮弁を筋膜下に剥離挙上する．筋膜を皮弁側に含めることで血管網を皮弁側に含めることが薦められる[2)]．また三角筋前縁を超える際，cephalic veinをドナーサイト側に温存するよう注意する．皮弁基部に近づくと皮弁裏面に穿通枝に向かう血管網が透見されるが穿通枝そのものを剖出する必要はない．皮弁授動のための基部尾側のバックカットは皮弁移動時の緊張の程度を見ながら適宜延長する．

ドナーサイトの閉創は，可能な範囲で縫縮し残部皮膚欠損に分層植皮(シート状もしくは網状)を行う．二次的に皮弁切離し皮弁茎部をドナーサイトに戻す場合や，二期的手術で皮弁茎部を再建材料として利用する場合などは，初回手術時には植皮を行わず創収縮を待ち，植皮を後日予定することで植皮面積を縮小することもできる．

5．適応

Aymard[1)]による鼻再建，Bakamjian[2)]による頸部食道再建への利用から始まったように，DP皮弁は色調や質感の面から顔面皮膚再建へ，頸部へ

の容易な移行から頸部咽頭再建に広く用いられている．昨今では，全身状態・局所条件が整わず遊離皮弁や局所皮弁が利用できない症例，遊離空腸移植脱落例や瘻孔形成例，など salvage 手術での利用が良い適応である[6]．本皮弁の欠点はドナーサイトの醜形であり，若い女性などでは有茎広背筋皮弁などとの比較検討も必要である．一方，高齢男性では乳輪乳頭を温存すれば被服部であることもあり受け入れは比較的良好である．

6．症　例

喉頭全摘出術後合併症による下咽頭皮膚欠損部の再建例を示す．

欠損部：喉頭全摘出後の縫合不全・瘻孔形成により咽頭皮膚瘻が拡大潰瘍化し，下咽頭前壁と同部頸部皮膚欠損を生じた症例．放射線治療既往があり，初回手術時，下咽頭部分欠損に対しておとがい皮弁が用いられたものの皮弁壊死・脱落し，瘻孔形成，左側郭清部の露出と周辺皮膚の潰瘍化をきたし当科紹介となった（図5-a）．

皮弁デザイン：咽頭腔の全閉鎖と皮膚再建は二期的に行う予定とし，初回手術は郭清部の保護および下咽頭前壁尾側の再建を第一目的とし，大きめのDP皮弁をデザインした（図5-b）．

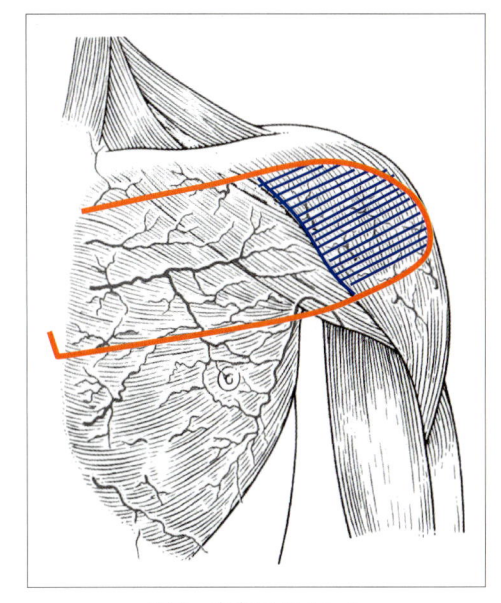

図3．皮弁デザインⅠ
皮弁を有効に用いるには三角筋部の利用が一般的である．通常，三角筋部前面（斜線部）までの皮弁生着は問題ないが，さらに外側，上腕，胸部下部など三角筋部前面を超える皮弁の拡大には delay procedure が必要とされる．

初回術後：下咽頭内腔尾側の再建（A）と郭清部潰瘍面の被覆（B）を図り（図5-c），これにより，創の清浄化が得られ郭清部の露出血管が保護された．この後，DP皮弁を基部より切離しDP皮弁茎部を用いた下咽頭再建を二期的に行った．

図4．
皮弁デザインⅡ
a：皮弁基部を切離し二期再建に用いる方法．皮弁基部（c）を大きめにデザインし，皮弁基部を二期的に切離して再建に用いる．
b：皮弁の拡大・分割の一例．皮弁を分割することで，3次元的な構造再建を一期的に行う．

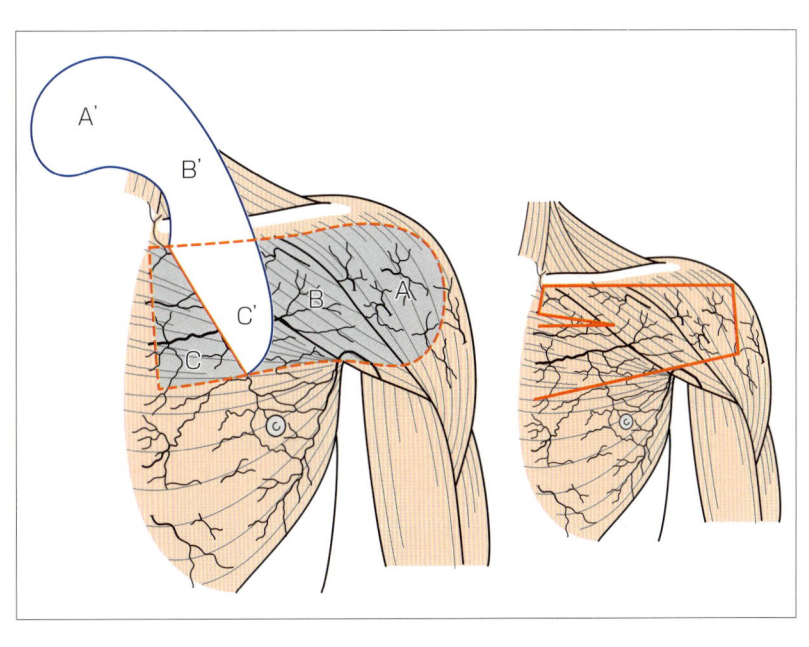

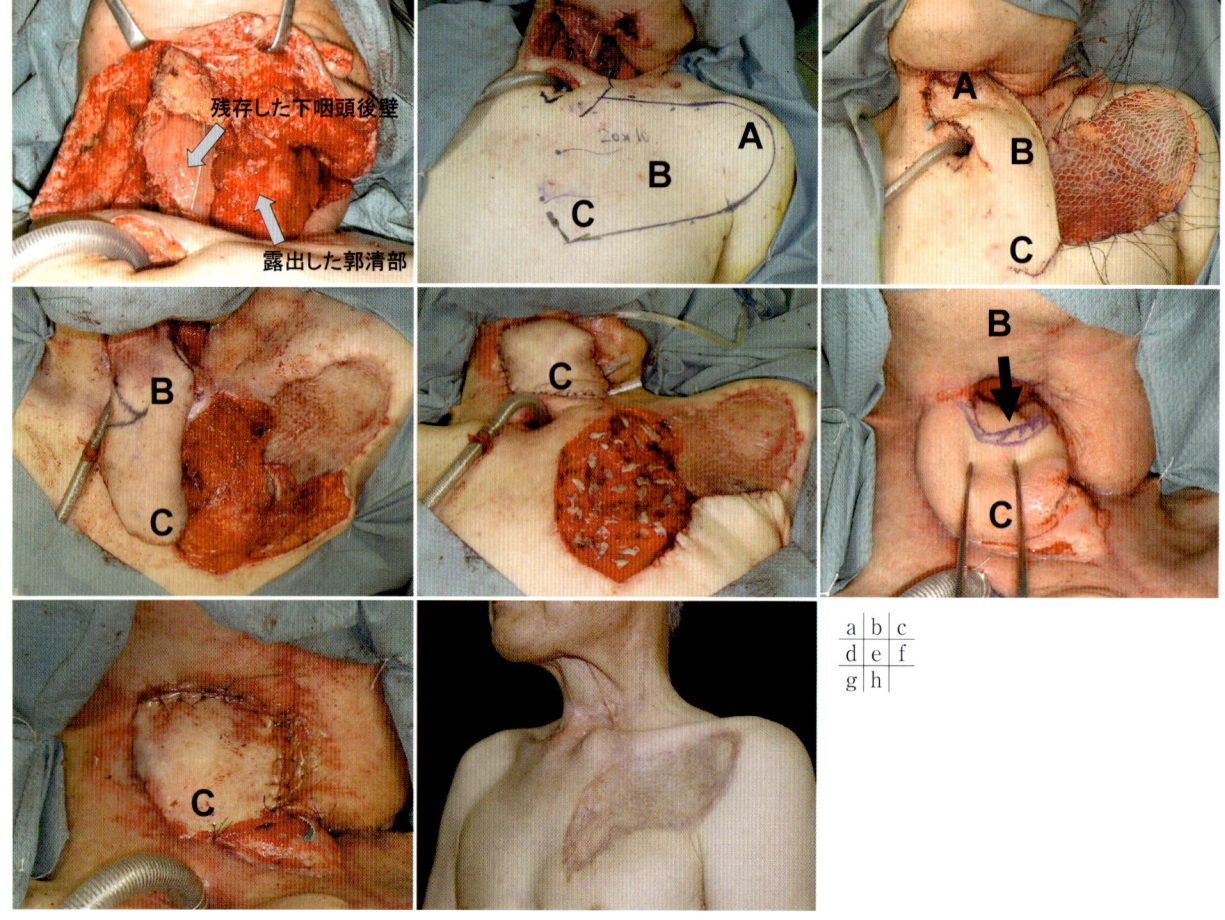

図 5. 喉頭全摘出後の咽頭皮膚瘻(下咽頭前壁欠損を伴う)の再建例

a：欠損部．喉頭全摘出後の縫合不全・瘻孔形成(放射線治療既往例)により咽頭皮膚瘻が拡大潰瘍化した．咽頭の前壁欠損と同部の皮膚欠損により，郭清部の露出を生じた．
b：皮弁デザイン．露出した郭清部(内頸動脈などの露出)の保護および咽頭前壁尾側の再建を第一目的とし，咽頭腔の全閉鎖と皮膚再建を二期的に行う予定とし，大きめの DP 皮弁をデザインした．
c：初回術後．咽頭前壁尾側の再建(A)と潰瘍面の被覆(B)を図った．これにより，創の清浄化が得られ郭清部の露出血管が保護された．その後，下咽頭前壁頭側の再建を二期的に行った．
d：皮弁切離のデザイン．DP 皮弁を基部で切離し，皮弁茎部(B)にて下咽頭前壁頭側を，皮弁基部(C)にて皮膚面の再建を予定した．
e：皮弁移行後．咽頭内圧による縫合不全を予防するため，小さな咽頭皮膚瘻を残して皮弁を縫合した．
f：瘻孔閉鎖デザイン．上記術後 2 週目に瘻孔を閉鎖した．斜線部は de-epithelialize して縫着
g：瘻孔閉鎖後．結果として，DP 皮弁先端(A)および茎部(B)にて下咽頭内腔を，DP 皮弁基部(C)にて皮膚面の再建を行った．
h：術後 10 か月．良好な経口食事摂取が得られている．ドナーサイトは網状分層植皮にて閉創

皮弁デザイン：DP 皮弁を基部で切離し，下咽頭内腔頭側を皮弁茎部(B)にて，同部皮膚欠損を皮弁基部(C)にて再建するようデザインした(図 5-d)．

皮弁移行後：縫合不全予防のための除圧を目的とし，小瘻孔を残して皮弁を縫着した(図 5-e)．

瘻孔閉鎖デザイン：上記術後 2 週目に，最終的に瘻孔閉鎖を行った(図 5-f)．

瘻孔閉鎖後：術後 10 日にて飲水開始し，術後 2 週目に咽頭造影を行い瘻孔のないことを確認し，食事摂取を開始した(図 5-g)．

術後 10 か月：良好な経口食事摂取が得られて

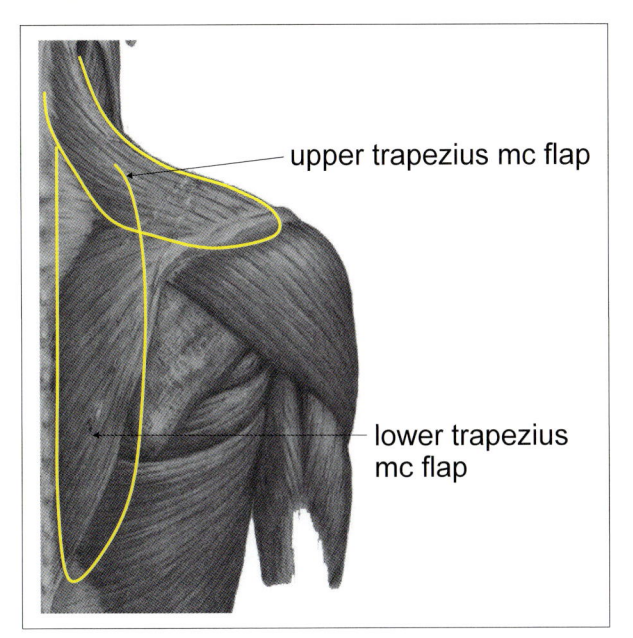

図 6. Upper trapezius mc flap と lower trapezius mc flap

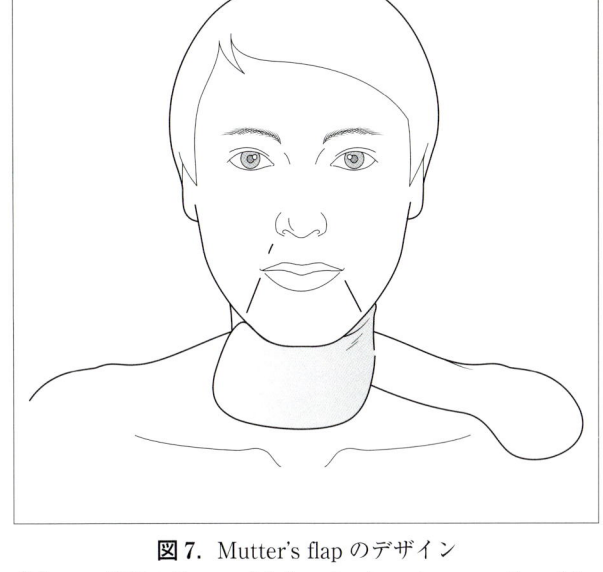

図 7. Mutter's flap のデザイン
（Mutter, T.D.：Cases of deformity from burns, relieved by operation. American Journal of Medical Sciences. 4：66-77, 1842. より引用改変）

いる（図 5-h）.

*コメント

　DP 皮弁先端の生着後に二期的に皮弁基部を切離することで皮弁全体を再建材料として用いることができ大きな組織欠損の修復も可能である.

7．考　察

　DP 皮弁は，複数の穿通枝領域を含む random pattern flap であると考え，デザインにおける縦横比や delay の適応を検討することで，安全かつ比較的自由な形の皮弁が作成できる応用範囲の広い再建材料である．その一方で，皮弁先端の生着は常に不安定であると認識し移植先での皮弁の取り扱いにはある程度の配慮が必要である．皮弁を分割したり折り返して使用する場合には，同部の血行や緊張に留意し，下咽頭・頸部食道再建などで縫合不全による leak が望ましくない部には皮弁先端を用いず，体表へのドレナージが容易な部にあてるなど，皮弁先端の壊死を念頭に置いた再建デザインの工夫が必要である.

II．僧帽筋皮弁（trapezius musculocutaneous flap）

1．僧帽筋皮弁発展の経緯

　僧帽筋皮弁は upper trapezius mc flap と lower trapezius mc flap に大別される（図 6）．前者は，熱傷後瘢痕拘縮解除に用いられた 1840 年 Mutter[8]の肩部皮弁（Mutter's flap，図 7）がその大元であり，本皮弁の血行を安定させるために僧帽筋を一部付着させた筋体付皮弁が僧帽筋皮弁の原型とされる．僧帽筋を含む肩部皮弁の報告には 1972 年 Conley[9]が下顎再建に用いた鎖骨・僧帽筋付きの肩部複合皮弁などがあり，その後，1979 年 Demergasso[10]，1980 年 Panje[11]が筋体を血管茎とすることの利点を明記し，これにより delay なしで皮弁移行が可能であること，筋体を茎とした島状皮弁として移行できることなどが示された.

　一方，後者 lower trapezius mc flap は，1977 年 McCraw J[12]による筋体血行の記載，1979 年 Mates & Nahai の Clinical Atlas of Muscle and Musclocutaneous flaps[13]に皮膚連続性が保たれた筋皮弁の臨床利用の記載がなされ，1980 年 Baek

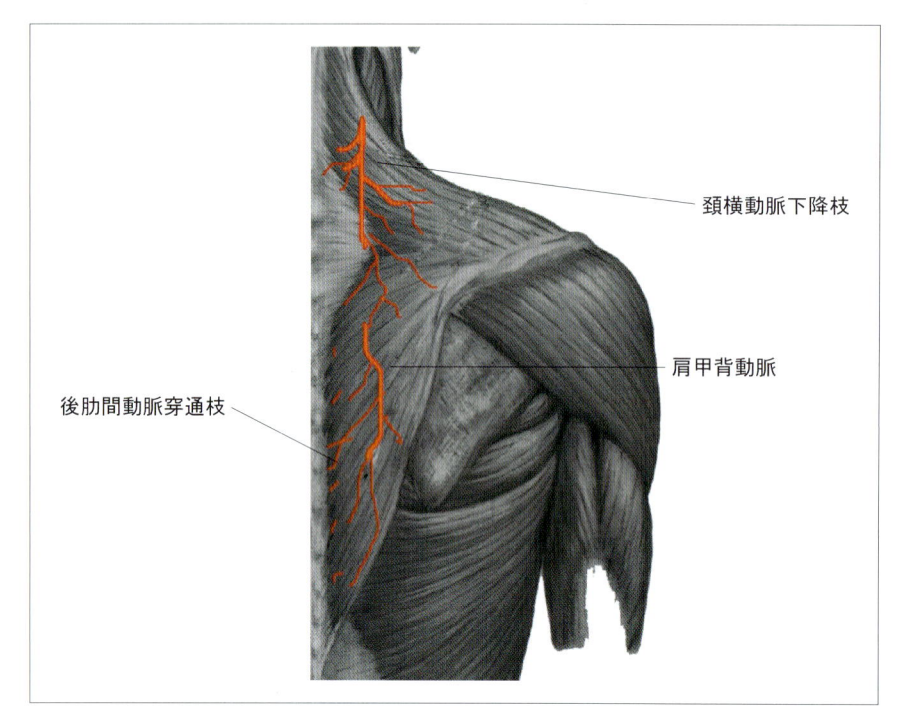

図8.
僧帽筋は，頚横動脈，肩甲背動脈，および後肋間動脈によって栄養される．Lower trapezius mc flap は，肩甲骨上縁までは頚横動脈下降枝，これより尾側は肩甲背動脈に支配される．

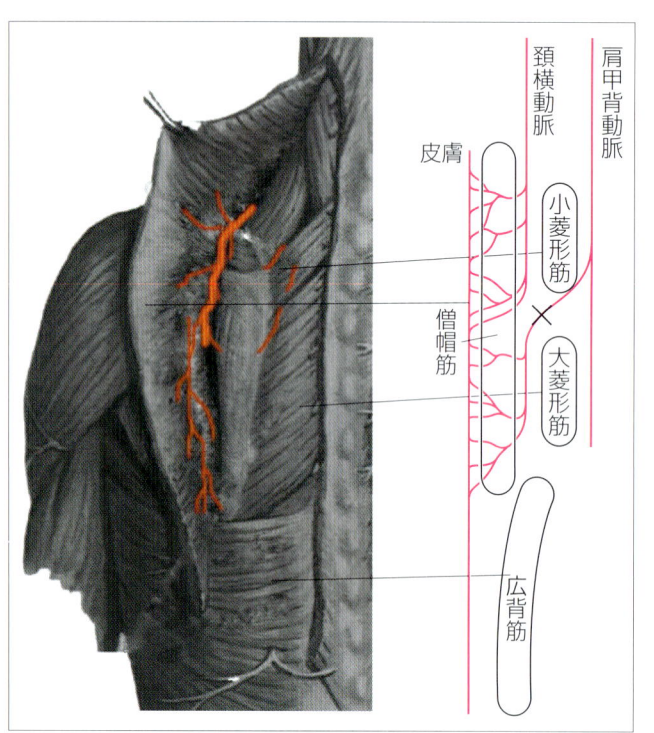

図9．Lower trapezius mc flap は皮弁挙上により大小菱形筋間より穿通する肩甲背動脈は切離され，結果として頚横動脈の下行枝によって栄養される．
(Uğurlu, K.: Extended vertical trapezius mycutaneous flap in head and neck reconstruction as a salvage procedure. Plast Reconstr Surg. 114: 339-350, 2004. より引用改変)

ら[14]によって筋皮弁としての血行の知見と島状筋皮弁としての臨床報告がなされた．これと前後して血管解剖に関する研究と臨床報告が複数なされlower trapezius mc flap として広く普及することとなった[14)～16)]．その後，整容面，血行の安定性などの理由から upper trapezius mc flap はあまり用いられず，lower trapezius mc flap が現在でも用いられる conventional flap の1つとなっている．遊離皮弁としての利用も報告されるが[18]，頭頚部領域では有茎の島状皮弁としての有用性が当初より示されている[14)19)21)]．一方，筋体を含まない僧帽筋上（lower portion）の筋膜皮弁・穿通枝皮弁は現在 SCA flap（superficial cervical artery flap）とされている．

2．血管解剖

僧帽筋の栄養血管は，頚横動脈，肩甲背動脈，および後肋間動脈の穿通枝であり，僧帽筋下方は主に頚横動脈下降枝と肩甲背動脈によって栄養される[15)～17)20)]（図8）**．Lower trapezius mc flap は，肩甲骨上縁までは頚横動脈下降枝，これより尾側は肩甲背動脈に支配されるが，皮弁挙上により大小菱形筋間より穿通する肩甲背動脈は切離され，結果として筋皮弁の栄養血管は主に頚横動脈の下行枝となる[20)]（図9）．

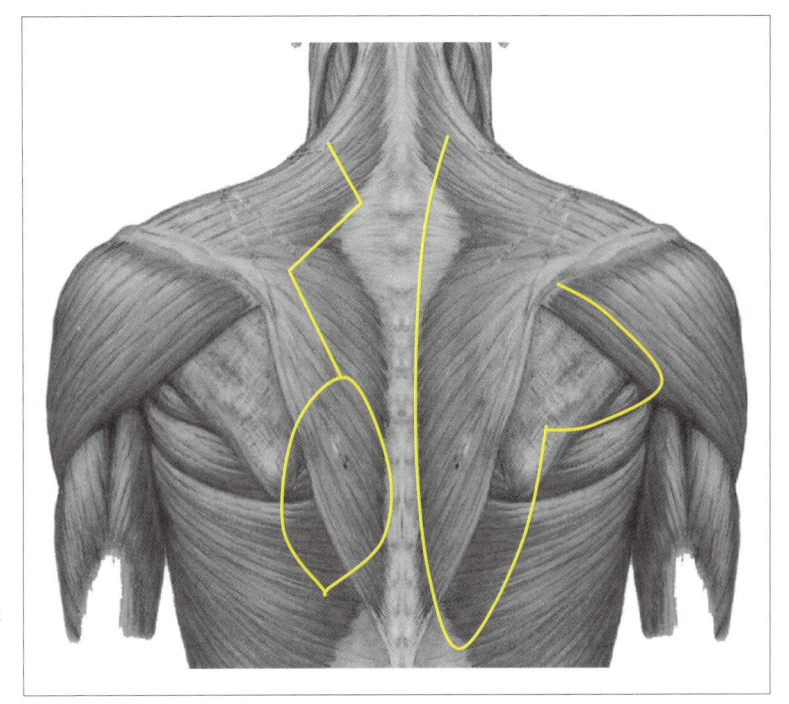

図10.
Lower trapezius mc flap のデザイン
左側：島状皮弁としてのデザイン例
右側：皮膚有茎の双葉皮弁としてのデザイン例．肩甲骨側に拡大し双葉皮弁として挙上することで主軸の閉創を容易にできる．

**付記

　僧帽筋の血行支配については，Mathes Nahai 分類の type Ⅱ（dominant pedicles として頸横動脈．minor pedicles として後頭動脈や後肋間動脈）とする記載[15]，type Ⅳ（dominant pedicles として頸横動脈と肩甲背動脈）とする記載[21]があり，後頭動脈，肩甲背動脈の関与には議論が残されている．頸横動脈の分岐に variation があるうえ，頸横動脈・浅頸動脈・肩甲背動脈を独立した別個の血管とする見解と，浅頸動脈・肩甲背動脈をそれぞれ頸横動脈の末梢血管とする見解があるなど，血管解剖の定義が明らかでないこともその一因と考える．解剖学用語では，「甲状頸動脈の枝に頸横動脈があり，頸横動脈の浅枝が浅頸動脈，浅頸動脈はさらに上行枝，下行枝に分岐する．頸横動脈の深枝が肩甲背動脈，あるいは下行肩甲動脈」とされる．

3．デザイン

　頭頸部領域に用いる traditional な lower trapezius mc flap のデザインは，幅は背部正中より肩甲骨中央まで，尾側は肩甲骨下端を越え広背筋部3～5 cm までとされる．しかしながら，皮弁デザインの境界に明確な指標はなく需要に応じて比較的自由なデザインが可能である．ポイントとして以下の3点が挙げられる．すなわち①皮弁移行の pivot point の位置，②皮弁を皮島とするか否か，③筋体を超えた拡大皮弁作成時の拡大の方向と大きさ，である（図10）．

① 皮弁移行の pivot point について

　Lower trapezius mc flap は広背筋に比して pivot point を頭側正中側に得られるため，後頭・側頭・頭頂部等の再建に有用である．一方，茎となる筋体を頸部上方まで切り込むと頸部ドナーサイトの陥没変形をきたすため，筋体の切り込みは肩部までとし僧帽筋上部を温存したほうがよい．

② 皮弁基部の皮膚連続性を保つか皮島とするか否か

　Lower trapezius mc flap は皮島弁として安全に移行できる利点が説かれている[6)9)12)13]．皮弁血行の安全性を維持するため皮弁基部の皮膚連続性を保ったままの筋皮弁移行の報告も多いが，この場合は筋膜皮弁（SCA flap など）の適応も検討するとよい．

③ 筋体を超えた拡大方向の作成

　筋体を超えた皮弁拡大の方向とその大きさは，cervicodorsal flap や cervicoscapular flap など fascio cutaneous flap での知見が参考となる．浅頸動脈穿通枝領域と肩甲回旋動脈穿通枝領域の連携により頸部から肩甲部への拡大が比較的安定していることも示され，また尾側への拡大はこの部が random pattern flap となることを考慮し広背

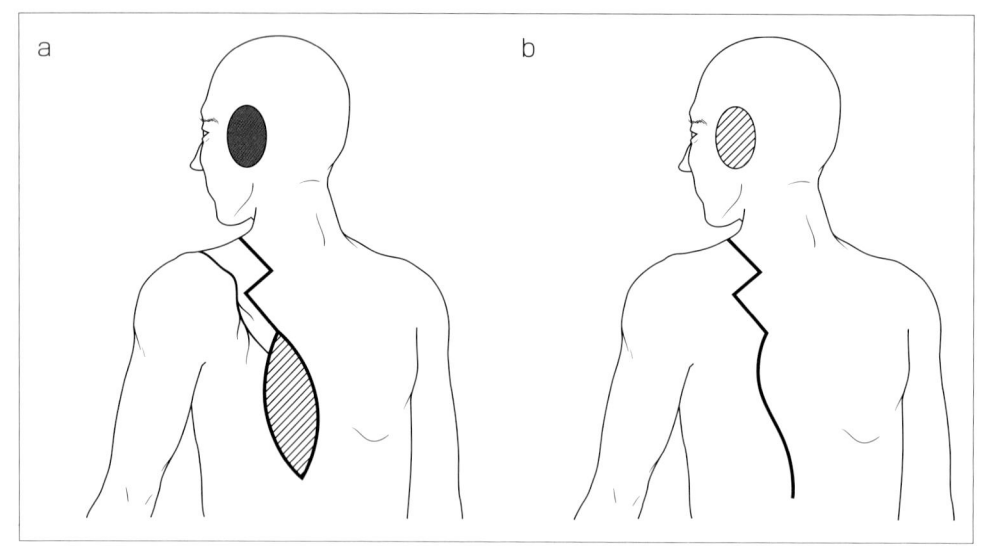

図11. 耳部欠損への島状僧帽筋皮弁による再建例
 a：lower trapezius mc flap の島状皮弁による再建のデザイン．茎となる筋体を頸部皮下を通し耳部に皮島を移行する．

筋上の筋膜を含め，症例によっては delay を適応することで相応の拡大が可能である．

4．手 技

皮弁(lower trapezius mc flap)を遠位側より挙上する場合，広背筋上の筋膜軟部組織は皮弁側に含め僧帽筋下縁から筋皮弁として挙上する．僧帽筋の挙上に伴い，大小菱形筋を貫いて僧帽筋を栄養する穿通枝は適宜切離されるが，血管茎となる頸横動脈の下降枝を僧帽筋下に含めて挙上する．僧帽筋の筋線維は縦横に走行し血管茎の走行には一致せず，筋皮弁挙上に伴い筋線維を横断する形で切離することになる(図9)．筋体の切離はあまり上方にもってこないほうが整容的(頸部の陥没変形)にはよい．ドナーサイトの閉創は，幅の狭い垂直皮弁では一期的縫縮とし，大きな拡大皮弁の場合は植皮などが行われる．また，後頸部領域の組織欠損に垂直皮弁を 90°回転させて再建する場合などには双葉皮弁を挙上し，主皮弁のドナーサイトに肩甲部の小皮弁を移行することで縫縮閉創を容易にすることができる(図10)．

5．適 応

下顎角部，耳部，後頸・後頭から頭頂部などが適応範囲である．適応を検討すべき他の再建材料として有茎広背筋皮弁や SCA flap が挙げられる．後頸から頭頂の正中側など広背筋皮弁の届きにくい部位では，皮弁移行の pivot point が頭側正中側にある僧帽筋皮弁が有用である．また，下顎部・耳部など骨欠損を含む組織欠損の再建で深部死腔充填を要する症例では，凹凸への適応と volume 充填の面から背部筋膜皮弁に比して僧帽筋皮弁が良い適応となる．

6．症 例

外耳道悪性腫瘍切除後の耳部欠損(骨切除を伴う欠損)への皮弁充填例を示す(図11)．後頸部組織欠損の多くは背部筋膜皮弁での再建が可能であり，僧帽筋皮弁は後頸部以遠の，耳部・下顎角部・後頭部などが良い適応となる．

7．考 察

僧帽筋部を含め背部では，筋皮弁，筋膜皮弁，穿通枝皮弁など様々な皮弁が作成されるが，実際の臨床の場では皮弁の血行確保を優先し，穿通枝皮弁としても血管茎のねじれを防ぐ目的で筋体を付着させたり，筋皮弁としても皮膚連続性を保ったまま(島状皮弁としない)移行するなど分類にとらわれない皮弁作成が行われる．僧帽筋皮弁もこれらの皮弁概念や工夫を取り込むことで，需要に応じた形態の皮弁挙上が可能となり適応はさらに広げられる．

IV．結 論

DP 皮弁と僧帽筋皮弁は，他の様々な皮弁の開発により適応は限定されつつある．しかしながら第一選択となる他の皮弁がすでに使用されてしまった症例や合併症例などの salvage flap として

有用である．デザイン・手技ともに細かな配慮が必要な穿通枝皮弁に比し比較的自由なデザインでの挙上が可能であるため，皮弁開発の経緯と基本手技を把握することで更に応用範囲を広げられると考える．

参考文献

1) Aymard, J. L. : Nasal reconstruction. Lancet. **2** : 888-891, 1917.
2) Bakamjian, V. Y. : A two-stage method for pharyngo-esophageal reconstruction with a primary pectoral skin flap. Plast Reconstr Surg. **36** : 173-184, 1965.
3) Harii, K. : Free deltopectoral skin flaps. Br J Plast Surg. **27** : 231-239, 1974.
4) Daniel, R. K. : The deltopectoral flap : an anatomical and hemodynamic approach. Plast Reconstr Surg. **55** : 275-282, 1975
5) Cormack, G. C., et al. : Internal thoracic artery Deltopectoral flap. The Arterial Anatomy of Skin Flaps. 308-309, Churchill Livingstone, NewYork, 1986.
6) 田井良明：Pectoral arcade flap による下咽頭頸部食道の再建．波利井清紀編．頭頸部再建外科最近の進歩．197-201，克誠堂出版，1994．
7) Feng, G. M. : Deltopectoral flap revisited Role of the extended flap in reconstruction of the head and neck. Scand J Plast Reconstr Surg Hand Surg. **40** : 275-280, 2006.
8) Mutter, T. D. : Cases of deformity from burns, relieved by operation. American Journal of Medical Sciences. **4** : 66-77, 1842.
9) Conley, J. : Use of composite flaps containing bone for major repairs in the head and neck. Plast Reconstr Surg. **49** : 522-526, 1972.
10) Demergasso, F. : Trapezius myocutaneous flap in reconstructive surgery for head and neck cancer : an original technique. Am J Surg. **138** : 533-536, 1979.
11) Panje, W. R. : Myocutaneous trapezius flap. Head Neck Surg. **2** : 206-212, 1980.
12) McCraw, J. B., et al. : Clinical definition of independent myocutaneous vascular territories. Plast Reconstr Surg. **60** : 341-352, 1977.
13) Mathes, S. J., et al. : Clinical Atlas of Muscle and Musculocutaneous Flaps. 50-53, The C. V. Mosby Company, St Louis, 1979.
14) Baek, S., et al. : The lower trapezius island musculocutaneous flap. Ann Plast Surg. **5** : 108-114, 1980.
15) Mathes, S. J., et al. : Clinical Applications for Muscle Musculocutaneous Flaps. 210-217, The C. V. Mosby Company, St Louis, 1982.
16) Cormack, G. C., et al. : Dorsal Trunk in The Arterial Anatomy of Skin Flaps. 138-139, Churchill Livingstone, New York, 1986.
17) Netterville, J. L., et al. : The lower trapezius flap. Arch Otolaryngol Head Neck Surg. **117** : 73-76, 1991.
18) Maruyama, Y., et al. : A lower trapezius myocutaneous free flap in facial reconstruction : a case report. J Microsurg. **2** : 214-218, 1981.
19) Yoshimura, Y., et al. : The use of lower trapezius myocutaneous island flaps in head and neck reconstruction. Br J Plast Surg. **34** : 334-337, 1981.
20) Yang, D., et al. : Trapezius Muscle : Anatomic Basis for Flap Design. Ann Plast Surg. **41** : 52-57, 1998.
21) Uğurlu, K., et al. : Extended vertical Trapezius Myocutaneous flap in head and neck reconstruction as a salvage procedure. Plast Reconstr Surg. **1144** : 339-350, 2004.

Ⅱ．有茎皮弁法

広背筋皮弁

浅井笑子　上田和毅

KEY WORDS　広背筋皮弁，胸壁再建

はじめに

　広背筋皮弁は筋皮弁の中で最大の広さを持つ皮弁であり，その報告は遠く1976年に遡り，Olivari[1]によって初めてなされた．その挙上の容易性，血行の安定性，豊富な組織量から日常広く用いられており，形成外科初心者にとって一番初めにその挙上を経験する筋皮弁であるといえよう．本稿ではこの最も汎用性の高い皮弁の1つである有茎広背筋皮弁について，適応，挙上に必要な解剖とコツについて臨床例を供覧しながら述べる．

Ⅰ．解　剖（図1，2）

　広背筋は背部全体を占めるヒト最大の筋であり，起始はT7-12，L1-5の棘突起および仙骨，腸骨稜の後方部，4本の下部肋骨の外側表面で，停止は上腕骨近位前方の結節間溝である．機能は上肢を正中部に伸展，内転，回転し，肩を後下方に下ろすことである．広背筋皮弁の血管茎はMathes & Nahai 分類[2]のⅤに属し，主血管茎1本と分節型の混合型(1本の太い茎が筋停止部に，何本かの分節型の血管茎が筋の起始部にある)である．すなわち，胸背動静脈を主栄養血管とするが，側胸部の肋間動脈からの穿通枝も存在し，また背部正中部では腰動脈の穿通枝から分節型血行支配を受ける．いずれの血行でも筋全体が生着可能である．皮膚への血行は筋体を貫いた多数の細い穿通枝によって保たれる．

　主血行である胸背動脈は，肩甲下動脈の連続で，肩甲下動脈はその基部から約3cmのところで，三角窩を抜けて後方へ向かう肩甲回旋動脈を分岐し，さらに下方に胸背動脈が連続する．胸背動脈の筋体への侵入部は腋窩動脈分岐部から遠位に8〜10cm，筋の外側縁から正中に約2.6cmのところの筋裏面に存在する．筋に侵入してすぐに胸背動脈は外側枝と内側枝に分かれる．通常外側枝のほうが太く，筋の前縁から約2.1cm正中側を前縁と平行に走行する．筋の遠位側では外側枝は，内側枝と平行な，1本以上の分枝を出す．内側枝は筋の上縁の約3.5cm下を上縁と平行に，外側枝と45°の角度を成しながら上縁と平行に走る．筋に入る手前で，胸背動脈は前鋸筋に1本以上の分岐を出す．伴走静脈は1本だけである．

　神経支配は胸背神経(C6，7，8)で，胸背神経は腕神経叢の後索から起こり，腋窩動静脈の後ろを外下方より入ってくる．腋窩部では肩甲下動脈の基部より3cm正中側に存在する．3〜4cm走行すると血管束と伴走するようになる．この神経は血管神経束の入り口の1.3cm近位で外側枝と内側枝に分かれ，各々の枝はその伴走血管とともに走行する．胸背神経血管束は，ほとんどが外側枝と内側枝を持つが(86％)，内側枝がなく，外側枝から内側へ向けて小さな枝を出す例が14％程度存在する．肩甲下動静脈の分岐の仕方にはいくつかの変異があるので，基部まで剥離する場合は注意する[3]．

Ⅱ．適　応

　一般には，有茎で被覆可能な範囲として肩部，乳房を含む前方・側・後の胸壁が挙げられ，さら

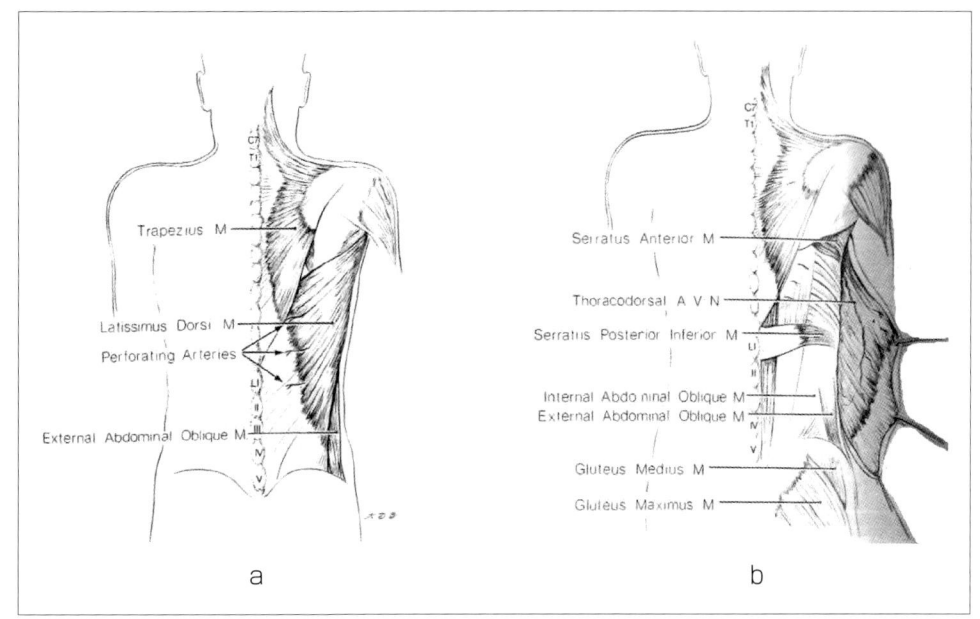

図1.
背部の筋の解剖図
（文献4より引用）
　a：背部の筋の表面解剖図
　b：広背筋を挙上したときの背部の筋の深部解剖図

に筋の停止部を切離して血管茎を腋窩動静脈からの分岐部まで剝離すれば頭頸部，後頸部，あるいは対側の前胸部まで到達させることが可能となる．具体的な症例としては，放射線潰瘍，開胸術後の胸骨骨髄炎，乳房欠損，胸部のペースメーカー・腹膜透析用シャントなどの異物の露出，腋窩部の瘢痕拘縮などに有用である．口腔内や咽頭部欠損，頭頸部再建では，大胸筋皮弁に比べ手術体位の設定がやや難しいが，広範な欠損の再建が可能で皮弁採取部の犠牲が少ない．また，分節型の血行を利用した後方の advancement flap は髄膜瘤の形成にも有用である[4]．はじめに筋の欠損による機能的障害は少ないと述べたが，松葉杖を使用する患者あるいは車いす利用時に push up を行う患者に対しては，その適応は慎重でなければならない．なぜなら，肩関節を後下方に下ろす作用の代償筋がないためである．

Ⅲ．皮弁の挙上および移植

胸背動静脈が存在しないことは極めて稀といわれているが[5]，手術侵襲や放射線の影響を受けて閉塞している可能性もあるので，術前準備として栄養血管の胸背動静脈が開存しているかを確認する必要がある．理想的かつ最も確実な確認法としては血管造影であるが，カラードップラー血流計

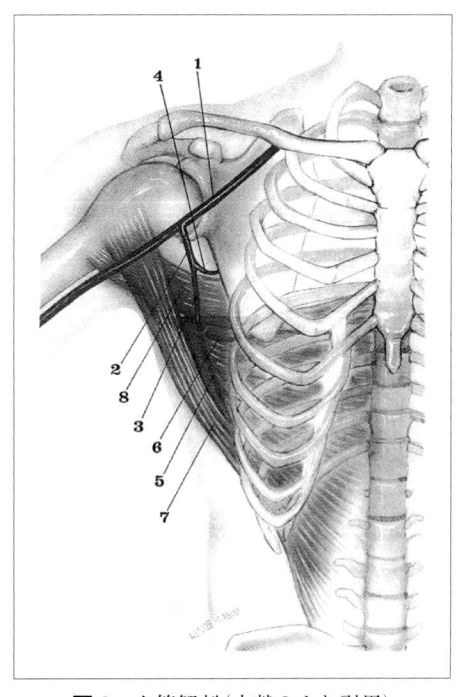

図2. 血管解剖（文献3より引用）
　1：腋窩動脈
　2：肩甲下動脈
　3：胸背動脈
　4：肩甲回旋動脈
　5：胸背動脈外側枝
　6：胸背動脈内側枝
　7：広背筋
　8：大円筋

も有用である．少なくとも広背筋の萎縮がなく，収縮機能が正常であるなどを確かめ栄養血管の開存を確信したうえで，筋皮弁の作成を計画する[6]．

1．皮弁の挙上

A．胸背動静脈を血管茎とする場合

側臥位，肩関節内転位にて手術を始める．皮島をつける場合，多くの穿通枝があるので皮島の大きさや形は自由度が高く，筋体の上方と前方は筋の欠損部でも皮島を拡大できるが，原則として広背筋の上にデザインする．皮島は最大 40×20 cm で作成可能である．広背筋の実際の前縁は手で触れる筋肉の前縁より数 cm 前方にあるので，デザインの際，注意する．皮弁のデザインの前方部皮膚に筋膜に達するまで切開を加えたら，広背筋の前縁が確認できるまで前方に向かって筋膜下を剥離する．広背筋は筋肉の走行が上前方から後下方に向かい，筋線維の走行が異なる前鋸筋の上に重なっているので，両者の判別は容易である．広背筋の前縁が確認できたら，筋肉を皮弁とともに剥離挙上する．筋の裏面に剥離を進め，血管柄およびそれが筋肉に入る位置を確認する．筋裏面の剥離の際は筋束近位部にペンローズドレーンを通し，筋を反転させると視野が得やすい．さらに皮膚切開を腋窩に伸ばして，血管神経束の剥離を進める．前鋸筋への分枝は血管柄が筋肉に入る位置より手前数 cm の部分にあるので，広背筋を単独で移植するときは結紮する．血管茎の起始部を剥離し，その開存を視触診にて確認して皮弁挙上の安全性を直接確認したら，皮弁全体の挙上に入る．

必要な範囲にわたって皮島を切開し，広背筋の裏面を剥離するが，傍脊柱部では肋間動静脈からの血管分枝が肋間ごとにあり，多くの結紮を要する．次に筋体を少しずつ結紮しながら，皮弁遠位部を切離し，起始部に向かって切離していく．筋体の切離は，リニアカッターなどを用いて簡便に行う方法もあるが，放射線潰瘍切除後などの感染のリスクが高い recipient への移植の場合には，切離後に残存する金属片に感染する恐れがあるので避けたほうがよい．また，同様の理由で筋束を絹糸で結紮するのは避けたほうが無難ではないかと考える．胸背動静脈と伴走する胸背神経は切離しても問題ないが，神経支配のない筋は 25～50% 程度萎縮するので，volume が必要なときは温存しておく．上腕骨につく停止部をつけたままでも正中まで十分到達するが，この停止部を切離すると，移動距離はさらに延長される．停止部を剥離する際は，広背筋の下面に入る胸背動静脈を損傷しないように注意する．栄養血管であるこの胸背動静脈は，筋体内に入るところまでは筋肉下面より剥離が可能で，前鋸筋への枝などを結紮切断し，肩甲回旋動静脈との分岐部まで剥離すると 10 cm ほどの長さの血管柄とすることができ，さらに移動距離が増す．

皮弁の幅が 10 cm までの場合は採取部の一期的縫縮可能だが，それ以上の場合は植皮が必要である．

また，硬性再建などで肋骨付きとする場合は，9番または 10 番の肋骨を含んで挙上することが多い．骨は 12 cm まで含むことが可能である[3]．皮弁の挙上は下部より行い，含める肋骨の下の肋間部で止める．次にその肋間部で肋間筋に切開を入れ，肋骨の両側に切開を入れる．肋骨を胸膜から剥離し，全体を上方に剥離していく．

B．筋起始部側を血管柄とする場合

いわゆる reverse latissimus dorsi MC flap である．背部の欠損部の被覆に用いる．

腹臥位で挙上を行うが，背部中央近くにある肋間動静脈からの穿通枝または傍脊柱部の腰動静脈からの穿通枝を複数温存する．

2．皮弁の移植

乳房再建については他稿に譲る．ここでは胸壁再建および頭頸部再建時の皮弁移植法にて述べる．

胸壁再建において，通常，肋骨が 10 cm 以上にわたって 3 本以上連続して切除あるいは連続性が断たれた場合には胸壁動揺 frail chest の防止のため硬性再建が必要とされる[7]．硬性再建の材料として proline mesh や gore-tex patch，marlex mesh，ナタンプレート，吸収性プレートなどの人

工材料[8]，あるいは腸骨[9]や肋骨[10]などの自家骨が用いるが，術前から感染がみられる例あるいは放射線潰瘍などで移植床の血行が不良な場合などでは人工物の使用は避けたほうが望ましい[11]．

また開胸になった場合は，皮弁側の筋肉と肋間筋または胸骨，肋骨などの骨断端とを密に縫合し，胸腔が完全な閉鎖腔となるようにし，胸腔ドレーンを挿入する．これは胸腔内に露出した皮弁のraw surfaceからの排出を行う意味でも重要である．骨への固定は骨に小孔を開けて確実に行う．人工材料の移植を行う場合にも，同様に周辺の骨と確実に縫合して固定する．筋皮弁自体の厚みのために皮島の縫縮に緊張がかかることが多々あるが，そのような場合には皮弁の血行を優先して無理をせずに皮弁の側面に植皮を行い，後日皮弁が生着した後に必要があれば切除縫縮を行う[12]．

次に頭頸部再建についてだが，通常頸部に移行する場合には大胸筋上を通すが，さらに上方部まで移行する場合には，距離を伸ばすため大胸筋下を通す．頸部の瘻孔の閉鎖，皮膚の補填のほか食道の再建にも用いられる．食道の管腔を作る場合，皮島部が再建管腔の内側になるようにして，広背筋皮弁の遠位端中央部を咽頭断端部の後壁中央に縫合固定し，側方から前方正中へと左右ともそれぞれに縫合を進め，咽頭断端全周にわたり広背筋皮弁の縫合を終える．次に，咽頭前壁正中から食道断端方向へ広背筋皮弁の皮膚同士を縫合し，皮膚管を作成する．皮弁で作成された皮膚管の近位端を食道断端と縫合すると，欠損部が皮弁で作られた皮膚管で補間される．縫合部の瘻孔形成を予防するため，それぞれの縫合部は筋肉で被覆する．縫合材料は感染に対する抵抗性を考え，モノフィラメント吸収糸の使用が勧められる．

いずれの場合にも採取部，移植部ともに必ず持続吸引ドレーンを挿入する．一部に植皮を施した場合でも，皮弁と植皮の境界部を密に下床に縫合固定すれば陰圧になるため，ドレーンを留置することができる．

3．術中の注意点

腋窩部での血管神経束の剥離の際には，上肢の過伸展に注意しなければならない．これは鎖骨弓が腕神経叢の上幹を頸椎に押しつけることにより，上肢の麻痺や感覚障害を引き起こす危険性があるためである．

また，主要血管の結紮では，胸背動脈からの術後出血がありうるので，血管クリップの使用は避け，縫合糸で確実に結紮を行う[13]．

4．術後管理

持続吸引ドレーンは1日量20 ml以下が3日以上続いたら抜去する．胸腔ドレーンの場合は20 ml以下になった時点で24時間クランプし，排出液量，胸部X線写真に異常がないかを確認してから抜去する．また，下咽頭・頸部食道再建の場合は術後絶飲食とし，水溶性造影剤による透視にて再建食道に問題がなければ術後2週目ごろから飲水を許可し，通過状態を見ながら食事内容を変えてゆく．

上肢は術後2週間，運動制限をする．

Ⅳ．代表的症例の供覧

症例1：70歳，女性

36年前に左乳癌にて定型的乳房切断術，術後放射線療法を施行された．3年前より腋窩部に腫瘤を生じ，生検の結果myxofibrosarcomaと診断された．腫瘍を5 cm離して腋窩部血管神経束上で切除した．この際，胸背動脈本幹も巻き込まれていたため合併切除し，胸背動脈の前鋸筋枝を茎として前鋸筋を含めて12×23 cmの皮弁を挙上した．腋窩部の血管神経束上を皮弁にて被覆し，他の欠損部および採取部に生じた欠損部には網状植皮を行った．腫瘍の再発もなく，腋窩部の可動性も良好である(図3)．

症例2：68歳，女性

20年前に右乳癌に対し，定型的乳房切断術，術後放射線療法を施行された．数年前より右胸部に皮膚炎症状が出現し，潰瘍形成も認められるようになった．手術は2本の肋骨を含めて切除した

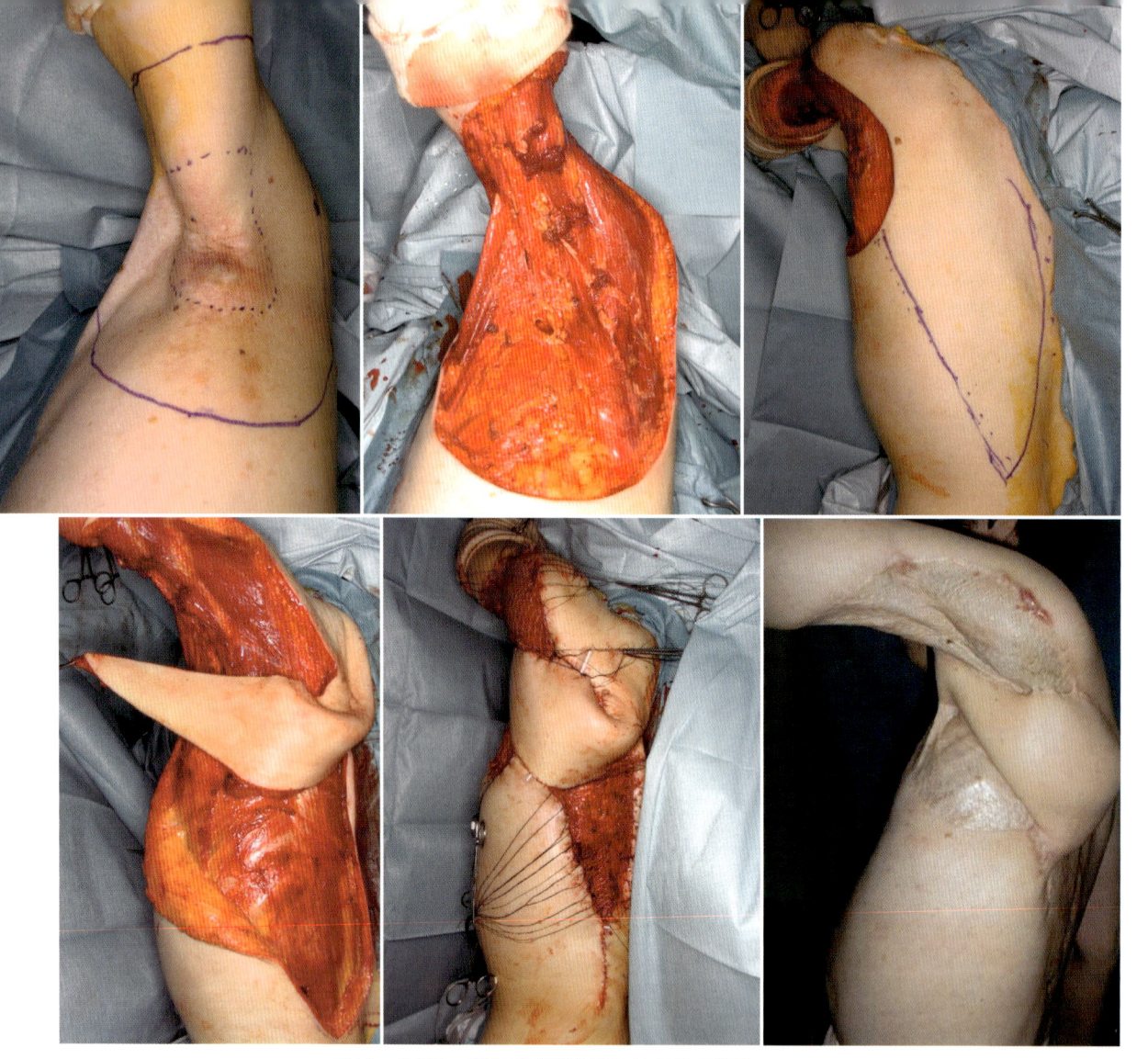

図3．症例1：腋窩部悪性腫瘍に対する手術例
a：術前の状態．腫瘍端より5cm離してデザインした．
b：腫瘍切除後の状態
c：皮弁のデザイン
d：皮弁を挙上した状態
e：皮弁縫合および植皮終了時
f：術後2年3か月

a	b	c
d	e	f

が，壁側胸膜は温存でき，開胸には至らなかった．欠損部が大きかったため，筋肉の欠損部も含めて皮島をデザインし，28×20cmの有茎広背筋皮弁を移植した．起始部の離断および硬性再建は行わなかった．背部の生じた欠損部には，大腿部から採皮した分層植皮片を移植した．皮下のドレーンは術後10日目に抜去した．皮弁は全生着し，潰瘍の再発もない（図4）．

症例3：57歳，男性
　食道癌切除後胸骨前食道再建が行われたが，壊死のため欠損を生じた．6×14cmの有茎広背筋皮弁を挙上し，血管茎部を基部まで剝離して停止部を切離した状態で皮下トンネルを通して胸部正中に移行した．同部の皮膚および皮島にて皮膚管を作成して咽頭断端および肛門側断端と吻合して一期的に食道を再建し，表面には全層植皮を行っ

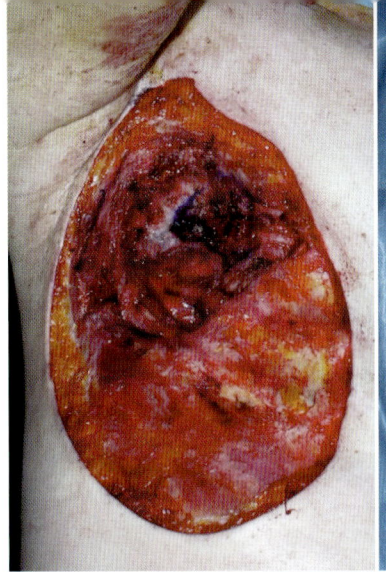

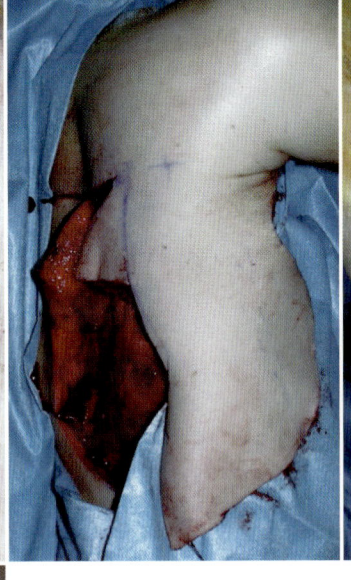

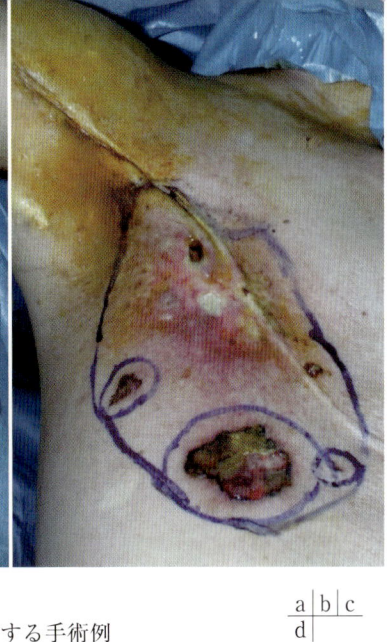

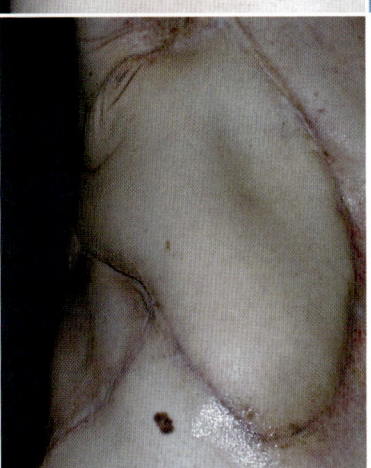

図 4.
症例 2：右胸部放射線潰瘍に対する手術例
 a：術前．潰瘍部と皮膚切除の範囲
 b：欠損部．一部壁側胸膜が露出している．
 c：挙上した広背筋皮弁
 d：術後 7 か月

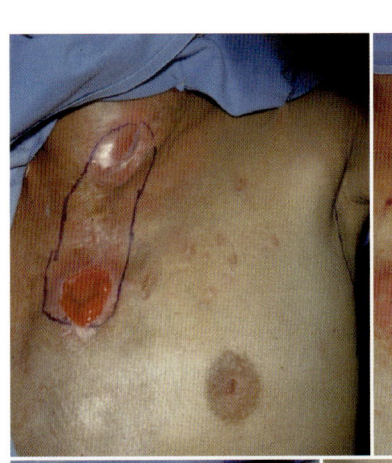

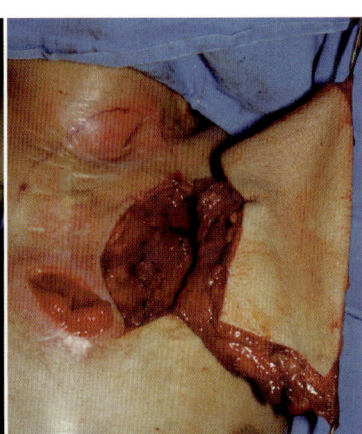

図 5.
症例 3：食道癌術後食道欠損に対する手術例
 a：術前．再建予定部をマーキング
 b：欠損部．皮弁を皮下トンネルに通して胸部正中に移行した状態
 c：再建食道の後壁として前胸部の皮膚を利用し，前壁を広背筋皮弁にて再建した．
 d：術後 5 年

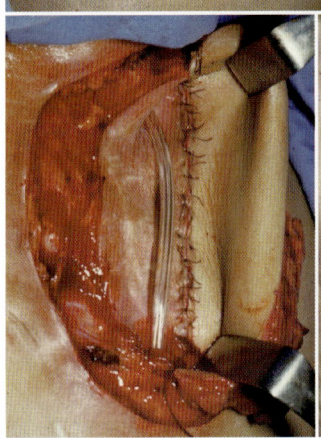

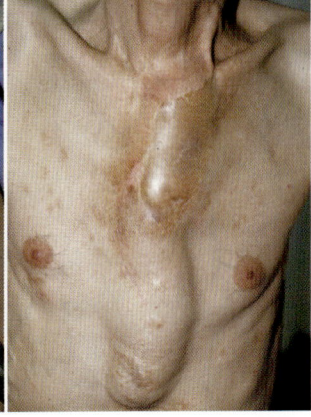

た．皮弁は全生着し，経口摂取可能となった(図5)．

結　語

　広背筋皮弁は有茎皮弁として長い間利用されおり，広背筋皮弁の進化型ともいうべきTAP皮弁が開発された後も依然として繁用されている．その理由として，長い血管茎と太い優位血管を持つため血行が非常に安定していること，血管神経束解剖に変異が少なく，挙上が比較的容易であることが挙げられるが，それだけではない．広背筋皮弁は最も大きな皮島と筋体を含ませうる皮弁であり，しかも筋を採取しても，大円筋と大胸筋が代償的に働くため，機能的障害はほとんどない，という点に最大の特徴がある．さらに，外側枝と内側枝で皮弁を分けてbilobed型としたり，前鋸筋やscaplar flap, parascapular flap, またはvascularized scapular boneまたはribを組み合わせることにより多様な形態の再建や硬性再建にも対処可能である．胸壁前面から頚部にかけての人体の重要部分の再建材料として，広背筋皮弁は欠くことのできない存在であり，その特徴に精通し適切に利用できることは優れた形成外科医の一条件であろう．

参考文献

1) Olivari, N.：The latissimus flap. Brit J Plast Surg. **29**：126, 1976.
2) Mathes SJ, Nahai F：Classification of vascular anatomy of muscles：Experimental and clinical correlation. Plast Reconstr Surg. **67**：1177-1187, 1981.
3) Strauch, B., ed al.：Chapter 11 BACK Latissimus Dorsi Flap. Atlas of Microvascularsurgery. 482-523, Thieme medical pubrisher New York, 1993.
4) McCraw, J. B., et al.：Repair of major defects of chest wall and spine with the latissimus dorsi myocutaneous flap. Plast Reconstr Surg. **62**：197-206, 1978.
5) 坂東正士：第2章　体幹　胸部　広背筋による再建．図説臨床形成外科講座6　6巻　整容，体幹，泌尿・生殖器，下肢．94-97, メジカルビュー社，東京，1987.
6) 一瀬正治：11 皮弁・筋皮弁による下咽頭・頚部食道の再建．波利井清紀監修．形成外科ADVANCEシリーズⅠ-10　腫瘍切除後の再建．102-108, 克誠堂出版，東京，1996.
7) 波利井清紀監修：Ⅸ　腫瘍切除後の再建．TEXT形成外科学．371, 2004.
8) Deschamps, C., et al.：Early and long-term results of prosthetic chest wall reconstruction. J Thorac Cardiovasc Surg. **117**：588-591, 1999.
9) Pitrowski, J. A., et al.：Early and long-term results of prosthetic chest wall reconstruction. J Cardiovasc Surg. **37**：179-181, 1996.
10) Tuncozgur, B., et al.：Chest wall reconstruction with Autografts in dogs and report of a clinical case. Eur J Cardiothorac Surg. **16**：292-295, 1999.
11) 吉村陽子，中嶋龍夫：13　胸壁再建．波利井清紀監修．形成外科ADVANCEシリーズⅠ-10　腫瘍切除後の再建．117-125, 克誠堂出版，東京，1996.
12) 上田和毅：筋皮弁による胸壁再建．波利井清紀編．皮弁・筋皮弁実践マニュアル．全日本病院出版会，東京，116-124, 2002.
13) 光嶋　勲，成島三長：筋皮弁，筋膜皮弁，穿通枝皮弁の標準的手技．形成外科．**50**増刊号：S213-S219, 2007.

Ⅱ. 有茎皮弁法

有茎腹直筋皮弁
―乳房・胸壁・会陰部・骨盤腔の再建―

松田　健　　矢野健二　　細川　亙

KEYWORDS　　腹直筋皮弁，乳房再建，胸壁再建，会陰部再建，骨盤腔再建

緒　言

　腹直筋皮弁は古くより用いられている筋皮弁の1つであり，現代においてもその比較的容易な手技，安定した血行，移植可能な組織量の大きさなどにおいて利用価値は高い．有茎皮弁として用いる場合には上方茎，下方茎いずれも使用可能であり，その到達範囲は広い．有茎腹直筋皮弁を用いることにより，マイクロサージャリーの手技を用いずに大きな組織を比較的容易かつ安全，確実に移植可能である．

Ⅰ. 解　剖

　腹直筋は左右一対の太い筋体を有する筋肉であり，恥骨結合，恥骨稜から起こり，第5～第7肋軟骨および胸骨剣状突起に停止する．左右の筋体は正中部で白線によって分かれており，また，左右の筋体は各々3本の腱画で区切られている．最も尾側の腱画は臍のやや尾側にあり，これと停止部の間に2つの腱画が存在している．左右それぞれの筋体は筋鞘に包まれている．腹直筋全長にわたって前面は外腹斜筋から連続する前鞘に覆われているが，腹横筋から連続する後鞘は弓状線より尾側で欠損しており，腹直筋採取後の腹壁の脆弱化，腹壁ヘルニアに注意が必要である．腹直筋の血行動態パターンはMathes分類[1]のtype Ⅲ (two vascular pedicles, each arising from a separate regional artery)に属しており，内胸動脈の末梢枝である上腹壁動脈(superior epigastric artery)と外腸骨動脈の分枝である下腹壁動脈(inferior epigastric artery)により栄養されている．腹部皮膚の血流は下腹壁動脈系からの支配がより優位である[2]が，これら2つの血管系は臍周囲で互いにネットワークを形成しており，皮弁挙上にあたってはいずれも血管柄として利用可能である．有茎皮弁として用いる場合，乳房を含めた上部腹壁～胸壁領域の欠損には上腹壁動脈を栄養血管とする上方茎，下部腹壁，鼠径～大腿部，骨盤腔～会陰・殿部領域の欠損には下腹壁動脈を栄養血管とする下部茎の皮弁が用いられる．腹直筋からの皮膚穿通枝の主なものは臍周辺に多く存在しており，上方茎，下方茎いずれの場合においてもこの領域を皮弁に含めて挙上するのが安全である．

Ⅱ. 手　技

　デザインした皮島に沿って皮膚・皮下組織を切開，筋膜に達する．皮弁外側より筋膜上を剥離，腹直筋鞘外側に達する．筋膜上の剥離をさらに内側に進め，筋膜を貫く外側列の皮膚穿通枝を確認したところで筋膜上の剥離を中止する．腹直筋採取部反対側についても同様に筋膜上の剥離を進め，白線を越えて内側列の皮膚穿通枝を確認したところで剥離を中止する．臍周囲に皮膚穿通枝が多く存在しているので，この部分の筋膜(腹直筋前鞘)を皮弁側に含める．術後の腹壁の脆弱化を予防するため，筋膜の切除は必要最小限とする．特に，弓状線のレベルより尾側での筋膜の切除を少なくすることを心がける．腹直筋外側縁から約2cm，腹直筋内側縁から約1cm程度の幅の筋膜は温存可能である．筋膜の切開部から腹直筋鞘内

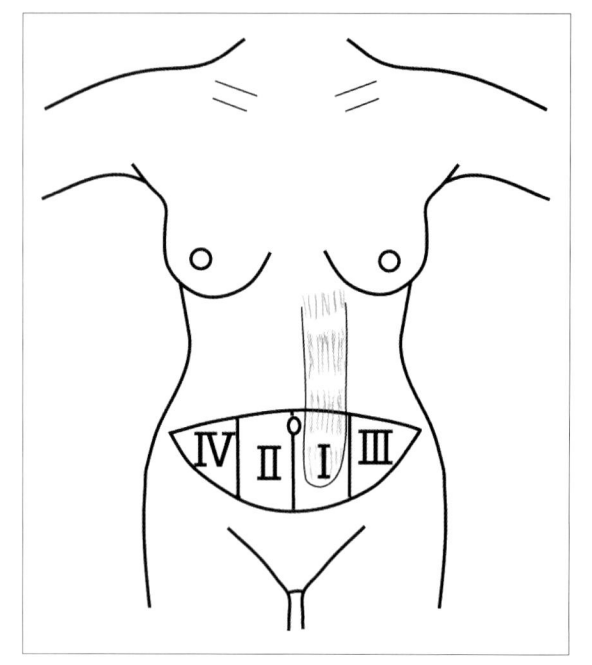

図1. 腹直筋皮弁(TRAM flap)の zone 分類
Zone Ⅰ：採取する腹直筋上の皮弁であり，最も血流が良い．
Zone Ⅱ：採取する腹直筋と反対側の腹直筋上の皮弁
Zone Ⅲ：採取する腹直筋と同側かつ外側の皮弁
Zone Ⅳ：採取する腹直筋と反対側かつ外側の皮弁
血流は zone Ⅰ＞Ⅲ＞Ⅱ＞Ⅳの順であり，zone Ⅳは壊死の危険性が高い．

に入り，筋体と筋鞘の間を可能な限り鈍的に剥離する．腱画の部分では筋鞘への癒着があるので一部鋭的に剥離を進める必要があり，その際に筋体の挫滅が起こらないように注意する．上方茎の皮弁の場合，外側下方から流入する深下腹壁動静脈を同定，剥離，結紮し，尾側で筋体を切断，恥骨から切離して上腹壁動静脈を茎とした皮弁を挙上する．血管吻合付加を想定している場合はこれらを外腸骨動静脈からの分岐部付近まで剥離し，その根部で切離して血管吻合に備える．下方茎の皮弁の場合，臍の頭側で筋体を切断，同部位において上腹壁動静脈を同定し，結紮切離，頭側から尾側に向かって剥離を進め，下方茎の皮弁を挙上する．皮弁の挙上が進むと外側から腹直筋筋体裏面に流入する深下腹壁動静脈が容易に確認できる．なお，虫垂切除術の際に本動静脈が結紮されている場合があり，虫垂切除術の術後瘢痕を認める症例では術前にカラードップラーエコーなどで確認

しておくのが望ましい．筋体の恥骨からの起始部の切離は必ずしも必要ではなく，皮弁の到達範囲が不足する場合にのみこれを行う．上方茎の皮弁の場合，皮弁採取後は残存腹直筋断端を弓状線の後鞘尾側端に逢着し，後鞘の補強を行った後，筋体前鞘を縫縮する[2]．前鞘の縫縮が困難な場合にはマーレックス®メッシュなどの人工材料も使用可能ではあるが，前述のように前鞘をできるだけ温存するように挙上した場合においては通常一次縫縮が可能である．縫縮に用いる糸は 3-0 程度のナイロン糸を用いている．

臍形成(多くの場合で必要となる)を行い，陰圧吸引ドレーンを留置して閉創する．少なくとも術後数か月程度は腹帯や補正下着で皮弁採取部の安静を図る．

Ⅲ．適 応

1．乳房再建

腹直筋皮弁はその採取可能な volume が大きく，術中体位変換が不要，皮弁採取に伴い腹部の膨隆が矯正されるなど，多くの利点を有しており，乳房再建においては極めて有用である．有茎皮弁として乳房再建に用いる場合，再建乳房の反対側の腹直筋を利用する．横方向に皮島をデザインするものを横軸型腹直筋皮弁[4] (Transverse Rectus Abdominis Musculocutaneous flap；以下，TRAM flap)，縦方向に皮島をデザインするものを縦軸型腹直筋皮弁[5)6] (Vertical Rectus Abdominis Musculocutaneous flap；以下，VRAM flap)と呼ぶ．

A．横軸型腹直筋皮弁(TRAM flap)

本皮弁は片側の腹直筋を血管柄とし，皮島のデザインは臍より尾側の下腹部皮膚・皮下脂肪を採取する横方向の紡錘形とする．皮弁各領域の血行については zone 分類が用いられており(図1)，皮弁の血行は zone Ⅰ (採取する腹直筋上の皮弁)が最も良好で，zone Ⅲ (採取する腹直筋と同側かつ外側部の皮弁)，zone Ⅱ (採取する腹直筋の対側腹直筋上の皮弁)，zone Ⅳ (採取する腹直筋の対側かつ外側部の皮弁)となるにしたがって血流

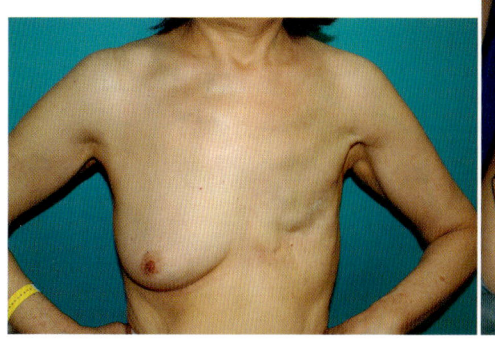

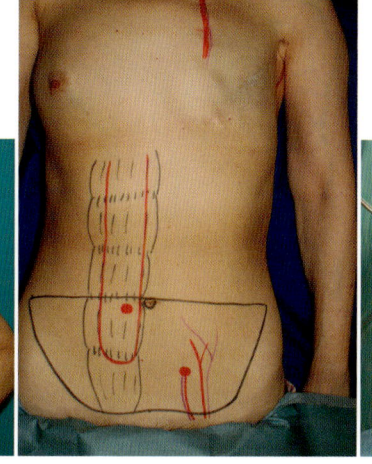

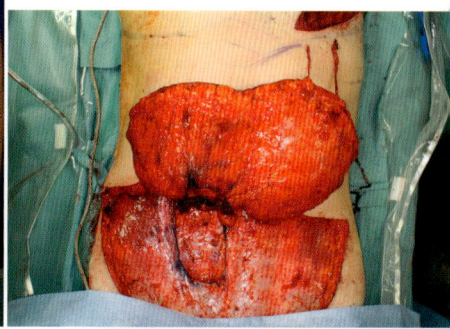

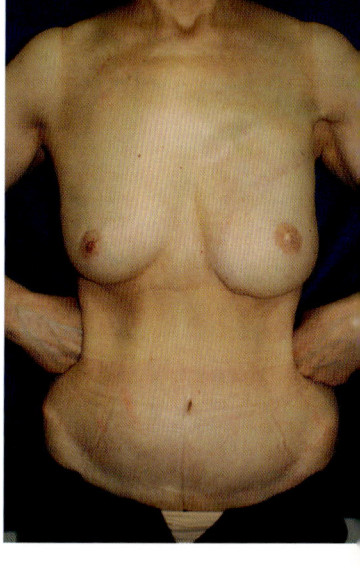

図2.
症例1
左乳癌に対する非定型的乳房切除術後，TRAM flap による再建
　a：術前の状態
　b：TRAM flap のデザイン．組織の必要量が大きいと考えられたため対側の浅下腹壁動静脈への血管吻合付加を予定した．
　c：対側浅下腹壁動静脈を同定，剝離した後，TRAM flap を挙上した．
　d：術後3年の状態

は悪くなる．zone Ⅳは壊死の危険性が高く，通常は用いられないが，再建に必要な組織量が大きい場合など，内胸動静脈，胸背動静脈などとの血管吻合付加による皮弁生着域の拡大を図る場合もある[7)～9)]．帝王切開や開腹手術の既往など，下腹部の術後瘢痕がある場合には zone Ⅱ と Ⅳ の血流はさらに悪化することになり，対側への血管吻合付加なしに本皮弁を使用するのは危険である．TRAM flap では皮弁採取創は下着に隠れる部位となり，皮弁採取部の整容的な面において優れている．

B．縦軸型腹直筋皮弁（VRAM flap）

本皮弁は採取する皮弁の大部分が腹直筋上に位置しているために皮弁全体の血流が TRAM flap よりも良好である．また，腹部正中に術後瘢痕が存在するような症例においても安全に用いることができる．一方で皮弁採取創は縦方向の長い正中創となり，皮弁採取部の整容的な面において TRAM flap に劣る．

2．胸壁再建

多くの場合，整容的な再建よりもより確実な創閉鎖が重視されることもあり，VRAM flap，もしくはそれに準じた皮島のデザインを好んで用いている．胸壁の全層欠損においては胸郭の再建に人工物を用いることも多く，人工物の被覆のためにも volume の大きい，血流の良好な本皮弁は極めて有用である．

3．胸骨骨髄炎，縦隔炎に対する再建

胸骨周囲ならびに前縦隔の充填を目的として多くの場合 VRAM flap を用いる．心臓外科手術後の胸骨骨髄炎，縦隔炎の患者では左内胸動脈がバイパス手術等で使用されている場合も多く，右腹直筋の使用を原則とする．その場合においても術前にカラードップラーエコーなどで必ず右内胸動脈の開存を確認しておく必要があり，さらに皮弁挙上後の血行不良に対して血管吻合付加が必要となった場合にも対応可能とするために深下腹壁動静脈を長く剝離，根部で結紮してから皮弁を挙上

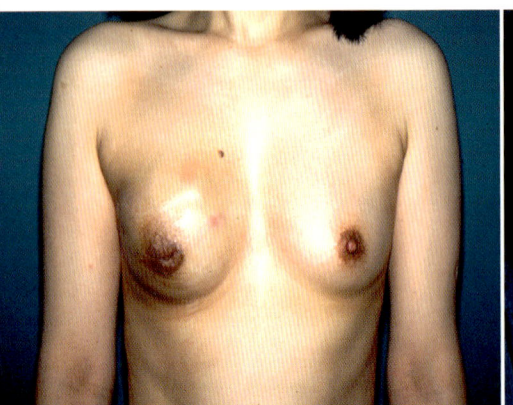

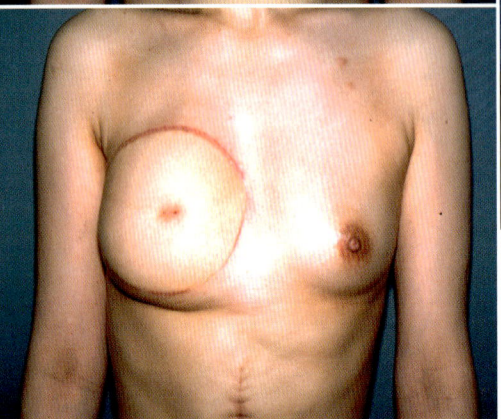

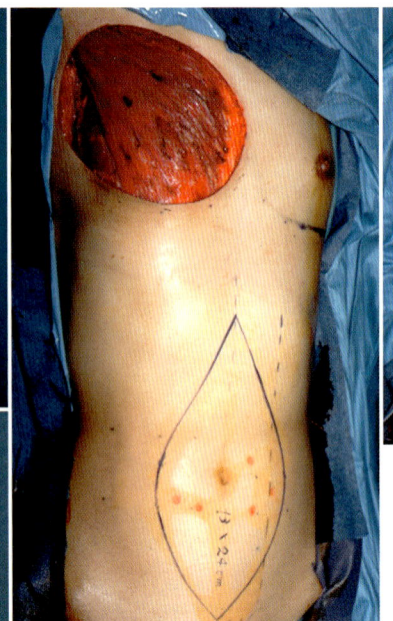

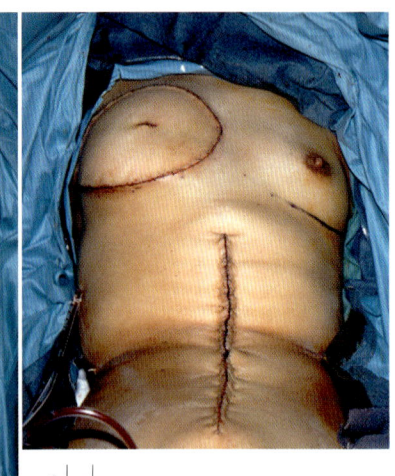

図3.
症例2：右乳癌に対する非定型的乳房切除術，VRAM flapによる再建
 a：術前の状態．皮膚浸潤を認めた．
 b：欠損に対し13×24 cmのVRAM flapをデザインした．
 c：手術終了時の状態
 d：術後1年3か月の状態

するのが望ましい．充填するための組織量が不足する場合には大網弁や大胸筋弁の併用も考慮すべきである．

4．骨盤腔，会陰部再建

下方茎とすることで大腿前面〜内側，鼠径部〜会陰部，殿部の深達性皮膚欠損や潰瘍の修復・再建に用いることができる．また，進行直腸癌に対する骨盤内臓全摘術において，術後の骨盤死腔炎の予防のために，VRAM flapを用いた骨盤腔充填を積極的に行っている．下腹部から季肋部付近にかけての長い皮島をデザインすることにより，皮弁は腹腔内を通り，骨盤底もしくは会陰部まで容易に達する．皮膚欠損が小さく一次縫縮可能な場合，皮弁はすべて脱上皮して用いるが，一次縫縮できない程度の皮膚欠損が生じた場合には皮弁の皮膚を用いて再建が可能である．

IV．症　例

症例1（図2）：60歳，女性
左乳癌に対して非定型的乳房切除術施行後（図2-a），TRAM flapによる二期再建を予定した．右腹直筋を血管茎とした14×34 cmのTRAM flapをデザインした（図2-b）．大きな組織量が必要と考えられたため，同側の内胸動静脈もしくは胸背動静脈への血管吻合付加を予定し，採取腹直筋の反対側の浅下腹壁動静脈を同定，剥離した後，TRAM flapを挙上した（図2-c）．同側胸背動静脈への血管吻合付加を行い，皮弁はzone IVを含め完全生着した．術後21か月の時点でskate flapと大腿内側基部からの全層植皮術による乳輪乳頭再建術を施行した．術後3年の状態は，乳房の大きさ，形ともほぼ対照的である（図2-d）．

症例2（図3）：38歳，女性
右乳癌に対し非定型的乳房切除術が予定された症例．皮膚浸潤を認め（図3-a），腫瘍切除後広範な皮膚欠損を生じた．欠損に対し13×24 cmのVRAM flapをデザインし（図3-b），再建を行った（図3-c）．皮弁は完全に生着した（図3-d）．

症例3（図4）：65歳，女性
左乳癌再発の症例．腫瘍拡大切除の結果，13×

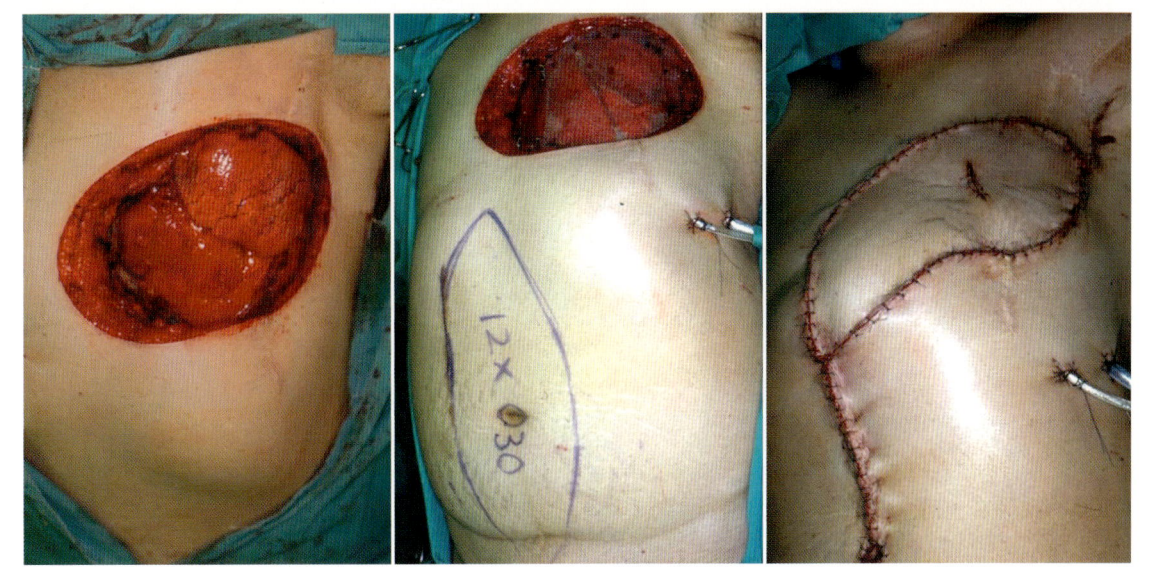

a│b│c　　　　　　　　**図4. 症例3：左乳癌再発例に対する再建**
　　　　　a：再発腫瘍拡大切除後に13×20 cmの胸壁の全層欠損を生じた．
　　　　　b：マーレックス®メッシュを使用して胸郭を再建した後，皮膚，皮下組織の欠損に対して
　　　　　　 右腹直筋を茎とする12×30 cmのVRAM flapをデザインした．
　　　　　c：手術終了時の状態

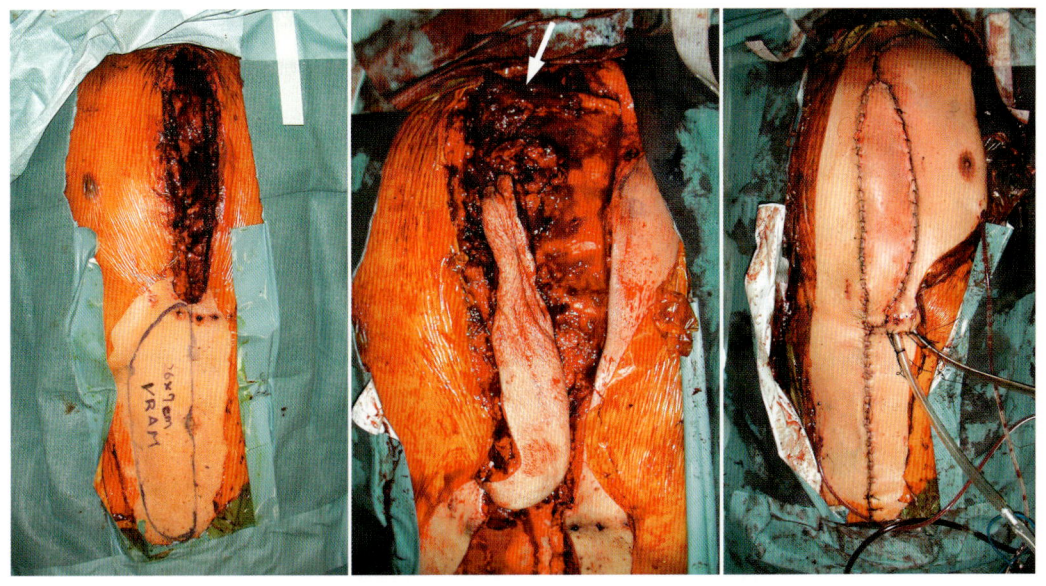

a│b│c　　　　　　　　**図5. 症例4：弁置換術後の縦隔炎に対する再建**
　　　　　a：心臓外科による弁置換術後に縦隔炎を生じた症例．心臓外科医による胸骨ならび
　　　　　　 に前縦隔のデブリードマンの後，右腹直筋を茎とする25×7 cmのVRAM flapを
　　　　　　 デザインした．
　　　　　b：VRAM flapを欠損部に移動させ，前縦隔の充填を図った．充填組織量の増量を図
　　　　　　 るため，大胸筋弁（矢印）を併用した．
　　　　　c：手術終了時の状態．血管吻合付加は行っていないが，皮弁の血行は良好であった．

有茎腹直筋皮弁―乳房・胸壁・会陰部・骨盤腔の再建―　　*131*

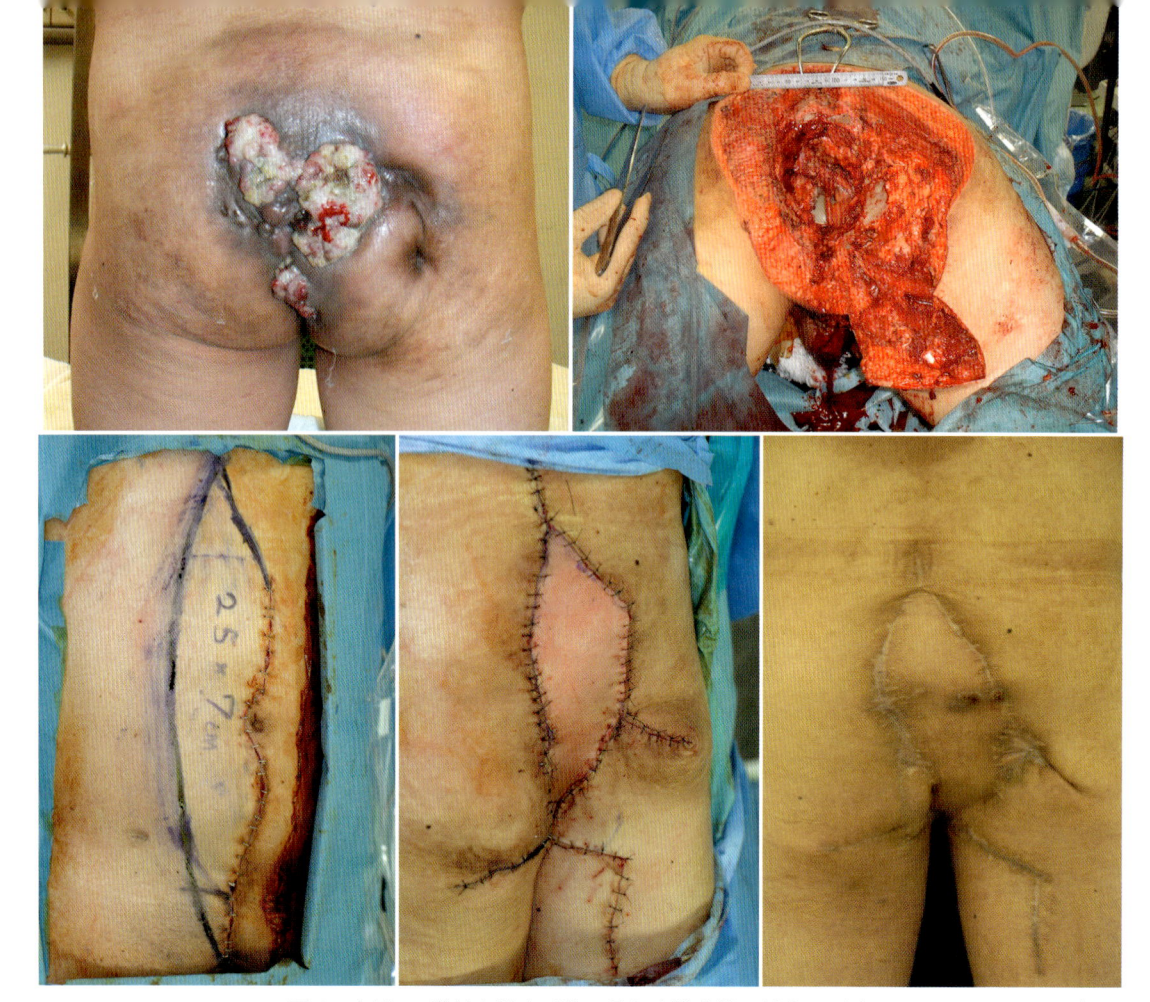

図6. 症例5：進行直腸癌再発，骨盤内臓全摘に対する再建
a：術前の状態．高度な皮膚浸潤を認める．
b：骨盤内臓器の全摘出に加えて仙骨の尾側約3/4，皮膚の広範切除の結果，30×25 cmの皮膚欠損を生じた．
c：右腹直筋を茎とする25×7 cmのVRAM flapをデザインした．
d：VRAM flapと欠損周囲の局所皮弁を組み合わせて欠損を閉鎖した．
e：術後1年の状態．創治癒が得られ，経過良好である．

a	b
c	d	e

20 cmの胸壁の全層欠損を生じた(図4-a)．マーレックス®メッシュを使用して胸郭を再建した後，皮膚，皮下組織の欠損に対して右腹直筋を茎とする12×30 cmのVRAM flapをデザインし，再建を行った(図4-b, c)．皮弁は完全生着した．

症例4(図5)：74歳，男性

心臓外科による弁置換術後に縦隔炎を生じた．術前にカラードップラーを用いて右内胸動静脈の開存を確認した．心臓外科医による胸骨ならびに前縦隔のデブリードマンの後，右腹直筋を茎とする25×7 cmのVRAM flapをデザインした(図5-a)．血管吻合付加が必要になる可能性を考慮し，右深下腹壁動静脈を基部まで剥離してから切離した．さらに縦隔を充填する組織を増量するために左大胸筋弁を挙上，腹直筋と併せて縦隔の充填を行った(図5-b)．VRAM flapはその先端まで十分な血行を有していたので血管吻合付加は行わなかった(図5-c)．

症例5(図6)：52歳，男性

進行直腸癌の再発，皮膚浸潤に対し骨盤内臓全摘術が予定された(図6-a)．骨盤内臓器の全摘出に加えて仙骨の尾側2/3が切除された．殿部の皮

膚浸潤が高度で，皮膚も広範に切除された結果，30×25 cm の皮膚欠損を生じた（図6-b）．右腹直筋を茎とする25×7 cm の VRAM flap をデザインし（図6-c），これと欠損周囲の局所皮弁を組み合わせて欠損を閉鎖した（図6-d）．術後1年の時点で再発を認めておらず，経過良好である（図6-e）．

V．考察・結語

 有茎腹直筋皮弁は血行の点でかなり安定しており，欠損部位に応じ上方茎または下方茎を選択することで比較的安全に，極めて広い範囲に豊富な組織量を移植することができる．乳房再建においては自家組織のみで比較的大きな乳房が再建可能であること，術中の体位変換が不要など，その利点は多い．TRAM flap は皮弁採取創が下着で隠れる目立たない部位に位置しており，整容的に優れている．同皮弁は一部の血流が不良となることが多いが，血流不良部の切除，血管吻合付加などで解決可能である．VRAM flap は皮弁採取創が長い正中創となり，皮弁採取部の整容面では TRAM flap に劣るが，皮弁の血行は TRAM flap より優れており，乳房再建のみならず，縦隔の充填や胸壁の全層欠損の再建にも安全に用いることができる．また，血管茎を下方にとれば大腿，鼠径部，会陰部，殿部にも到達させることができ，これらの部位での再建にも用いることができる．いずれの場合においても腹直筋ならびに筋鞘を採取することによる採取部腹壁の脆弱化を生じることがあり，注意を要するが，その到達範囲の広さとともに大きな組織量をマイクロサージャリーを用いずに簡便，確実に移植可能である点は非常に大きな利点であり，この点において他に代わるものがない極めて利用価値の高い皮弁ということができる．

参考文献

1) Mathes, S. J., et al.：Classification of the vascular anatomy of muscles；experimental and clinical correlation. Plast Reconstr Surg. **67**：177-187, 1981.
2) Boyd, J. B., et al.：The vascular territories of the superior epigastric and the deep inferior epigastric systems. Plast Reconstr Surg. **73**：1-16, 1984.
3) 矢野健二：腹直筋皮弁．矢野健二編．乳がん術後一期的乳房再建術―乳がん術式に応じた乳房再建のテクニック．75-105, 克誠堂出版, 2007.
4) Hartrampf, C. R., et al.：Breast Reconstruction with the transverse abdominal island flap. Plast Reconstr Surg. **67**：177-187, 1982.
5) Robbins, T. H.：Rectus abdominis myocutaneous flap for breast reconstruction. Aust NZJ Surg. **49**：527-530, 1979.
6) Drever, J. M.：Total breast reconstruction. Ann Plast Surg. **7**：54-61, 1981.
7) Harashina, T., et al.：Augmentation of circulation of pedicled transverse rectus abdominis musculocutaneous flaps by microvascular surgery. Br J Plast Surg. **40**：367-370, 1987.
8) Beegle, P. H., et al.：Microvascular augumentation of TRAM flap circulation("Supercharged" TRAM). Hartrampfs Breast Reconstruction with Living Tissue, edited by Hartrampf C. R. 175-182, Humpton Press Publication, 1991.
9) Yamamoto, Y., et al.："Turbo charging" the vertical rectus abdominis myocutaneous(turbo-VRAM)flap for reconstruction of extensive chest wall defects. Br J Plast Surg. **47**：103-107, 1994.

Ⅱ. 有茎皮弁術

SEPA皮弁 ―男性外陰部再建など―

江浦重義　青木 律　百束比古

KEY WORDS　浅外陰部動脈皮弁(superficial pudendal artery flap), 外陰部再建

緒　言

外陰部皮膚欠損に対する再建方法は機能的, 整容的な観点から様々な皮弁が報告されている. 外陰部は特殊な機能が混在し, 形態的にも複雑な三次元構造であるため, 薄く柔軟性に富み, カラーマッチ, テクスチャーマッチのよい薄い皮弁は, 機能と整容両面で質の高い再建を行ううえで有用である. 本稿では男性の外陰部, 特に陰嚢, 陰茎の皮膚欠損の再建について浅外陰部動脈皮弁(superficial pudendal artery(SEPA)flap)を用いた再建法について述べる.

初めてのSEPA皮弁は, 1984年にDiasらによりcadaver 12例を用いた浅外陰部動脈の血管解剖と, 臨床として手指の皮膚欠損に対する遠隔皮弁による再建と尿道下裂と尿道上裂の再建に応用した報告である[1]. その後のSEPA皮弁の報告例としては手指の再建や尿道下裂の再建や陰茎形成等が散見されるが[2], 外陰部に近く, 挙上が極めて簡便であり, 皮弁を菲薄化可能で, 有軸のため皮弁としての血行も安定しており, さらに採取部位が下着で隠せるなどの利点があり, したがって外陰部の再建に極めて有用である.

Ⅰ. 血管解剖

浅外陰部動脈は大伏在大腿静脈接合部(sapheno-femoral junction)の位置で大腿動脈より内側に走り, 大腿静脈上方か大伏在静脈と大腿静脈の

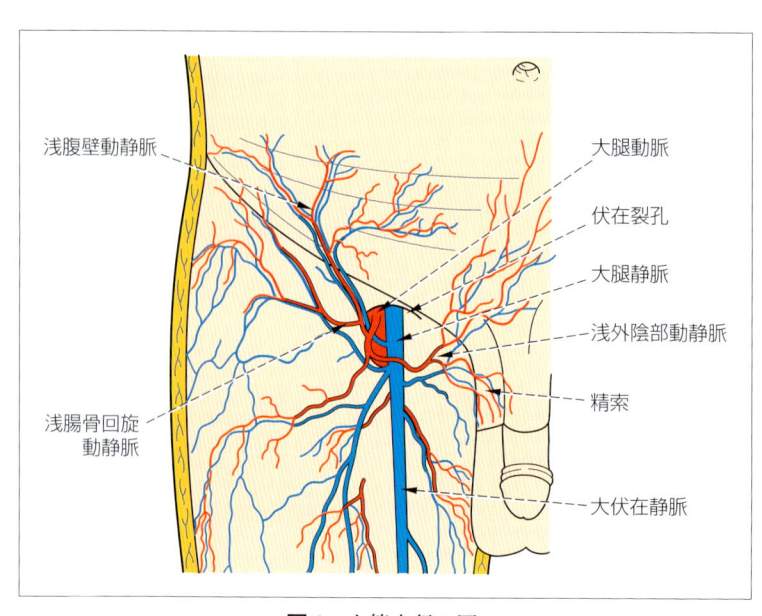

図1. 血管走行の図

間を走行する．浅外陰部動脈の起始部の径は約2 mm である．大腿鞘と篩状筋膜を貫き恥骨結節方向に向かい，陰茎，陰嚢や浅鼠径輪に分枝を出した後，浅鼠径輪にて精索上を通り，Scarpa 筋膜と Camper 筋膜との間に入り，臍に向かい次第に浅層に移行しながら上行する[1]．その走行する層としては，恥骨結合と臍の間を四等分すると尾側1/4 では Scarpa 筋膜上，その後 Camper 筋膜下，Camper 筋膜上を走行し，頭側1/4 では皮下を走行する[3]．浅外陰部動脈の遠位1/2 では，対側の同動脈や同側の浅下腹壁動脈と皮下血管網が存在している[4]．また浅外陰部動脈の走行に沿って浅外陰部静脈が存在し，大伏在静脈に流入する（図1）．

II．皮弁のデザイン

皮弁は欠損の大きさに合わせ片側か両側の浅外陰部動脈を茎としてデザインする．片側の浅外陰部動脈を茎とする場合も対側の同動脈と血管網を形成しているため正中線を超えて皮弁をデザインすることもできる[5]．より大きな皮弁が必要な場合は両側を茎とする．両側を茎としてデザインした場合，陰茎根部の皮膚を残し完全に bipedicle にすることによって，その間から陰茎を通し陰嚢や陰茎の欠損部に皮弁の移動が容易になる．術前に恥骨結節外側で acoustic doppler flowmetry もしくは color doppler ultrasonography にて浅外陰部動脈を同定しマーキングしておく．皮弁は皮膚茎でも皮下茎でも作成可能である．皮弁の遠位端は臍下まで延長可能であるが欠損の大きさに合わせて作図する（図2-a，3-b）．

III．手術手技と適応

通常全身麻酔下で行うが，片側を茎とする場合では局所麻酔下でも手術可能である．体位は砕石位で行う．皮弁は遠位より皮弁に血管を含むように挙上し，恥骨結節付近では Scarpa 筋膜下に行い，再建部位に緊張なく移動できるようにする．皮弁の挙上の際に下腹壁動脈の穿通枝が確認されるが，切断し確実に止血する[1]．皮弁の移動に必要なだけ剝離，挙上し栄養血管を露出させる必要はない．術前にマーキングした血管周囲2 cm ほどに近づいたら，特に注意し血管を損傷しないように剝離を進める．皮弁の縫合時には辺縁に糸をかけすぎないようにする．術後血腫は感染や皮弁壊死の原因ともなるため，ペンローズドレーンもしくは陰圧吸引ドレーンを留置する．片側，両側を茎とした場合でもドナーは縫縮可能であるが，両側を茎とし広範な皮弁を挙上し縫縮できない場合はドナーの欠損の辺縁を縫合し縮小したのち植皮する．

IV．術後管理

皮弁の血行評価は色調や温度，リフィリングを観察し，皮弁茎部においてはドップラーによる血行の確認を行う．皮弁が腫脹し暗赤色に変化した場合は抜糸を行い皮弁の緊張を緩める必要がある．皮弁の血行に不安がある場合は，プロスタグランディン製剤を用いることもある．静脈血栓症のリスクファクターが高い場合には術後ヘパリンを投与する．皮弁をフィルムで保護し，低残渣食やフレキシシールを使用するなどして便汚染を避ける．

適応は腫瘍切除後，感染（フルニエ壊疽）による皮膚欠損，外傷や熱傷により陰茎，陰嚢に皮膚欠損などである．

V．代表症例

症例1：55歳，男性

20年前の交通事故による脊髄損傷（Th6）で坐骨部褥瘡が発生し，外来にて軟膏治療を行っていた．坐骨部の潰瘍より陰嚢の発赤腫脹，握雪感を認め，フルニエ壊疽と診断された．坐骨部から外陰部にかけてデブリードマン施行し，右鼠径から陰嚢にかけての皮膚欠損に対し左浅外陰部動脈を茎とする皮弁をデザインし120°回転し欠損部を被覆した．ドナーは一期的に縫縮可能であった．術後坐骨部の褥瘡の再発はみられたが，皮弁での被覆部位は生着した（図2）．

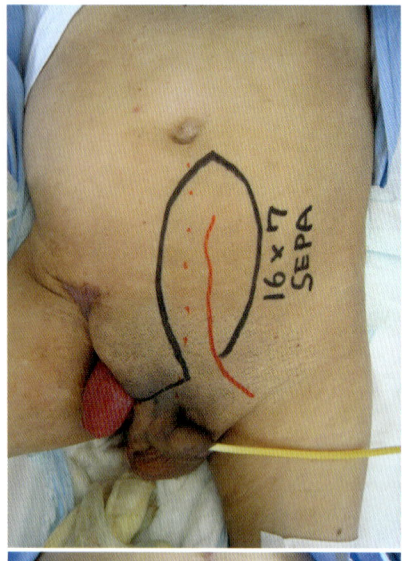

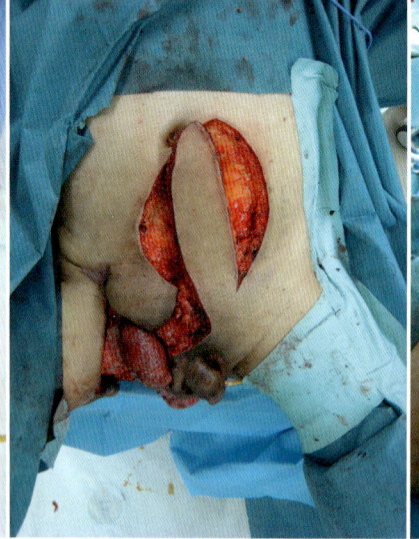

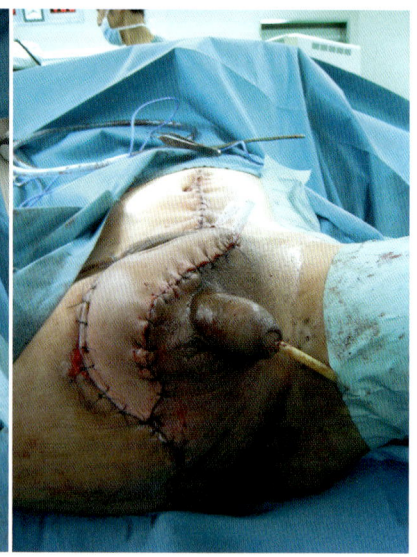

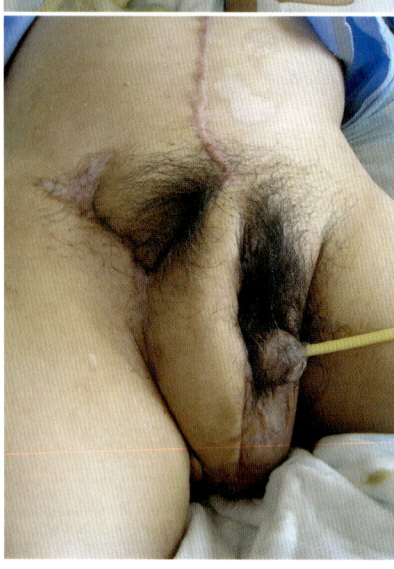

図2.
症例1：55歳，男性．左浅外陰部動脈皮弁による再建
 a：皮弁のデザイン
 b：皮弁の挙上
 c：術直後
 d：術後6か月の状態

|a|b|c|
|d||

症例2：59歳，男性

陰嚢の腫大，皮下気腫を認めフルニエ壊疽と診断され，デブリードマンを施行した．その後抗菌薬投与，同部位の連日の洗浄により感染制御された段階で，陰嚢の皮膚欠損に対し，浅外陰部動脈を茎とした皮弁による再建を施行した．両側を皮下茎とし，近位はScarpa筋膜下で，遠位はCamper筋膜下でボンネット状に挙上した．皮下茎の間から陰茎を通し，欠損部に皮弁を移動し被覆した．ドナーは縫縮可能であった．皮弁は術後問題なく生着した（図3）．

症例3：36歳，男性

ミャンマーの病院で異物を陰茎に注入され7年経過したのち急速に腫れてきたため来院した．陰茎背側に切開を加え観音開きにし，異物摘出した．その後感染により陰茎の皮膚壊死を認めたため，デブリードマン施行しSEPA flapによる再建を行った．両側のSEPAを茎とし11.5×12 cmの皮弁をデザインし陰茎の皮膚欠損部を被覆した．ドナーは分層植皮を行った．術後皮弁は問題なく生着し，勃起時のひきつれもなく生殖機能は回復した（図4）．

Ⅵ．考 察

男性の外陰部，特に陰茎，陰嚢の形態は三次元的に複雑であり，それぞれ様々な機能を有している．元来の形態に再現し，かつ良好な機能を維持した再建が必要とされる．陰嚢の再建の選択肢としては植皮，腹直筋皮弁，薄筋皮弁，外側大腿回旋動脈皮弁，superomedial thigh flap, gluteal thigh flap，深下腹壁動脈穿通枝皮弁（DIEP flap）大腿内側筋膜皮弁などが挙げられる[6]．

陰部再建の原則は植皮である．しかし感染などで睾丸の露出がみられる場合は皮弁による再建が必要となる．精巣，精索を大腿の皮下に埋入するという報告もあるが，温度調節や心理的問題，睾丸痛や萎縮のため普及していない．陰嚢再建の理想

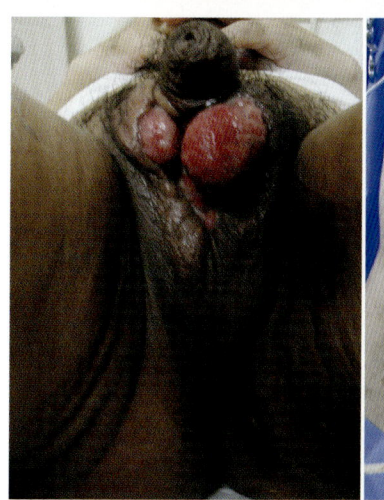

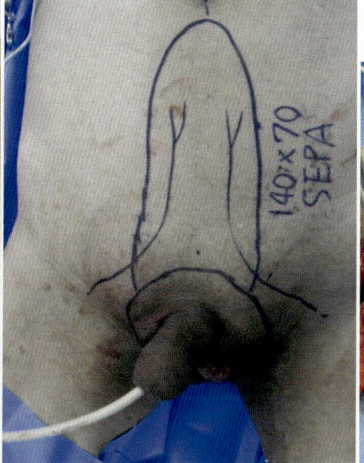

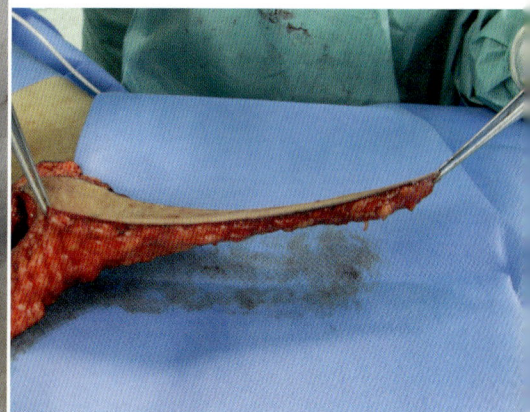

図3.
症例2：59歳，男性．両側茎
浅外陰部動脈皮弁による陰嚢
再建
　a：術前
　b：皮弁デザイン
　c：皮弁を thinning した状態
　d：術直後
　e：術後1年の状態

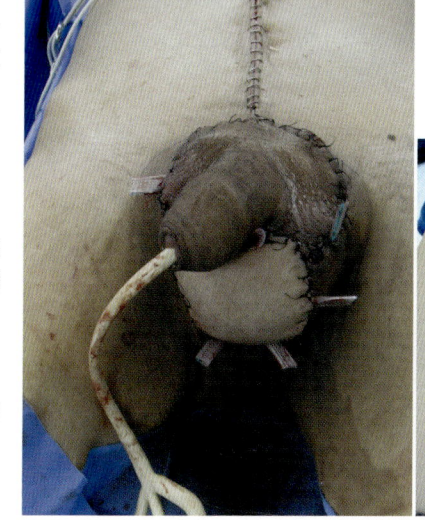

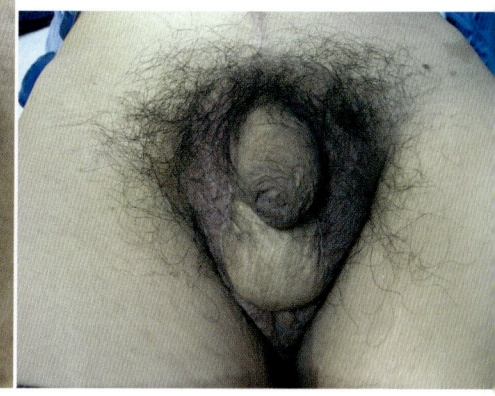

的な皮弁としては皮弁の血行が安定していること，bulky でなく薄い皮弁で精巣の温度調節が可能なこと，ドナーの瘢痕や機能障害が少ないこと，1回の手術で再建が可能であることなどである．陰茎においてもしなやかで勃起時の障害がなく，また整容的にも満足のいく再建を目指すべきである．

薄筋皮弁は外陰部の再建としては標準的な術式とされてきた．外陰部周囲に比較的大きな皮弁を移動できるが，末梢の血行が不安定なこと，筋肉を含むため bulky となる欠点がある．そのため，gluteal thigh flap, superomedial thigh flap などの筋膜皮弁や，穿通枝皮弁である DIEP flap, gluteal fold flap, gracilis perforator flap など薄い皮弁が外陰部再建に使用される．皮弁は欠損の大きさや部位，利用できる血管を考慮し，皮弁採取部位の犠牲を最小限になるよう心がける．浅外陰部動脈皮弁は薄い皮弁として挙上できることから，遠隔皮弁として手指の再建に利用されてきた．Falce らによる保存屍体を使った50例の報告では，浅外陰部動脈は46例と高率に認められ，左右差はなく，その分岐部の茎は約2mmであった[7]．術前に血管の走行を，カラードップラーや可能であれば MDCT で確認することで皮弁生着の確実性を増すことができる．浅外陰部動脈は臍に向かって分枝を出しながら Scarpa 筋膜上から皮下へと浅層に移行しながら上行する．そのため一期的に皮弁の遠位部は真皮下血管網を傷つけないように注意しながら除脂術を施行し，薄くすることができる．個人の体格にもよるがドナー部では，皮弁の幅が10cm程度までは一期的に縫縮可能で

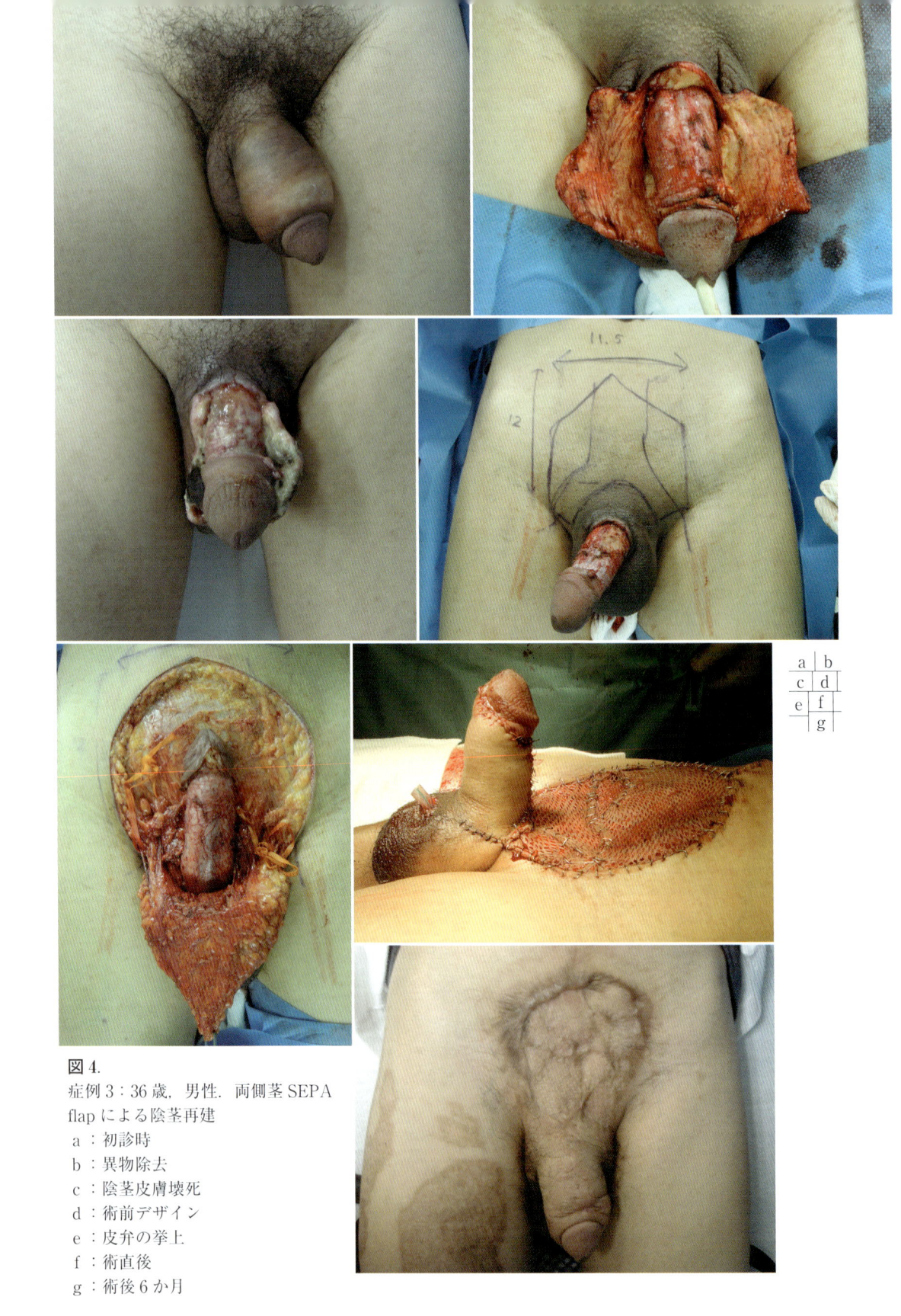

図4.
症例3：36歳，男性．両側茎SEPA flapによる陰茎再建
 a：初診時
 b：異物除去
 c：陰茎皮膚壊死
 d：術前デザイン
 e：皮弁の挙上
 f：術直後
 g：術後6か月

138　Ⅱ．有茎皮弁術

ある.

結　語

　男性の外陰部の再建には柔軟で薄い皮弁が必要な場合がある．浅外陰部動脈(SEPA)皮弁はこの要件を満たし，かつ血行の安定した，挙上の容易な皮弁である．

参考文献

1) Dias, A. D., et al.：The superficial external pudendal artery (SEPA) axial-pattern flap. Br J Plastic Surg. **37**：256-261, 1984.
2) Abe, S., et al.：Penile reconstruction with de-epithelized superficial external pudendal artery flap. J Urol. **147**：155-157, 1992.
3) Patil, U. A., et al.：The anatomical basis of the SEPA flap. Br J Plastic Surg. **40**：342-347, 1987.
4) Blondeel, P. N.：Perforator flaps Volume Ⅰ. 380-381, Quality Medical Publishing, Inc, 2006.
5) Spear, S. L., et al.：Vulvar rconstruction using a mons pubis flap. Ann Plast Surg. **32**：602-605, 1994.
6) 波利井清紀：形成外科 ADVANCE シリーズ　殿部・会陰部の再建と褥瘡の治療　最近の進歩　第2版. 3-24, 克誠堂出版, 2009.
7) La Falce, O. L., et al.：The anatomy of the superficial external artery：A quantitative study. CLINICS. **61**(5)：441-444, 2006.

II. 有茎皮弁術

殿溝皮弁（Gluteal fold flap）

輪湖雅彦　吉本信也　西巻啓子　一瀬正治

KEYWORDS　殿溝皮弁（gluteal fold flap），内陰部動脈，外陰部再建

はじめに

1996年，Yiiらは会陰部周辺の密な穿通枝網を利用した一連のtransposition flapをハスの花弁に見立て"lotus petal"flapと呼び，外陰・膣の再建に有用な皮弁であるとして発表した[1]．Gluteal fold flapはその"lotus petal"flapのうち最も背側から挙上するもので，殿溝が中心軸となるところからその名がつけられた．

その後，Moschellaらが外陰癌切除後再建に用いる皮弁の1つとして追試し[2]，またKnolらも同様の皮弁を外陰の再建および直腸膣瘻の閉鎖に用いた16例を独立して発表し[3]，それぞれこの皮弁の安定性と有用性を高く評価している．

この皮弁は当初筋膜皮弁と認識されていたが，Hashimotoらが詳細な解剖学的検索を行い，栄養血管の一部は真皮下血管網と直接吻合していることを示した．さらに脂肪量を調整した14の皮弁にて再建を行い，全例で皮弁は完全生着したことを報告し，皮弁遠位部を必要に応じdefattingしても皮弁の血行に問題がないことを明らかにするとともに，皮弁のデザイン時におけるメルクマールとしての坐骨結節の重要性を指摘した[4)~6)]．

現在では多くの施設で外陰部癌の再建に第一選択となってきており[7)~9)]，また初期より用いられていた直腸膣瘻の閉鎖においても，皮弁のボリュームの調整が容易に行えることが明らかになったことにより，その有用性がさらに高く評価されている[10)11)]．

I. 血管解剖

Gluteal fold flapは内腸骨動脈より分岐した内陰部動脈およびその末梢に位置する会陰動脈の皮枝を血管茎としている[1)4)~6)8)]．内陰部動脈は内腸骨動脈の終枝で，梨状筋下孔を通って骨盤外にいったん出た後，仙棘靱帯の後面を回って小坐骨孔から再び骨盤内に入る．その後，内陰部動脈は陰部神経とともに，坐骨腸骨窩の外側壁（坐骨の内側）に沿って内閉鎖筋筋膜によって鞘状に包まれて外陰に向かって前方に走行する．

Hashimotoらのcadaverを用いた研究によると，大殿筋内側縁から外陰部に到達する間に3〜5本の内陰部動脈から立ち上がる穿通枝が存在していた．これらは坐骨結節-肛門-膣口を結んだ三角形内の皮膚に直接到達していた（direct cutaneous branch）[5)6)]（図1-右側．日形会誌．19，93，1999を著者の了解を得て引用・改変）．

この皮弁の血管茎となるこれらの穿通枝は皮下脂肪組織に含まれており，また皮膚面に対して，垂直にではなく，やや外側斜めに向かって立ち上がるように走行している[5)]．殿溝に沿った，この皮弁の外側部にあたる部分は下殿動脈よりの皮枝が分布しており[6)12)]，合わせて考えると，gluteal fold flapの血行は，皮弁基部の内陰部動脈あるいは会陰動脈の皮膚穿通枝が殿溝部の血管網と密に吻合していることによって保たれている可能性がある．ただし詳略は今後のcadaveric studyを待つべきであろう[1)5)8)]．また，皮弁における皮膚層と皮下脂肪層の血行支配領域は必ずしも一致しな

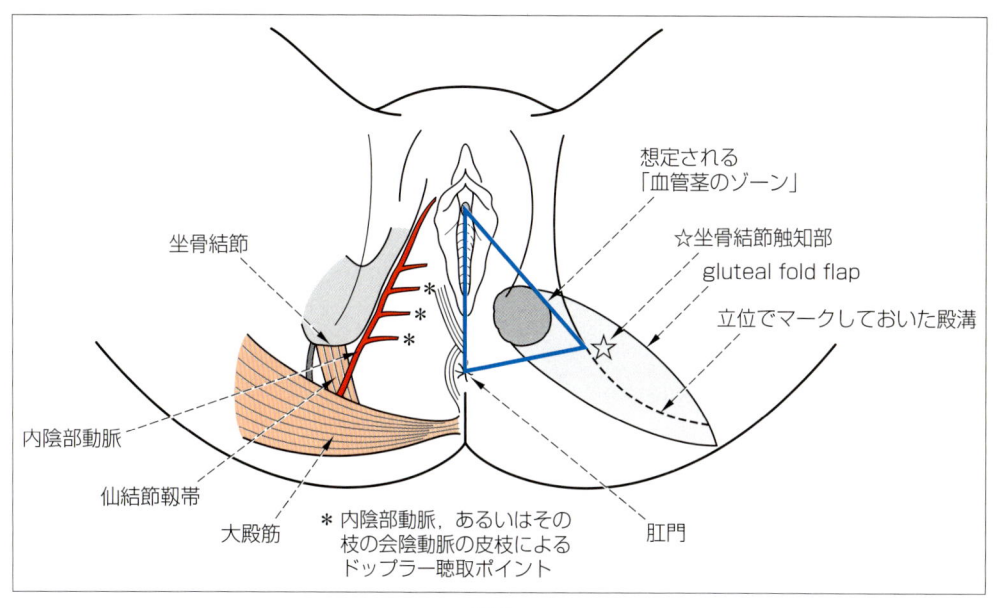

図1.

（図中ラベル）
- 坐骨結節
- 内陰部動脈
- 仙結節靱帯
- 大殿筋
- 想定される「血管茎のゾーン」
- ☆坐骨結節触知部 gluteal fold flap
- 立位でマークしておいた殿溝
- 肛門
- ＊内陰部動脈，あるいはその枝の会陰動脈の皮枝によるドップラー聴取ポイント

い点に注意を要する[13]．

なお，内腸骨動脈系の血管により栄養されていることにより，この皮弁は外陰部悪性腫瘍切除に伴って両側鼠径リンパ節郭清術が行われる場合でも血流に影響を受けないが[1]，骨盤内郭清が行われる場合は血行に支障が生じる可能性がある．

II．挙上の実際

1．手術台

術中体位は砕石位であるが，途中で下肢の高さを変えるので，それが可能な手術台を選択[14]しておく．

2．殿溝のマーキング

皮弁の中心軸となる gluteal fold または殿溝（gluteal sulcus）は立位の状態で前日などにマーキングしておく（図2）．坐骨の位置も砕石位では下肢挙上の角度によってわかりにくいことがあるので，患者に坐位をとってもらい，その状態で触診しマーキングしておいてもよいかもしれない．

3．穿通枝のドップラー血流聴診器による確認

穿通枝は女性の場合，坐骨結節-肛門-膣口（あるいは尿道口）を結んだ三角形内に3〜5本存在することが予想される[4)5)]（（図1-右側）．手術時と同じく，下肢を十分に挙上し gluteal fold flap 挙上部が余裕を持って露出された砕石位を取り，その状態で腫瘍切除範囲の外側にドップラー聴取ポイントが存在することを確認し，そのポイントを含んだ血管茎のゾーンを設定しておく（図1-左側）．ただし，密な血管網による信頼性が高いので，皮弁茎部をその三角形内に設定すれば，ドップラー血流聴診器による穿通枝の術前確認を行わなくとも問題ないとする報告もある[9)15)]．ドップラーには聴取できない小径の穿通枝が複数含まれるため，挙上を可能にしているものと考えられるが，聴取なしでの挙上において安定した血行を確保できる最小限必要な皮弁茎部径の大きさは今後の検討課題である．

4．皮弁デザイン

腫瘍切除範囲の外側に，上記のように設定した血管茎のゾーンを基部とし，殿溝（gluteal sulcus）をおよその中心として欠損部の大きさに合わせて紡錘形にデザインする（図3）．幅は個々の患者の皮膚の緊張度によって異なるが一次縫合ができる範囲まで，長さは15 cmまでは十分可能とされる．マジックペンなどでマーキングしても術野の消毒や腫瘍切除処理の途中で消えてしまうことがあるので，筆者らは消毒直前に殿溝の位置やドップラー聴取ポイントにピオクタニンでごく浅くtattooを施すようにしている．腫瘍切除後，欠損の大きさや形状に変更があれば，それに合わせて

図 2.

図 3.

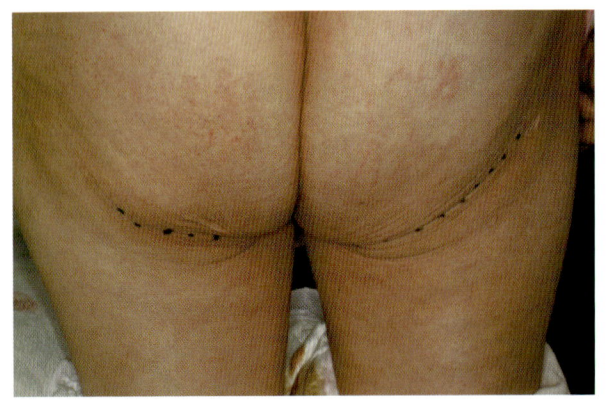

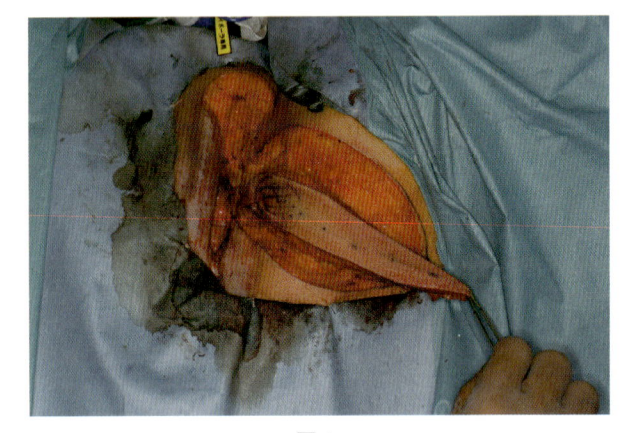

図 4.

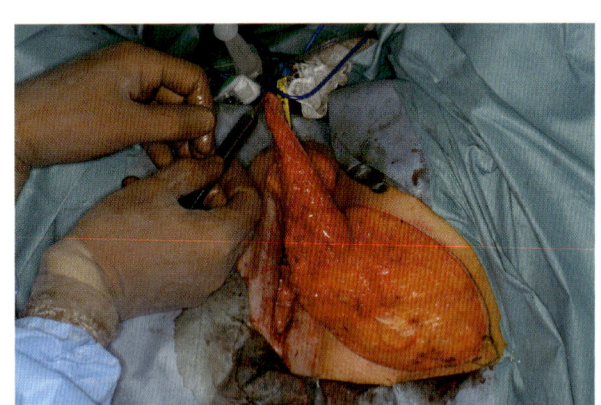

図 5.

　改めて皮弁をデザインするが，血管茎ゾーンを優先しそこから殿溝に平行であればあまり問題はなく，殿溝に皮弁の中心軸を厳密に合わせることに固執しなくともよい．なお，基本的には殿溝を長軸とする紡錘形のデザインとするが，外陰部と肛門部を同時に被覆する目的で，一部を長軸に直行させる方向に突出させた bilobed flap としたデザインも報告されている[13]．

5．皮弁挙上

　リンパ節郭清および腫瘍切除後，切開・挙上は先端部(外側)から基部(内側方向)に向かって開始する．皮弁遠位部1/2 では defatting も安全に行える[5]ため，必ずしも大殿筋筋膜下で挙上を開始する必要はない[8]が，慣れないうちは筋膜下で挙上し，欠損部に合わせて後から defatting してもよい(図4, 5)．また，皮弁の知覚神経となる posterior cutaneous nerve of the thigh は大殿筋内側縁近傍では筋膜を含めないと神経を皮弁内に確保できない[5]ため，知覚皮弁としたい場合は注意する．切開は皮弁遠位部では電気メスの使用も可能だが，坐骨結節より内側では血管茎が存在することが予想されるゾーンとして穿通枝を傷害しないようにメイヨ鋏などを用いて鈍的・鋭的に慎重に剥離を進める[5)13)]．皮弁は茎部を中心として外陰部には約120°，肛門部には約60°，膣には約180°横転移動し欠損部に到達させることになるが(図6)，皮下茎を周辺から剥離することにより皮弁が基部，辺縁縫着部とも緊張なく欠損部に移行できれば血管を直視下に確認する必要はなく[13]，可及的に茎部を温存することにより，静脈灌流を阻害せず，皮弁のうっ滞による部分壊死の可能性を大幅に低下させることができる[8](図7)．また，皮弁は transpose するだけではなく，ピボットポイントとなる基部とともに正中にアドバンスされることが多い(図6, 太矢印)．

6．皮弁の defatting・縫着，ドレーン留置

　先ほども触れたように皮弁遠位から中間部までは defatting を安全に行えるので，特に膣などの

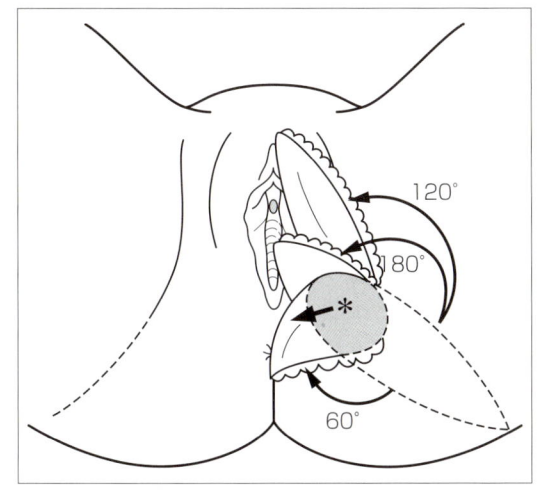

図6.

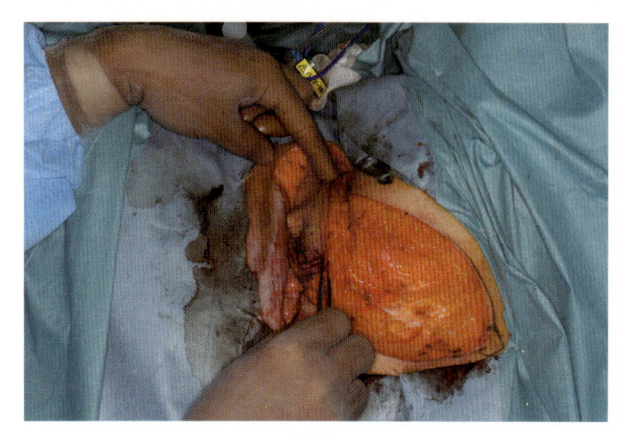

図7.

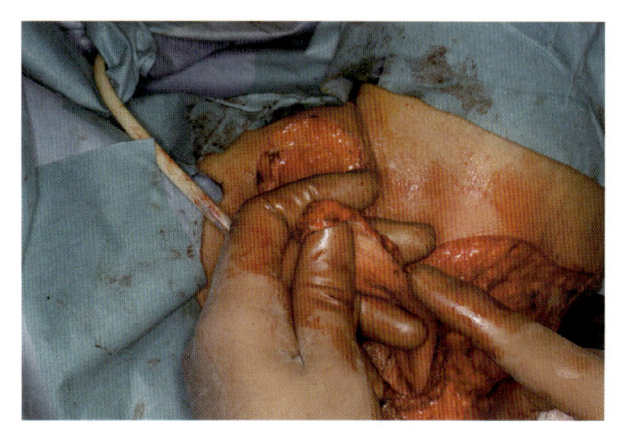

図8.

粘膜との縫合部では血行を見ながら必要に応じトリミングを行う．また，減量を特に必要としない場合でも，前述のように皮弁の皮膚面と皮下脂肪織部分の血行支配は必ずしも一致しないので，それぞれの層で穿刀などでトリミングを行いマージンからの出血を確認することが，術後の皮弁辺縁での創哆開や脂肪壊死を予防することにつながる[13]（図8）．皮弁と，腟や直腸の粘膜面との縫合は基本的に吸収糸を用いて1層で行う[13]．皮弁と周辺皮膚との縫合はナイロンを用い2層で行うが，皮下組織同士を縫合する際は3-0バイクリルなどの吸収糸の撚糸で行う．なお外陰部はリンパ管の非常に発達した部位であるため術後にリンパ漏を起こしやすい．そのため橋本らは確実な癒合を得るために，皮弁移行部および皮弁挙上部には必ずドレーンを留置し，十分に排液量が減少するまで抜去しないことの重要性を強調している[13]．

7．皮弁採取部の縫縮

皮弁採取部の縫縮によって皮弁縫合部の緊張度も低下するので，皮弁を欠損部に余裕を持って移行したら，その場に仮固定を行い，採取部の閉創を先に行ってもよい．その際は下肢の挙上をゆるめ，閉創部の緊張を減弱させてから行うほうがやりやすい．術後坐位時には緊張がかかるので当然皮下縫合，真皮縫合を密に加えておく（図9）．

8．術後管理

排便抑制と創部の清浄：外陰部再建においては，術前から術後7日間までの中心静脈栄養により排便抑制を図る施設もあるが[18]，術前の便処置を前提として術翌日から経口摂取を開始するとするほうが一般的であると思われる[17]．一方，直腸腟瘻再建部への皮弁移行に際しては人工肛門を造設しておき，数か月後に瘻孔の再発および腸管の異常のないことを確認してから閉鎖する報告が多い[9]~[11]．創部の清浄維持という点では，外陰部においては積極的に微温湯で1日数回洗浄・乾燥するとする報告もあり[15]，部位の特殊性から考えても合理的であろう．

9．創部の安静

皮弁基部（血管茎ゾーン）および皮弁採取部の緊張を避けるため，術後7日間程下肢の開脚位に保たせることが多い．加えて下肢架台による固定をルーチンに行うとする報告もあり[13]，安静を守れないなど症例によっては必要な場合があるものと思われる．一方，歩行開始は術後1週とする施設が多い．

殿溝皮弁（Gluteal fold flap） **143**

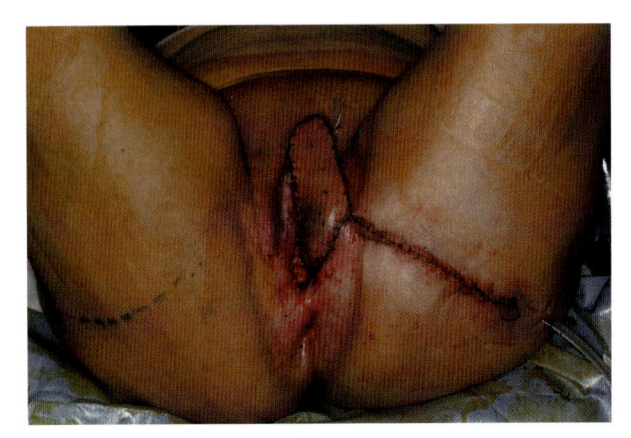

図 9.

III. 考　察

1. 女性外陰部再建の特殊性

　女性の会陰部は通常時には膣口，尿道口を摩擦や乾燥から保護するという，機能上の役割を有している．そのため再建後に膣口露出があると膣粘膜のびらん，膣炎や疼痛をきたす恐れがある．また，左右対称でない場合，尿道口部の牽引により尿道口の狭窄や尿線の乱れなどが起こりうる[16]．

　一方，排泄動作時を含む下肢の開脚動作に際しては十分な皮膚の余裕を有しながら歩行時や閉脚時には邪魔にならないボリュームであることが望ましい[16]．さらに殿裂や陰裂は性的な symbol としても重要な意味を持っており[16]，特に青壮年では整容面も軽視すべきではない．

　再建材料という点では，外陰癌の切除手術では骨膜上や筋膜上の深さでの広範囲切除とともに両側鼠径リンパ節郭清が行われることが多いが，リンパ管が発達した部位であるため分層植皮ではリンパ瘻による上皮化の遅延が起こりやすく皮弁を用いることが望ましい[17]．

　女性の外陰部悪性腫瘍切除後の再建においてはそれらを考慮したうえで一次縫縮や分層植皮にするか，皮弁を用いるか，皮弁であればどの皮弁を用いるかを検討する必要がある．

2. 肛門周囲再建の特殊性

　肛囲の皮膚知覚は清潔を保つうえで重要であるとされる[16]．また，全周性の肛囲切除の場合，植皮による再建では術後の皮膚の収縮により肛門狭窄をきたす恐れがあるため，知覚を有した皮弁による再建が望ましい．

3. Gluteal fold flap の特徴

　そのような条件を満たす目的で外陰・肛門周囲切除後の再建に用いる各種の皮弁が開発されてきたが，そのなかにおける gluteal fold flap の利点は以下に集約される．

　殿溝部からの挙上であるため，

　1）採取部瘢痕が目立たず，また下着によって被覆される部位である[1,5]．

　2）外陰部悪性腫瘍の進行・進展経路ではない部分からの皮弁の挙上であるので，腫瘍の取り残しになる可能性が少ない[1,8]．

　血行の点では，

　3）複数の皮膚穿通枝を茎としていることから皮弁全周を切開しても血行が安定している[4,18]．そのため感染も起こしにくく治癒が早い．また術後の放射線療法にも影響を受けない[8]．

　4）内腸骨動脈系の血管によって栄養されているため，外陰部の invasive SCC における標準的な治療である radical vulvectomy と両側鼠径リンパ節郭清が行われた場合でも皮弁血行に影響がない[1,4]．

　皮弁の性状としては，

　5）十分な組織量があり，外陰癌の切除後の欠損を十分に被覆できる．また隆起した陰唇の形態を再現するのに適している[4,18]．また必要に応じ皮弁遠位1/2までは安全に皮下脂肪を減量できるので，粘膜との縫合が容易であり，膣後壁の再建に有用[8,10,11]．また，defatting できない皮弁基部が長期経過の後に下垂することも経験されるが，周辺組織との癒合が良好であれば同部を二次的に defatting することも可能である[13]．

　6）長毛の発育がない点．特に膣の再建に有用である[4]．

　7）知覚皮弁にできる点[5,18]．一方，知覚回復は約2割に留まるとする報告もある．ただし特に不満の訴えはなかったとされる[8]．

　手術の容易さという点では，

　8）皮膚欠損部に近接した部位から可動性の良

好な有茎性皮弁を，容易で短時間に挙上できる[1)9)17)～19)].

9) 皮膚を全周性に切開するため dog ear が生じない[4)5)].

10) 転位皮弁であるため皮弁移行部に緊張がかからず，片側の皮弁を用いた場合でも外陰形態に影響がない[4)]ことなどが挙げられる．

一方の欠点としては皮弁採取部の坐位時の疼痛が比較的多いことが挙げられる．デザイン上縫合部が坐骨結節に一致することが多いため，ある程度やむを得ないが，3か月で軽減するとする報告が多い．

このように使いやすく，安全で術後の整容性も高く，外陰部・肛門周囲の再建においては現在第一選択となる皮弁であることは間違いないであろう．

4．適応

Gluteal fold flap の適応としては第一に外陰癌広範囲切除後欠損が挙げられる．外陰部扁平上皮癌(SCC)切除再建には，上述の多くの利点を持つことから第一選択となる[1)2)7)8)18)]が，外陰部パジェット病に対しては，性別部位別により適応が分かれる．すなわち男性では植皮でも機能障害をきたすことはほとんどないため分層植皮が第一選択となるが[14)17)]，女性では小陰唇も含めた会陰の欠損が生じることが多いため gluteal fold flap による再建も適応とする報告が国内を中心に見られる[13)14)18)]．ただし，疾患の特性上，mapping biopsy を術前に行って切除範囲を確定し，切除範囲が gluteal fold flap の血管茎のゾーンに及ばないことをあらかじめ確認する必要があると思われる[14)]．

肛門部では肛門癌や肛門周囲パジェット病の切除例においても肛門括約筋が温存できた場合の再建では，thinning した皮弁により狭窄を予防し肛門機能を維持できるとされ[5)19)]，良い適応となるが，肛門側の浸潤が歯状線を超えている場合，本法は適応外とされる[19)]．

Crohn 病や潰瘍性大腸炎に伴う肛門膣瘻や，Behcet 病や低位直腸癌切除に起因する直腸膣瘻の修復に際しても，gluteal fold flap を使用した再建例が報告されており，遠位部を薄くすることができる点が皮弁を膣後壁に移行・縫着する際に大変有用であると評価されている[8)～11)]．

一方，血管茎との関連でいえば，上述したように，腫瘍切除の場合，まず坐骨結節-肛門-膣口(あるいは尿道口)を結んだ三角形内に何個か存在するドップラーで聴取できるポイントを含んで設定する血管茎のゾーンに切除範囲が及ばないことが前提条件である．

また，腫瘍の進行が早く，切除範囲が広いときは gluteal fold flap ではサイズが不十分な可能性があり，腹直筋皮弁，薄筋皮弁などをも検討しておく必要がある[13)20)]．

結 語

悪性腫瘍の治療においては，その確実な切除が根治性確保に際し最も重要であることは改めて述べるまでもないが，血管茎のゾーンが切除範囲に含まれていない場合は，gluteal fold flap は挙上が容易でしかも血行が安定しているなど利点が多く，まさに外陰・肛門部の悪性腫瘍切除後再建，直腸膣瘻の閉鎖において大変「使いやすい」皮弁であり，第一選択となると思われる．

参考文献

1) Yii, N. W., et al.: Lotus petal flaps in vulvovaginal reconstruction. Br J Plast Surg. 49: 547-554, 1996.

2) Moschella, F., et al.: Innervated flaps in morphofunctional vulvar reconstruction. Plast Reconstr Surg. 105: 1649-1657, 2000.

3) Knol, A. C. A., et al.: The Infragluteal Skin Flap: A new option for reconstruction in the perineogenital area. Plast Reconstr Surg. 99: 1954-1959, 1997.

4) 橋本一郎ほか：Gluteal-fold flap による女子外陰再建の経験. 日形会誌. 19: 92-98, 1999.

5) Hashimoto, I., et al.: The gluteal-fold flap for vulvar and buttock reconstruction: Anatomic study and adjustment of flap volume. Plast

Reconstr Surg. **108**：1998-2005, 2001.
6) Hashimoto, I., et al.：First cutaneous branch of the internal pudendal artery：an anatomical basis for the so-called gluteal fold flap. Okajimas Folia Anat Jpn. **78**：23-30, 2001.
7) Franchelli, S. et al.：The gluteal fold fascio-cutaneous flap for reconstruction after radical excision for primary vulvar cancers. Gynecol Oncol. **113**：245-248, 2009.
8) Raroowansi, R., et al.：Immediate vulvar and vaginal reconstruction using the gluteal fold flap：long-term results. Br J Plast Surg. **57**：406-410, 2004.
9) 柴田裕達ほか：炎症性腸疾患に合併した肛門膣瘻. 外科. **65**：809-813, 2003.
10) Onishi, K. et al., Repair of a recurrent rectovaginal fistula using gluteal-fold flap：report of a case. Surg Today. **39**：615-618, 2009.
11) Kosugi, C. et al.：Rectovaginal fistulas after rectal cancer surgery：incidental and operatve repair by gluteal-fold flap repair. Surgery. **137**：329-336, 2005.
12) Scheufler, O., et al.：Anatomical basis and clinical application of the infragluteal perforator flap. Plast Reconstr Surg. **118**：1389-1400, 2006.
13) 橋本一郎ほか：会陰部悪性腫瘍手術—Gluteal fold flap による再建手術を中心として—. 形成外科. **51**：177-183, 2008.
14) 秋本峰克ほか：外陰部乳房外 Paget 病における Gluteal fold flap による外陰部再建術. 日形会誌. **28**：423-429, 2008.
15) Warrier, S. K., et al.：Refinements in the lotus petal flap repair of the vulvo-perineum. ANZ J Surg. **74**：684-688, 2004.
16) 佐々木健司ほか：筋皮弁・筋膜皮弁による会陰・殿部の再建. 波利井清紀編. 筋弁・筋皮弁実践マニュアル. 132-140, 全日本病院出版会, 2002.
17) 橋本一郎ほか：外陰部切除後の再建. 野﨑幹弘編. 形成外科アドバンスシリーズ Ⅱ-7 殿部・会陰部の再建と褥創の治療. 15-25, 克誠堂出版, 2009.
18) Sawada, M., et al.：Versatile lotus petal flap for vulvoperineal reconstruction after gynecological ablative surgery. Gynecol Oncol. **95**：330-335, 2004.
19) 猪熊滋久ほか：広範切除・gluteal fold flap により肛門機能を温存しえた肛門周囲 Paget 病の 1 例. 日消外会誌. **35**：1453-1456, 2002.
20) Slgarello, M., et al.：Flap algorithm in vulvar reconstruction after radical, extensive vulvectomy. Ann Plast Surg. **54**：184-190, 2005.

II. 有茎皮弁術

大殿筋穿通枝皮弁 ―仙骨部再建―

大木更一郎　百束比古

KEY WORDS　superior gluteal artery perforator(SGAP)，inferior gluteal artery perforator(IGAP)，穿通枝皮弁(perforator flap)，仙骨部褥瘡再建

緒　言

　SGAP(superior gluteal artery perforator)flap，IGAP(inferior gluteal artery perforator)flap とは大殿筋を貫き，その筋膜上から皮下に分布する上殿および下殿動脈穿通枝を栄養血管とする皮弁である．従来は，上殿・下殿動脈を茎部まで露出して，これを軸として回転および移動を行い大殿筋皮弁として移動を行っていた．1993年，Koshimaら[1]により，gluteal perforator-based flap として仙骨部褥瘡の再建に初めて用いられた．

　特に，傍仙骨部においては血管茎の大きな穿通枝が比較的多く存在するため，大殿筋皮弁に変わり大きな皮弁が安全かつ容易に挙上可能である．最近では，穿通枝皮弁の命名法に従い，その栄養血管名をとり SGAP，IGAP 皮弁と呼ぶようになっている．

　仙骨部褥瘡の再建に関しては，従来大殿筋皮弁などの筋皮弁が用いられてきたが，近年筋体がクッションの役目を果たさず，また筋体を含まなくても再発率に差がないものとされている．そのため筋体の犠牲がない大殿筋穿通枝皮弁は仙骨部褥瘡が再建法として繁用されるようになってきた．

I．血管解剖

　大殿筋は，方形をなし殿部の形を形成している．起始は腸骨翼外面，仙骨，尾骨外側縁，胸腰筋膜，仙結節靱帯で，筋線維は下外方に向かっている．総腸骨動脈から分枝した内腸骨動脈は骨盤内で，数本の枝を出しながら上殿動脈・下殿動脈に分かれる．上殿動脈は大座骨孔の梨状筋上孔より出て大殿筋上部を，下殿動脈は大座骨孔の梨状筋下孔より出て大殿筋下部を栄養し，大殿筋後面を樹枝状に広がっている．下殿動静脈とともに，大殿筋を支配する下殿神経が出ている(図1，2)．

　光嶋[3]らによると，片側の殿部には約20本の穿通枝があり，各々の直径は0.5 mm 前後である．大殿筋の中央と仙骨外側縁にそって，1 mm 程度の太い径の穿通枝が数本存在するとされるので，これを皮弁の栄養血管として利用する(図3)．

II．皮弁のデザイン(穿通枝プロペラ法)

　術前に欠損部周囲で，なるべく太い穿通枝2，3本をカラードップラーにて探しておく．筋膜を穿通する方向，皮下に出てからの走行もできるかぎり探っておくとよい．十分時間をかけ，良い穿通枝を選んでおくことが手術成功の鍵である．カラードップラーで十分な太さがあり拍動がしっかり観察できるものは，術中にも優位な太い穿通枝であることが多い．近年，MDCT が術前の穿通枝の位置を調べるのに有用とされ，皮下に穿通してからの走行も同定可能となってきた．穿通枝の皮下走行を考慮しつつ，欠損部の大きさ・位置より必要な皮弁のデザインを行う．皮弁の長軸は殿筋の走行に沿って行うようにする．

　ポイントとしては，

　1）デザインした皮島は，穿通枝を中心にプロペラ状に回転させ，欠損部を覆える形状とする，

　2）皮島部分は可能であれば，一期的に縫縮できたほうがよい，

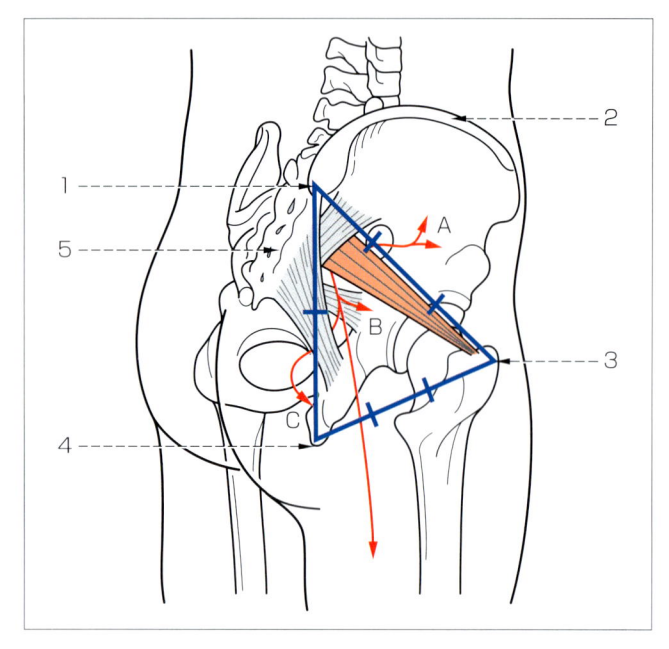

図1.
殿部．右斜め後ろより見た模式図．坐骨孔の位置と周囲の骨の関係を示す[2]．
＜外側から触知されるもの＞
1：上後腸骨棘，2：腸骨稜，3：大転子，4：坐骨結節，5：仙骨
＜青い線＞
腸骨棘・大転子線：梨状筋上孔(A)はこの線の上部1/3に位置する．
腸骨棘・坐骨結節線：梨状筋下孔(B)はこの線の中央部に位置する．
坐骨結節・大転子線：この線の中央部ないし後部1/3に坐骨神経がみられる．

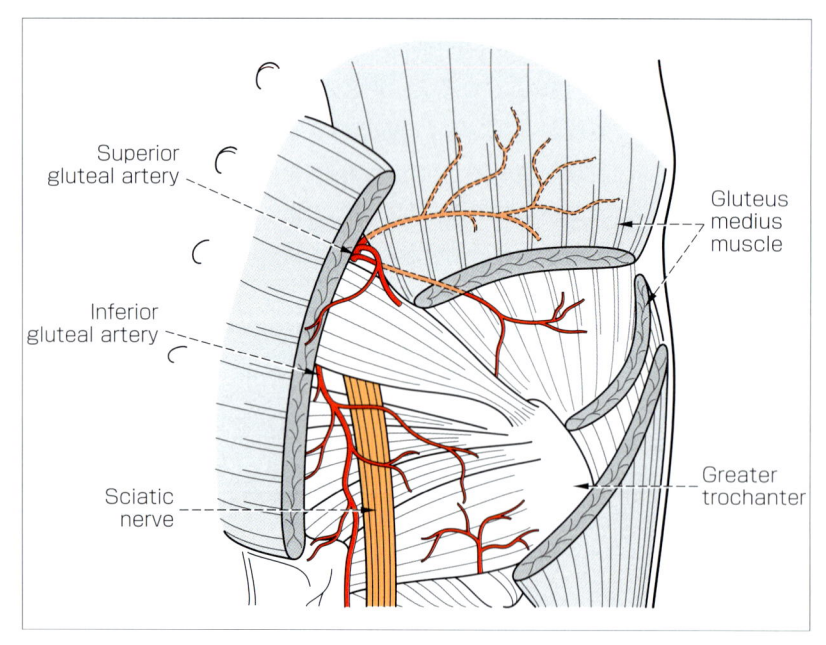

図2.
上殿動脈，下殿動脈の走行．大殿筋後面を樹枝状に広がる．
大殿筋穿通枝は，片側に20か所以上出ているといわれ，傍仙骨部では特に太い穿通枝数本が出ている[3]．

3）穿通枝の欠損部側にも，楔型に皮島をデザインし，皮弁を回転させた場合に欠損部を覆えるようにする．
などが挙げられる．

Ⅲ．手術手技；皮弁挙上法

術前に，創部の洗浄などをしっかり施行して感染や炎症のない状態で手術を行うことが大切である．もし，貧血や低蛋白があれば，食事療法や輸血などで補正を行っておく．術後に腹臥位を取ることが可能であるか十分に検討を行い，もし無理であればエアーフローティングベッドの使用も考慮する．

体位は，腹臥位とする．まず褥瘡の潰瘍面を十分にデブリードマンし，止血を行っておく．皮弁は末梢側では筋膜上にて剝離・挙上を行い，穿通枝周囲より3cm位離れたところで大殿筋筋膜下に入る．穿通枝周囲の直径4～5cm程度の軟部組織を残し，皮島の血行に問題ないこと，さらに術中にドップラー血流計にて穿通枝の拍動が確認

できればより確実である．大殿筋筋膜下は，筋肉の走行に沿って筋束ごとに薄い隔膜（筋膜）によって分けられており，この中に穿通枝が含まれている．筋膜下に入ってからは，この薄い隔膜を，形成剪刀を使って穿通枝が入っていないことを確認しつつ切離していく．

はじめは，なるべく細い穿通枝も温存するが，最終的に数本の穿通枝が残った段階で，優位な穿通枝を2～3本残し，残りのものは切離する．ここで，あまり余分な軟部組織や細い穿通枝を残しておくと，ねじれによる静脈灌流障害などを生じることがある．

太い穿通枝は，直径1mm程度あり直視下にも拍動を確認，触知できることが多い．皮弁の挙上・移動が終わった後に，皮弁の血流，capillary refillなどを再度確認しておく．穿通枝をさらに筋層内に2, 3cm剥離をしていくことで，皮弁の回転のみでなく同時に平行移動も可能になる（rotation and advancement）．

閉創は筋膜，浅筋膜などを層々に縫合し，皮下に太めの吸引ドレーンを入れる．皮弁には，基本的に皮下縫合を行わないが死腔を作りそうな場合は軽く縫合を行ってもよい．皮弁の回転が120°以下の場合は，皮弁の移動に緊張のかからない範囲で穿通枝の周囲組織をある程度残してもよい．術後，血腫のリスクがある場合には，血流を障害しない程度にレストンスポンジなどで軽く簡易タイオーバー固定をするのも一法である．術後は，2～3週間程度は腹臥位とする．術前に体位保持が可能か前もって確認しておく．

腹臥位が無理な場合は，エアーフローティングベッドなどで，体圧がかからないように管理する必要がある．エアーフローティングベッド管理下で，仙骨部にかかる体圧は，おおむね20 mmHg以下となる．

Ⅳ．適 応

穿通枝皮弁として，主に殿部，仙骨部の褥瘡・放射線潰瘍などに有用な再建法である．最近では

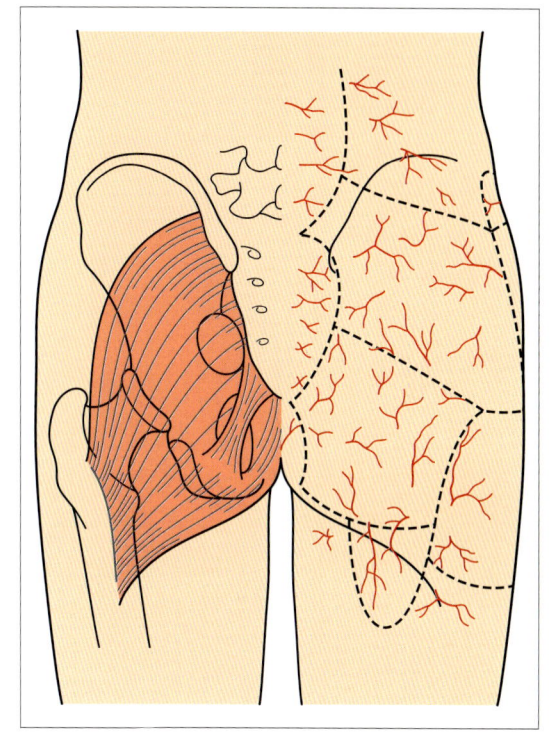

図3．血管の出る区域
支配血行から傍仙骨部，上殿部，下殿部，傍転子部穿通枝に分類される．

遊離皮弁として用いられることもある．小範囲の欠損では，局所麻酔下でも挙上可能である．

皮弁採取部は幅10 cm程度まで縫縮可能であるが，穿通枝を中心として皮弁を回転させ，プロペラ型のデザインとすることで採取部の縫合も無理なく行える．

Ⅴ．代表症例供覧

症例1：SGAPの症例．73歳，男性．既往歴に慢性白血病あり．5年前にヨガの訓練中に脊椎損傷となり，仙骨部褥瘡発生するが保存治療にて軽快せず紹介となった．左側 superior gluteal artery perforatorを用いて，穿通枝皮弁を挙上した．穿通枝は2本のみを残し，これを軸としてプロペラ状に皮弁を回転．仙骨部褥瘡を被覆した[4]（図4）．

症例2：IGAPの症例．64歳，女性．25年ほど前，子宮癌にて放射線治療を行った．2, 3年前より仙骨部の皮膚が萎縮し潰瘍が発生したため紹介となった．両側の inferior gluteal artery perforatorを用いて穿通枝皮弁を挙上，皮下トンネルを

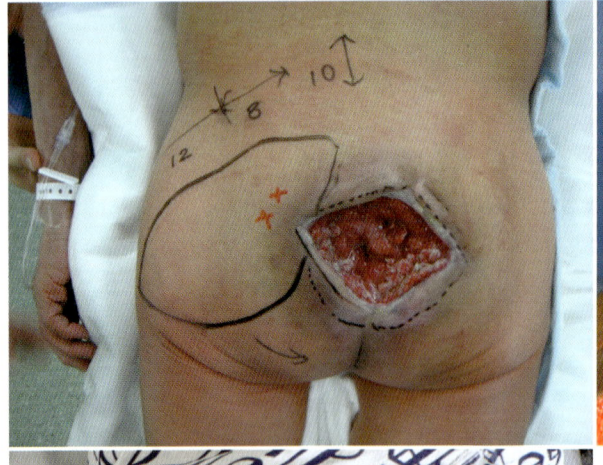

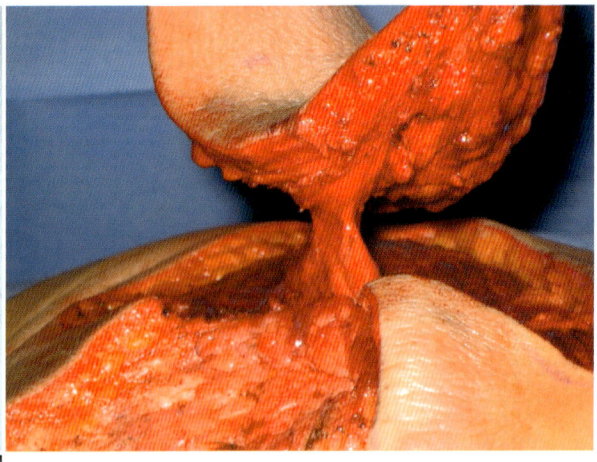

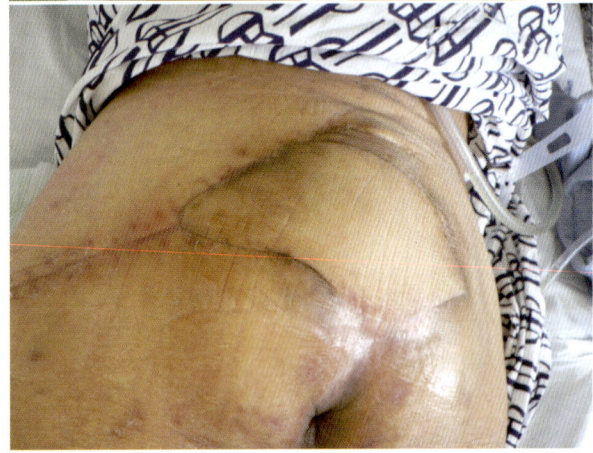

図4.
症例1
a：術前デザイン．皮弁の大きさは10×20 cm．術前に，仙骨外側に2本の穿通枝をカラードップラーにて同定した．
b：皮弁は穿通枝2本のみで挙上され，無理なく移動可能である．穿通枝周囲の軟部組織は最低限のみ残した．
c：術後3か月

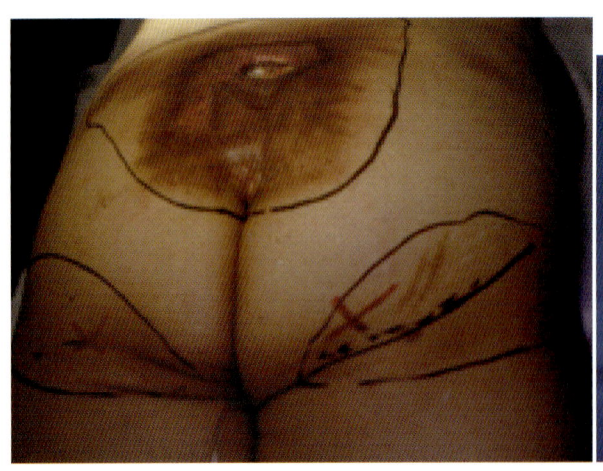

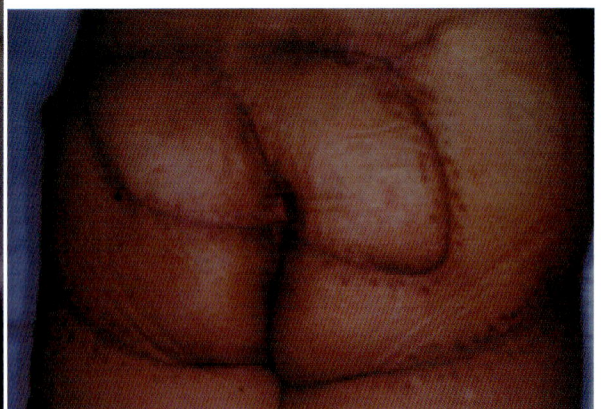

a．術前デザイン b．術後2か月

図5. 症例2

通して仙骨部の放射線潰瘍再建に用いた(図5)．

Ⅵ. 考 察

従来，仙骨部褥瘡再建には大殿筋皮弁が多く用いられてきた．しかし，筋体がクッションの役目を果たさず，また筋体を含めなくても褥瘡の再発率に差のないことがわかってきた．一方，近年筋肉の犠牲の少ない穿通枝皮弁の開発が進み，身体各所に応用されてきているが，大殿筋においても殿筋上に多くの穿通枝が存在し，かつ仙骨外側を

中心に数本の太い穿通枝があることが分かり，大殿筋穿通枝皮弁が頻用されるようになってきている．

SGAP，IGAP皮弁の利点としては，

1) 筋肉や主要血管の犠牲がなく機能障害がない．そのため，褥瘡などの再発があっても他の再建術式の選択が可能，

2) 皮弁の移動が容易であり緊張なく欠損部に移動可能である．特にプロペラ型皮弁とすることで，さらに欠損部への移動が容易となる，

3) 穿通枝のみとすることで血管に余分なねじれが加わらない．皮弁の回転＋平行移動も可能である，

4) 血流が安定．幅10cm×長さ20cm程度の皮弁が安全に挙上可能，

などが挙げられる．

仙骨部の褥瘡再建には，小さなものでは単純縫縮が，それより大きなものでは回転皮弁法やVY前進皮弁法などが用いられてきた．近年，大殿筋を貫く1〜2本の穿通枝で，かなり広い範囲の皮弁が生存可能であることがわかってきた．従来，最大10×20cmの皮弁が採取可能とされているが，症例1でも2本の穿通枝を含みほぼ同じ大きさの皮弁を挙上し，その血流には全く問題を生じなかった．皮弁の移動に関しては，皮膚を一部つけた有茎皮弁とするよりも，プロペラ状に回転させたほうが，余分なdog earなどができずにすんなり皮弁が収まる場合が多い．

本皮弁の挙上時における問題点としては，

1) 穿通枝の同定にカラードップラーおよびMDCT施行が望ましいこと，

2) 穿通枝の剝離操作に愛護的操作を要すること，

3) 血管束のねじれに注意を要すること（特に皮弁が180°回転する場合），

4) 皮弁と下床との生着不良，

などが挙げられる．

術前のカラードップラーは，特に必須事項であり皮弁のデザインの参考になるだけでなく，ドップラーで確認できた穿通枝は術中にも優位な血管であることが多い．穿通枝の同定は筋膜下，筋肉上で膜様物を切離していくと，その中に見い出されることが多い．小さな皮弁では局麻下での手術も可能である．

仙骨部褥瘡は，近年の被覆剤や体圧分散マットの開発により，多くの症例で改善がみられるようになってきた．しかし，十分な除圧対策や保存治療を行っても褥瘡が残存するもの，一定以上に創が治らないものに関しては手術療法の適応となろう．その際，術後の体位や手術侵襲，全身状態などを総合的に考慮しつつ計画を立てることが大切である．褥瘡は，再建手術を行っても患者さんの状態により再発することがあり，再発した場合にも他の再建術式が選択可能な方法を選択する必要がある．筋体を犠牲にしない大殿筋穿通枝皮弁は，今後も手術を要する仙骨部褥瘡の標準的な術式になっていくものと思われる．

結　語

大殿筋穿通枝皮弁（SGAP，IGAP）を用いた仙骨部褥瘡再建は，筋体の犠牲もなく皮弁の移動も容易に行える術式である．特に，皮弁を穿通枝を中心として回転させるプロペラ皮弁法は無理なく皮島の移動が行え，余分な緊張もかからず有用な方法と思われる．

参考文献

1) Koshima, I., et al.：The gluteal perforator-based flap for repair of sacral pressure sores. Plast Reconstr Surg. **91**(4)：678-683, 1993.

2) Rohen, J. W., et al.：カラーアトラス．第5版．466-467, 医学書院, 2004.

3) 光嶋　勲ほか：褥瘡治療に対する治療法の選択—島状perforator flapの有用性について—．形成外科．**41**：925-931, 1998.

4) 百束比古ほか：プロペラ皮弁法の新たな展開．形成外科．**52**(10)：1237-1246, 2009.

II．有茎皮弁術

VAFを利用した大腿部皮弁
―鼠径外陰部再建―

中嶋英雄　貴志和生　今西宣晶

KEY WORDS　V-NAF flap, combined musculocutaneous flap with V-NAF flap, lateral femoral flap

緒　言

ここでは鼠径部，外陰部の再建に用いる組織弁について述べるのであるが，編者の意図としては，大腿筋膜張筋皮弁とその他の大腿前面の皮弁として，縫工筋皮弁，薄筋皮弁等について述べるよう期待があったかもしれないが，大腿筋膜張筋皮弁，縫工筋皮弁，薄筋皮弁については成書に記載も多く[1)2)]，またそれらの筋皮弁については，我々には現在，新しく加える知見もない．また現在では，それらはいわば古典的ともいえる皮弁であり，その適応も限られ我々も長い間経験もしていない．したがってここではそれらの組織弁は割愛し，我々が考案し，現在，主として使っている組織弁を中心に述べる．

I．外側大腿皮弁 lateral femoral flap[3)]

外側大腿回旋動脈の穿通皮枝[4)]による筋膜皮弁で，生着範囲は tensor fasciae latae myocutaneous(m-c)flap とほぼ同様と思われる．

1．解　剖

外側大腿回旋動脈は大腿直筋の下面で外側大腿回旋動脈(descending br.)を分岐し外側広筋と大腿直筋の間に transverse br. として立ち上がり，大腿筋膜張筋に刺入する直前で数本に分岐し，1本は大腿筋膜張筋筋体の後縁を回り込んで皮膚に穿通する直接皮枝[4)]となり，1本は筋体中央部に刺入し筋肉の栄養枝と，垂直に皮膚へ穿通する穿通皮枝に分岐する．本皮弁はこの穿通皮枝を栄養血管とする筋膜皮弁である．

2．手術手技

外側大腿回旋動脈の上行枝の皮膚穿通枝の位置をドップラーで確認してマークし(前腸骨棘より7〜8cm)，皮弁をデザインする．あえて島状皮弁とする必要はない．皮弁は遠位より挙上する．大腿筋膜直上で lubricant adipo fascial system (LAFS)層を皮弁に含めるように挙上する．筋膜自体も含めて筋膜直下で挙上してもよいが，その際は大腿広筋につられて大腿筋膜張筋の下面に入っていかないように注意する．筋膜自体の有無は血行的にはあまり意味をなさない．筋膜直上で穿通皮枝は確認できる．

症例1：50歳，男性．右鼠径部 MFH

生検による手術瘢痕から3cm拡大し，groin dissection に準じて切除したが外側大腿回旋動脈は温存した．皮弁は穿通枝の位置をドップラーで確認後，同点を基部として5×25cm大のデザインとし，大腿筋膜直上で挙上し，穿通皮枝を確認して島状皮弁とし，90°回転移動して鼠径部皮膚欠損を被覆した(図1)．

症例2：76歳，男性．右内顆部 SCC 鼠径リンパ節転移

腫瘍辺縁から5cm拡大切除となった．縫工筋を移行して大腿動脈をカバーし，12×30cm大のbilobed lateral femoral flap を挙上し皮膚欠損を被覆した(図2)．

II．Femoral V-NAF flap(the great saphenous-femoral V-NAF flap)[5)]

我々は皮神経，皮静脈の伴行血管を栄養血管と

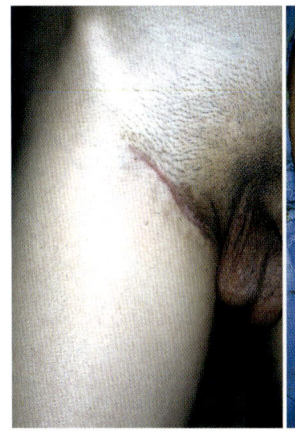

a．術前
生検がされており，3cm
拡大切除した．

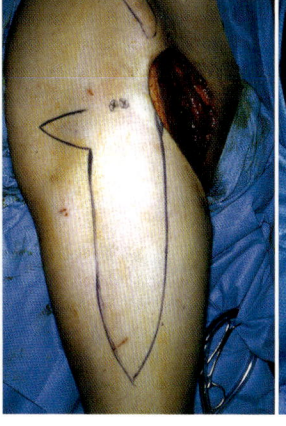

b．皮弁のデザイン
印はドップラーでの穿通
皮枝の確認点

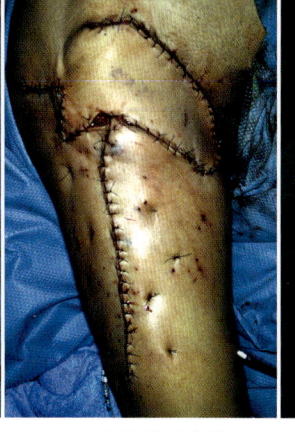

c．皮弁移行直後

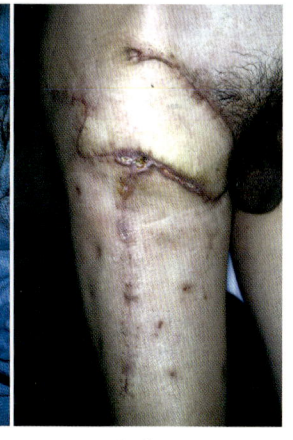

d．術後1か月

図1．症例1：50歳，男性．右鼠径部 MFH

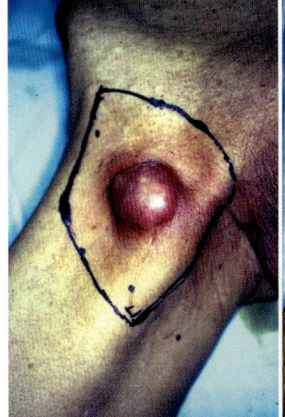

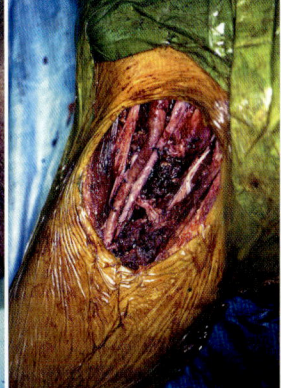

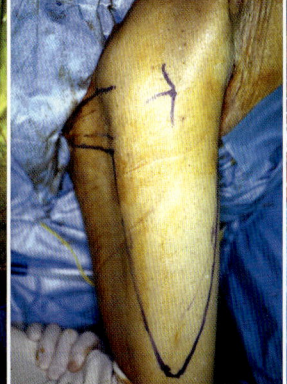

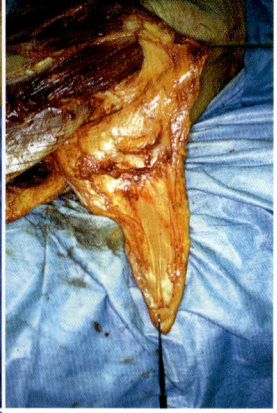

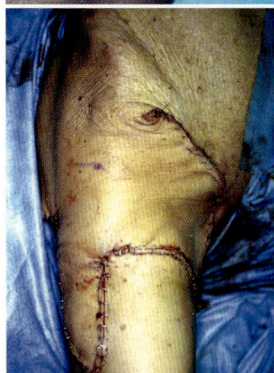

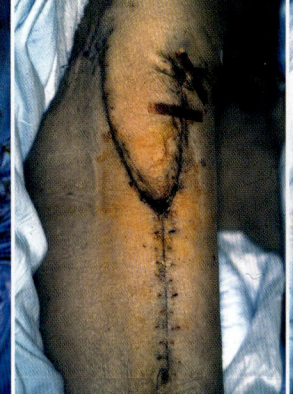

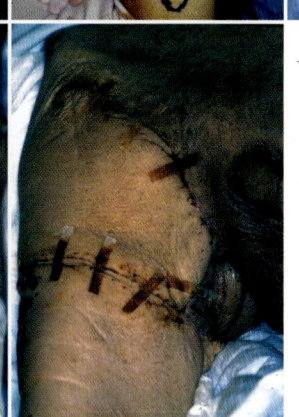

a	b	c	d
e	f	g	

図2．
症例2：76歳，男性．右内顆部 SCC 鼠径リンパ節転移
a：術前
b：病変部切除後の状態
c：Lateral femoral flap のデザイン
d：皮弁挙上時
e：皮弁移行終了後の状態
f，g：術後10日

する新しい皮弁の概念[4]を報告してきたが，本皮弁は大伏在静脈と大腿皮神経の伴行血管を栄養血管とする筋膜皮弁(VENO-NEURO Accompanying artery fasciocutaneous (f-c) flap＝V-NAF flap)である．

1．V-NAF flap の概念

皮神経には伴行する栄養血管の存在(皮神経外在性伴行血管)が知られているが，皮静脈にも伴行する動脈(皮静脈外在性伴行血管)が通常2本あり，vasa vasorum(皮静脈内在性伴行血管)に血行

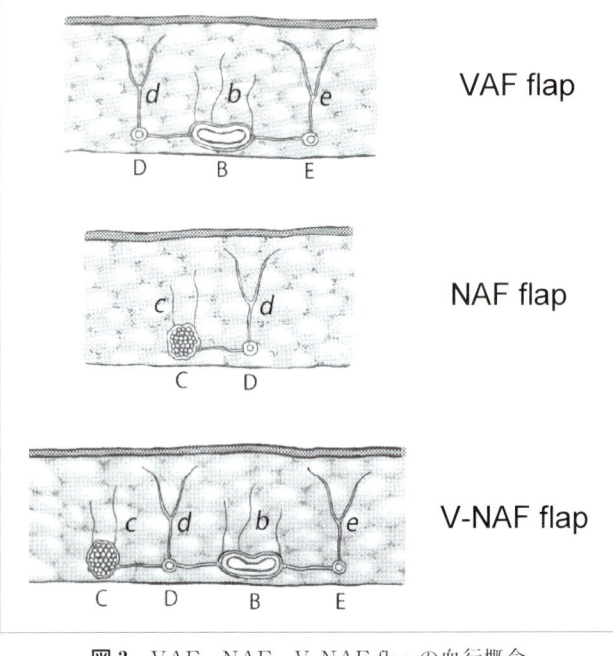

図3. VAF，NAF，V-NAF flap の血行概念
B：皮静脈内在性伴行血管　　　　b：その皮膚穿通枝
　（vaso vasorum）
C：皮神経内在性伴行血管　　　　c：その皮膚穿通枝
D：皮神経外在性伴行血管　　　　d：その皮膚穿通枝
E：皮静脈外在性伴行血管　　　　e：その皮膚穿通枝

を供給している．解剖学的には皮静脈の近在を皮神経が走行することが多く，皮神経の伴行血管と皮静脈の伴行血管が共通血管になることが少なくない．皮神経神経鞘を包む血管網（皮神経内在性伴行血管），皮神経外在性伴行血管，皮静脈内在性伴行血管，皮静脈外在性伴行血管からは皮膚に細い穿通枝を出しており，したがってこれらに血行依存する皮弁を挙上することができる．①皮静脈の内・外在性伴行血管によるものを VENO Accompanying artery f-c flap（VAF flap），②皮神経の内・外在性伴行血管によるものを NEURO Accompanying artery f-c flap（NAF flap），③皮静脈，皮神経の内・外在性伴行血管によるものを VENO-NEURO Accompanying artery f-c flap（V-NAF flap）とした[6]（図3）．

症例3：52歳，男性．乳房外 Paget 病
陰嚢から鼠径部にかけての皮膚欠損となり，そ

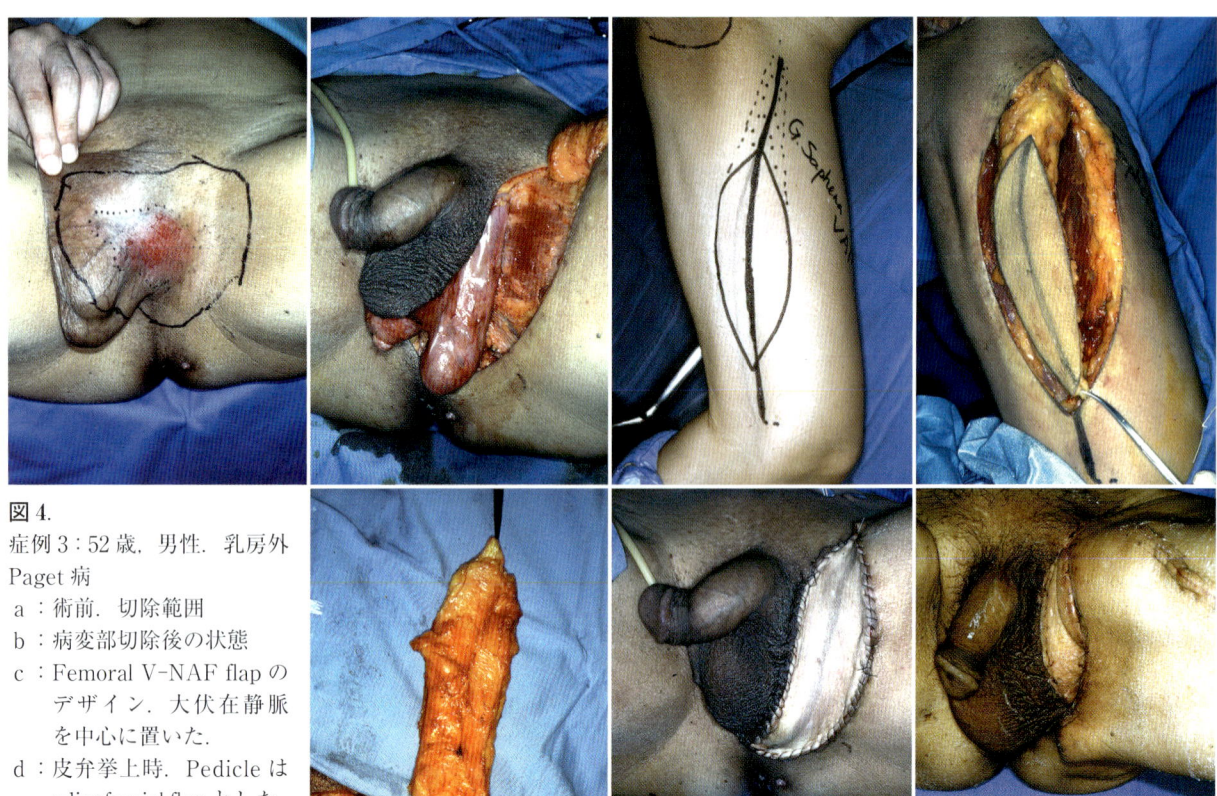

図4.
症例3：52歳，男性．乳房外 Paget 病
 a：術前．切除範囲
 b：病変部切除後の状態
 c：Femoral V-NAF flap のデザイン．大伏在静脈を中心に置いた．
 d：皮弁挙上時．Pedicle は adipofascial flap とした．
 e：皮弁の裏面．大伏在静脈が透過できる．
 f：皮弁移行終了後の状態
 g：術後10日

れに対して6×20 cm の大伏在静脈，大腿皮神経のFemoral V-NAF flap を大腿筋膜直上で起こし皮下トンネルを通して移行した．皮下を通るところはadipofascial flap とした（図4）．

Ⅲ．Femoral V-NAF charged Gracilis m-c flap（Gracillis m-c flap combined with femoral V-NAF flap）

大伏在静脈，大腿皮神経の femoral V-NAF flap と薄筋皮弁の連合皮弁であり，皮弁の茎部は前者は adipofascial flap，後者は筋体となるが大伏在静脈は薄筋の上縁を走行するため遠位では pedicle はほぼ重なる（図5）．

1．VAF or V-NAF charged m-c flap（m-c flap combined with VAF or V-NAF flap）の概念

VAF flap，V-NAF flap を筋皮弁と連合させることで，筋皮弁本来の生着範囲を広げ，生着の安全性を高める新しい1つの連合皮弁の概念である．皮静脈は皮膚の静脈還流に大きな役割を果たしているため[7)8)]，皮弁遠位のうっ血が生じにくい．この皮弁は，いわば動脈系は主として筋皮弁（筋栄養血管）から入れ，静脈系はVAF の皮静脈に返すという概念で，従来の筋皮弁や筋膜皮弁と連合した連合筋皮弁にない特徴を持っている（図6）．

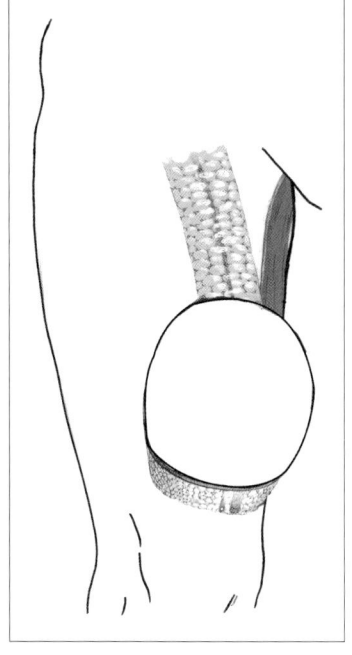

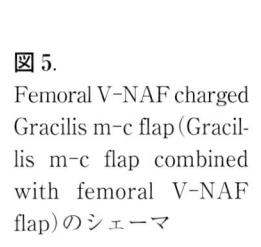

図5．
Femoral V-NAF charged Gracilis m-c flap（Gracillis m-c flap combined with femoral V-NAF flap）のシェーマ

症例4：62歳，女性．子宮頸癌外陰部再発
骨盤腔摘出術後の骨盤腔内死腔の腹腔交通，外陰部皮膚欠損に対して，本皮弁を挙上し，皮島の先端部を de-nude して死腔に充填し，かつ皮膚欠損部を再建した（図7）．

Ⅳ．Femoral V-NAF flap charged Sartorius m-c flap（Sartorius m-c flap combined with femoral V-NAF flap）

Femoral V-NAF flap と縫工筋皮弁の連合皮弁であり，薄筋皮弁と縫工筋皮弁の連合皮弁に比べ静

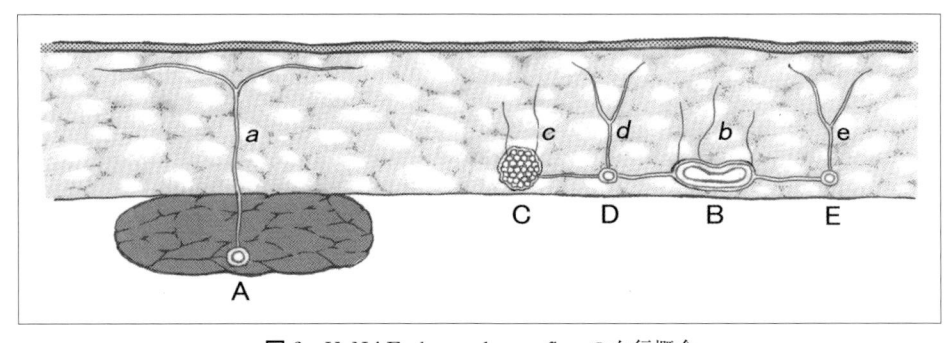

図6．V-NAF charged m-c flap の血行概念
A：筋栄養血管
B：皮静脈
C：皮神経外在性伴行血管
D：皮静脈・皮神経外在性伴行血管
E：皮静脈外在性伴行血管
a：その皮膚穿通枝
b：vaso vasorum からの皮膚穿通枝
c：その皮膚穿通枝
d：その皮膚穿通枝
e：その皮膚穿通枝

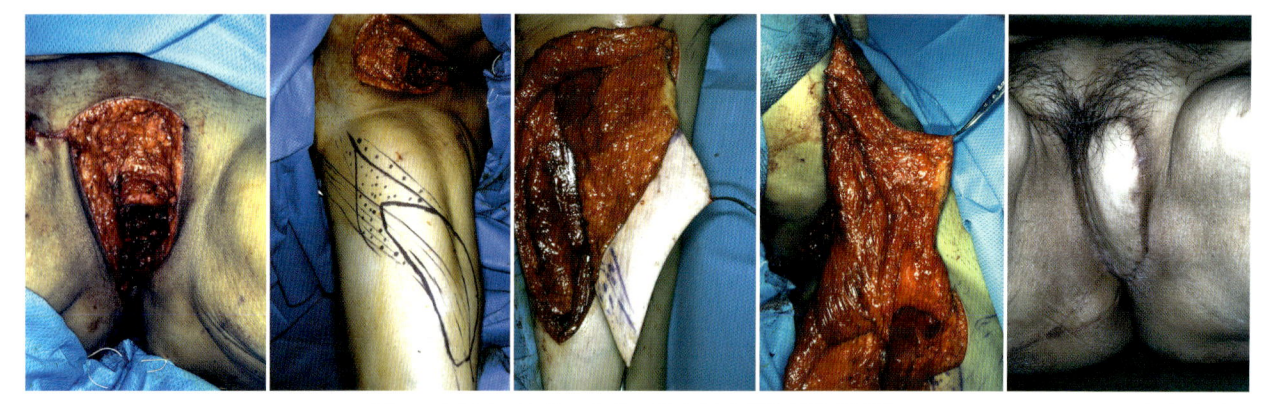

図7. 症例4：62歳，女性．子宮頸癌術後外陰部再発 a|b|c|d|e

a：病変部切除後の状態
b：皮弁のデザイン
c：皮弁挙上時．皮島下端に薄筋が，その上方に great saphena, femoral V-NAF flap の adipofascial pedicle が確認できる．
d：皮下トンネルで外陰部に移行．皮弁先端部は de-nude して骨盤死腔に充填した．
e：術後3か月

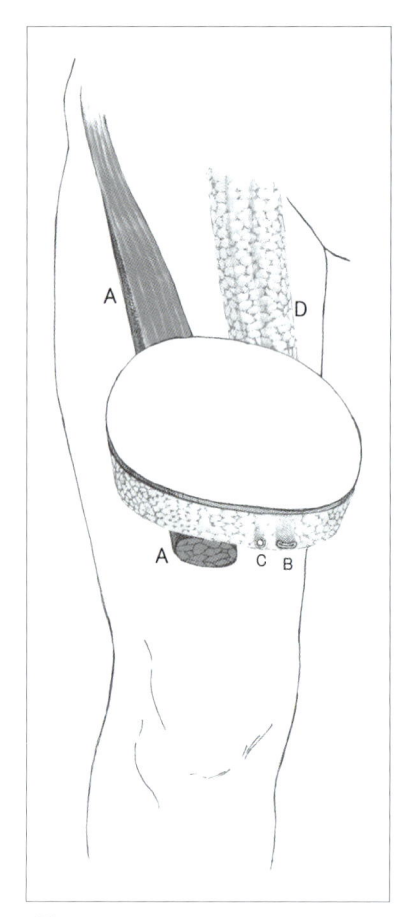

図8. Femoral V-NAF flap charged Sartorius m-c flap
（Sartorius m-c flap combined with femoral V-NAF flap）のシェーマ

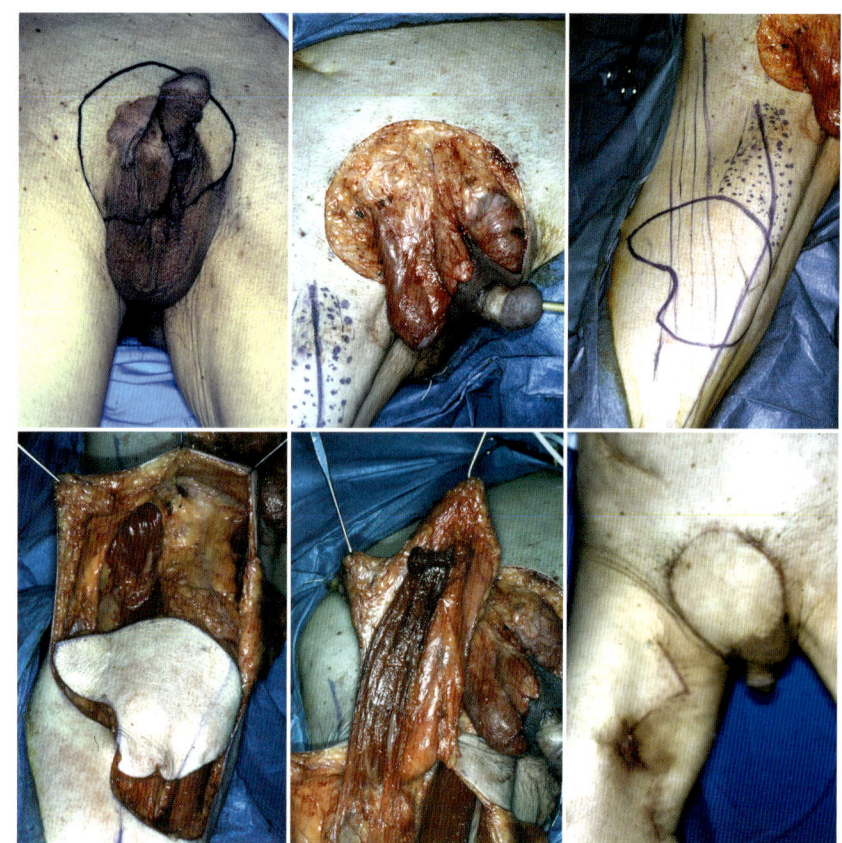

図9. 症例5：60歳，男性．乳房外 Paget 病 a|b|c / d|e|f

a：術前．切除範囲
b：病変部切除後の状態
c：Femoral V-NAF charged Sartorius m-c flap のデザイン
d：皮弁挙上時
e：皮弁の裏面
f：術後3か月

156　Ⅱ．有茎皮弁術

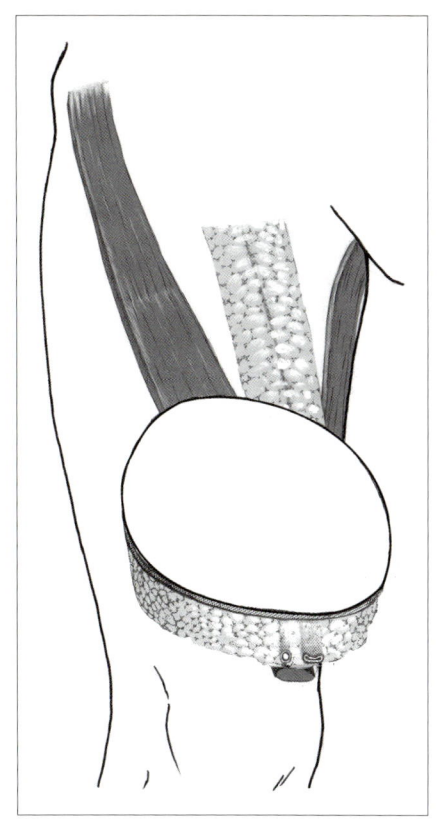

図 10. Sartorius, Gracilis combined m-c flap charged with femoral V-NAF flap のシェーマ

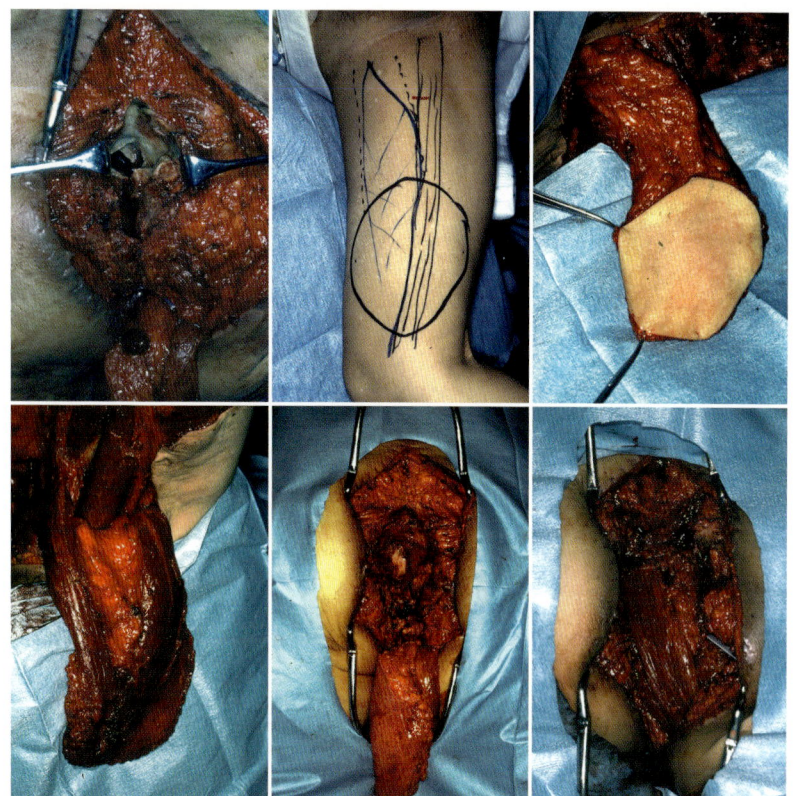

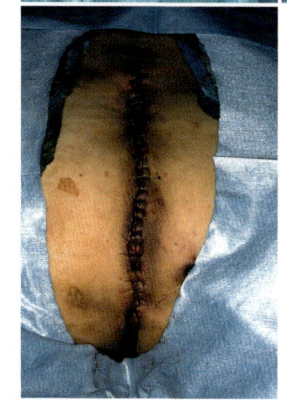

図 11.
症例 6：65 歳，男性．直腸癌仙骨浸潤術後感染

a	b	c
d	e	f
g		

a：術前．骨盤死腔感染創（巣）を認める．
b：Femoral V-NAF charged Sartorius, Gracilis combined m-c flap のデザイン
c：皮弁挙上時
d：皮弁の裏面
e：皮膚を de-nude した状態
f：骨盤死腔へ移行したところ
g：皮膚縫合終了時

脈還流に優れ生着域は広く，安定している（図 8）．

症例 5：60 歳，男性．乳房外 Paget 病

陰嚢から下腹部にかけて径約 15 cm 大の皮膚切除を行い，右大腿中央部より本皮弁を挙上し再建した（図 9）．

Ⅴ．Sartorius, Gracilis combined m-c flap charged with femoral V-NAF flap

縫工筋，薄筋の連合皮弁に，大伏在静脈，大腿神経皮枝の V-NAF flap を連合させた 3 系統の血行に依存する皮弁である（図 10）．

症例 6：65 歳，男性．直腸癌仙骨浸潤術後感染仙骨 S3 以下切除，骨盤内臓全摘術除施行後の 500 ml くらいの骨盤死腔感染であり，両側内腸骨動脈は切断されており，我々が好んで用いる拡大大殿筋皮弁は使えないため，大腿内側に径 18 cm の大きな皮弁を作成し，pedicle は皮島部の volume を多くするため 3 系統とし，死腔に充填し治癒を図った（図 11）．

Ⅵ．TFL, Sartorius combined m-c flap charged with femoral V-NAF flap

TFL m-c flap と Sartorius m-c flap の連合皮弁に，さらに大伏在静脈，大腿神経皮枝の V-NAF

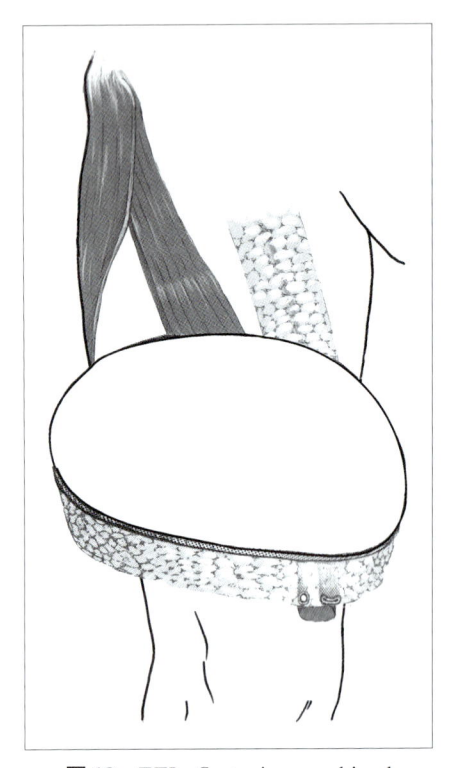

図12. TFL, Sartorius combined m-c flap charged with femoral V-NAF flap のシェーマ

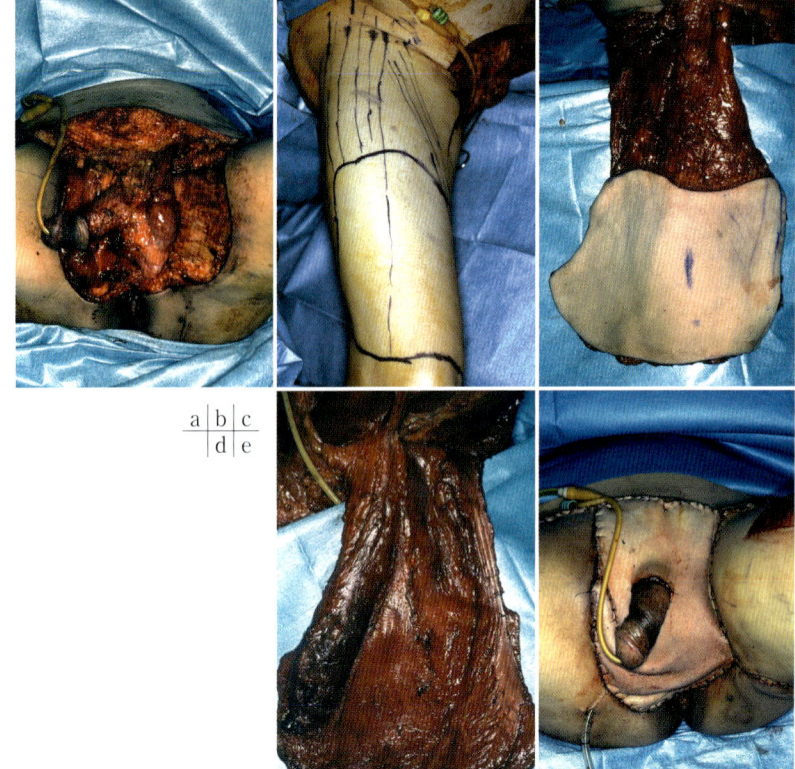

図13.
症例7：65歳，男性．乳房外Paget病
a：病変部切除後の状態
b：皮弁のデザイン．Femoral V-NAF charged Sartorius m-c flap のデザイン
c：皮弁挙上時
d：皮弁の裏面．左端に femoral V-NAF と Sartorius m.，右端に fascia lata が確認できる．
e：再建終了時．皮弁の中央に穴をあけ，陰茎を通した．

flap を付加した連合皮弁である（図12）．

症例7：65歳，男性．乳房外(外陰部)Paget病
下腹部,鼠径部,陰茎,陰嚢に及ぶ 15×25 cm 大の広範な皮膚欠損に対して大腿下部に同様な大きさの皮弁を起こすには皮弁の両端に pedicle が入るよう Femoral V-NAF flap を選択した（図13）．

Ⅶ．考　察

　筋皮弁の皮膚血行は開発当初は，筋栄養血管からの無数の細い穿通枝によって血行を得るものと考えられていた．しかし，筋栄養血管は筋に刺入する前後に皮膚へ直接流入する枝を分岐することが多く,それらは直接皮枝と穿通皮枝に2分され，双方が補完関係にあり，これらの皮枝が筋皮弁の皮膚の血行に大きな役割を果していることがわかった．つまりそれら皮枝を栄養血管として筋皮弁とほぼ同じ領域の皮膚弁を挙上できるのではと考えた．そこで我々は，この考えを基に大腿筋膜挙筋を穿通する外側大腿回旋動脈の穿通皮枝を用いた lateral femoral flap と僧帽筋の栄養血管である頚横動脈浅枝が筋体を貫く穿通皮枝を血管系とする cervicodorsal flap とを開発し，新しい血行系の皮弁として報告した[3)11)]．その結果 TFL m-c flap はその皮膚範囲を移行するのに筋体をつけて皮弁を起こす意味が薄れ，その適応は限定されるものとなった．

　薄筋皮弁，縫工筋皮弁は筋体自体も遠位に細くなり，栄養血管も分節様に支配されるため筋皮弁としての血流は弱く，しばしばうっ血をきたし，実際の皮膚生着域は狭い．

　Apfelberg and Finseth[12)]は薄筋と縫工筋の両筋を茎として皮膚を挙上する連合筋皮弁を報告した．確かに単独の筋皮弁に比べ皮膚の生着は安定したが，飛躍的に生着領域が拡大したわけではな

い．我々は，薄筋，縫工筋の代わりに，あるいはそれらの連合皮弁に追加する形で大伏在静脈，大腿神経皮枝 V-NAF 皮弁を adipofascial pedicled flap として combine し，主として静脈系の血行を安定化させる皮弁を考案した．これらの皮弁は，先に述べたように静脈還流に優れるため皮弁は大きく安定する．したがって，大腿前面の皮弁では sartorius と gracilis の combined flap に代わるものとして sartorius と femoral V-NAF の combine flap を推奨する．症例 6 のような骨盤死腔感染に対して組織で充填したいときで，内腸骨動脈が切断されており，拡大大臀筋皮弁などが使えないときなどは femoral V-NAF flap は有益である．欠点としては pivot point の自由度が比較的小さいことがあるが，術前に丁寧にシミュレーションすれば鼠径部，下腹部，外陰部への移行に問題はない．

ここでは，Femoral V-NAF flap と種々の筋肉との combined flap を示したが，いずれも経験症例が少なく，それら各々の生着範囲や適応について未だ断定的なことは言えない．

参考文献

1) Mathes, S. J., et al.：An atlas of Muscle and Mulaps, Mosby Co., St. Louis, 1979.
2) 中嶋英雄：大転子・鼠径部欠損の再建：筋皮弁と筋弁．丸毛英二編，103-120，克誠堂出版，1983.
3) Nakajima, H., et al.：A New Concept of Vascular Supply to the Skin and Classification of flaps According to their Vascularization. Ann Plast Surg. 16：1-17, 1986.
4) 中嶋英雄ほか：「2004 年皮弁分類」に関する私見 (3)．形成外科．48：745-755, 2005.
5) Nakajima, H., et al.：Vaginal reconstruction with the femoral veno-neuro accompanying artery fasciocutaneous flap. Br J Plast Surg. 52：547-553, 1999.
6) Nakajima, H., et al.：Accompanying arteries of the cutaneous veins and cutaneous nerves in the extremities：Anatomical study and a concept of the veno and/or neuroadipofascial pedicled fasciocutaneous flap. Plast Reconstr Surg. 102：779-791, 1998.
7) Imanishi, N., et al.：Anatomic study of the venous drainage architecture of the forearm skin and subcutaneous tissue. Plast Reconstr Surg. 106：1287-1294, 2000.
8) Kawai, K., et al.：Vascular Anatomy of the Anterolateral Thigh Flap. Plast Reconstr Surg. 114：1108-1117, 2004.
9) 貴志和生ほか：Great Saphenous Femoral V-NAF charged m-c flap の概念．第 38 回日形総会，千葉，1995.
10) Chang, H., et al.：The Combined Gracilis and/or Sartorius m-c flap with the Great Saphenous-Femoral V-NAF flap. reported at the 4th Korea-Japan PRS, 1998.
11) Nakajima H., et al.：Island fasciocutaneous flaps of dorsal trunk and their application to myocutaneous flap. Keio J Med. 33：59-82, 1984.
12) Apfelberg, A., et al.：Double-muscle Gracilis and Sartorius myocutaneous flap. Br J Plast Surg. 34：41-43, 1981.

II．有茎皮弁術

大腿二頭筋皮弁 —坐骨部褥瘡再建—

石井暢明　大木更一郎　百束比古

KEYWORDS　大腿二頭筋島状皮弁，坐骨部褥瘡，プロペラ皮弁

緒　言

　坐骨部褥瘡は車椅子生活を送る患者で多くみられる．褥瘡は多くの場合，まず保存的治療が試みられるが，脊髄損傷によって車椅子生活を余儀なくされている若い患者においては，早期社会生活復帰を考慮し外科的治療が選択される場合がある．坐位において坐骨部は最荷重部位であり，再発も多いため，脊髄損傷患者の坐骨部褥瘡再建においては，再発を念頭に置く必要がある．また坐骨部褥瘡は後述の理由により深くなることが多い．このため，筋体を含む大腿二頭筋皮弁は極めて有用であり，本稿では皮膚島状での大腿二頭筋皮弁と大腿二頭筋茎プロペラ皮弁について述べる．

　坐骨部褥瘡の特徴：坐骨部は坐位において最も高い体圧分布を示し，坐骨と軟部組織の間に，外力，応力が加わることにより滑液包が形成される．滑液包に滲出液が貯留し，感染を起こすことにより潰瘍や瘻孔を生じるため，深達性潰瘍となることが多く，坐骨の骨髄炎を伴うこともある[1]．

I．適　応

　大腿二頭筋皮弁は保存的に治癒が得られないD3以上の坐骨部褥瘡を有し，下半身麻痺がある患者が適応となる．

　解　剖：大腿二頭筋（biceps femoris）は長頭が坐骨結節と仙結節靱帯に，短頭が粗線の外側唇・大腿骨の外側上顆・外側筋間中隔に起始をもち，ともに腓骨頭・脛骨の外側顆・下腿の外側の深筋膜に停止する．動脈は主に大腿深動脈の枝により栄養されており，2～3本の主要血管が坐骨結節から10～14 cmまでの間で大腿二頭筋長頭筋体に流入する．また，頭側では下殿動脈下降枝の枝とも連絡がある[2)3)]（図1）．

II．皮弁デザイン，手術操作

　デザイン，手術の際，体位を股関節屈曲位とすることが肝要である．

1．島状大腿二頭筋皮弁の場合

・まず大腿後面に大腿二頭筋筋体をマーキングする．

・皮弁のpivot pointは坐骨結節より約10～14 cm遠位の点とする．

・遠位側の皮膚上で穿通枝をドップラーで確認し，それらを含めるように皮島をtear-drop型にデザインする[2)]（図2）．

　まず，褥瘡部位を十分にデブリードマンし，露出した坐骨はサージトームなどで平坦化する．

　皮弁の挙上は，皮島直下の筋体を露出し，その走行が坐骨結節へ向かうことから大腿二頭筋長頭であることを確認する．筋体を挙上し皮弁が坐骨部に到達可能となれば，そこで剝離を終了する．必要であれば潰瘍部に筋体を充填する．

2．大腿二頭筋茎プロペラ皮弁の場合

・まず大腿後面に大腿二頭筋筋体をマーキングする．

・皮弁のpivot pointは坐骨結節より約10～14 cm遠位の点とする．

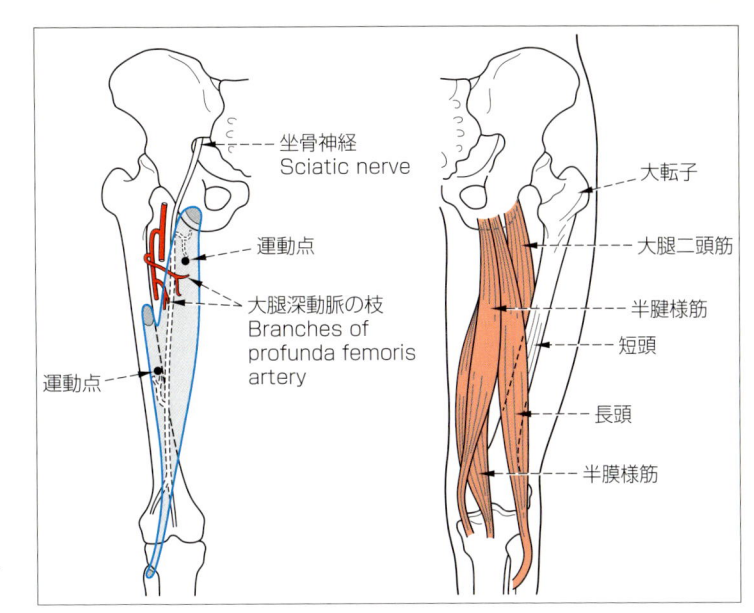

図1.

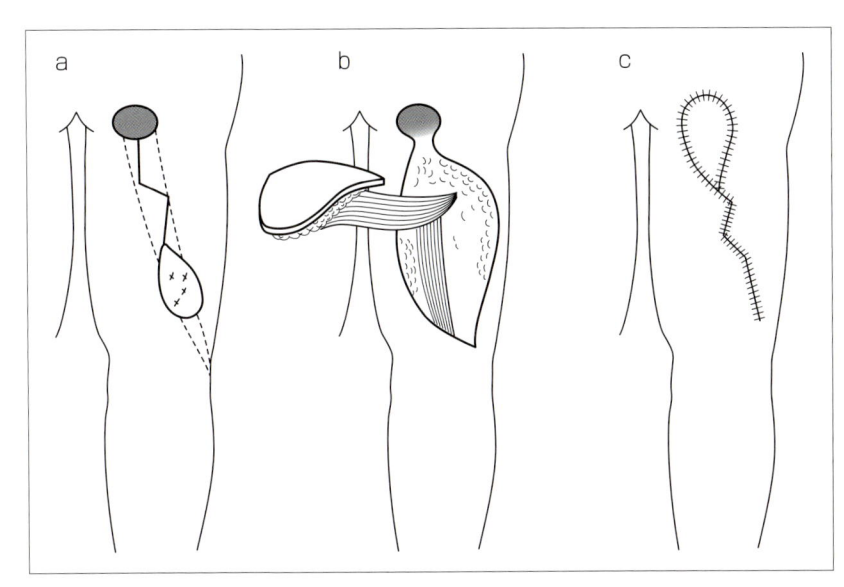

図2.

・大腿二頭筋筋体上にプロペラ皮弁をデザインする（図3）．

皮弁の挙上は，pivot point より遠位は筋皮弁として，近位は大腿筋膜上で剥離し，皮弁として回転させることとなる．

実際には，尾側より皮弁の挙上を始め，大腿二頭筋長頭を停止部側で切断する．Pivot point まで筋皮弁を挙上したら，pivot point より近位の皮弁の皮切を加える．近位側は大腿筋膜上で剥離し，皮弁を180°回転させて縫合する．

Cavity が大きい場合には大腿二頭筋遠位端や，皮弁先端を真皮脂肪弁にして充填することが可能である．

III．代表症例供覧

症例1（図4）：55歳，女性．50歳時より Th 12 の脊髄損傷を有する．

現病歴：3か月前より右坐骨部に小硬結，びらんが出現し，訪問看護治療を受けていたが，増悪し，発熱するようになった．1か月前に近医で切開排膿，および PAPM の点滴を受け，発熱は軽快したが，潰瘍部の滲出液は続き，当科紹介入院となった．

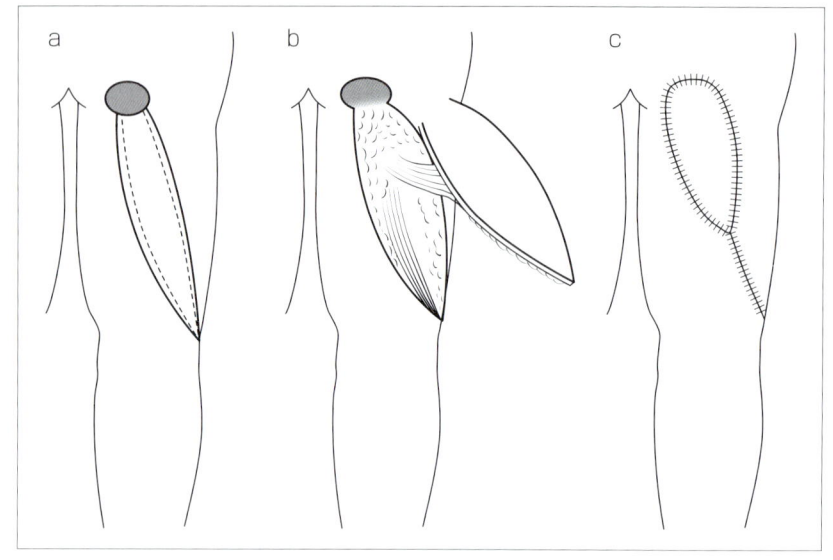

図 3.

図 4.
症例 1
a：大腿後面にて筋体の走行をマーキングし，遠位側の皮膚上で多数の穿枝をドップラーで確認．それらを含めるように皮島をtear-drop型にデザインした．皮島の幅はほぼ筋体の幅と同じとし大きさを約15×7.5 cmとした．
b：島状大腿二頭筋皮弁を挙上した．
c：皮弁採取部は一次縫縮可能であった．

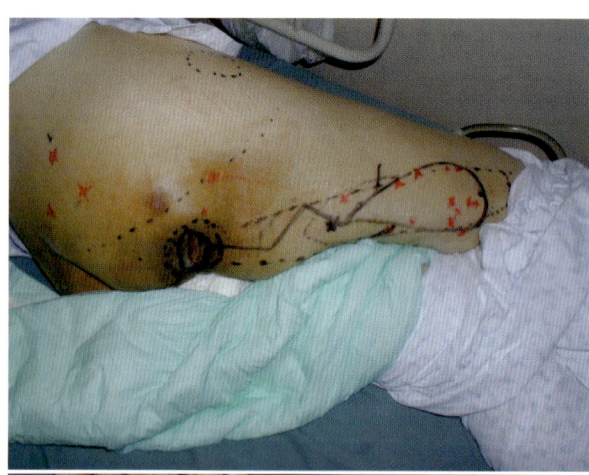

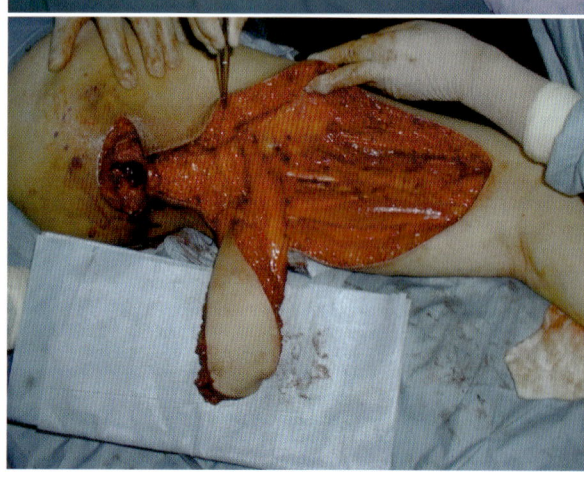

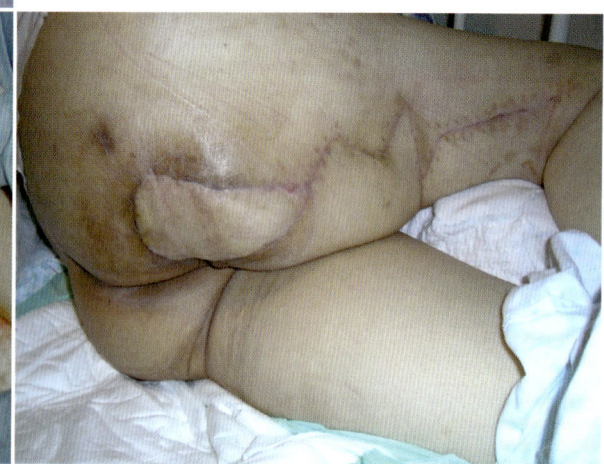

既往歴：特記すべき事項なし

症例2：62歳，男性．37歳時より Th 8, 9 の脊髄損傷を有する．

現病歴：1年前に左坐骨部褥瘡から敗血症になり他科で治療し軽快した．その後，当科通院加療していたが，左坐骨部皮下ポケットを形成しており，今回，大腿二頭筋を用いたプロペラ皮弁による左坐骨部褥瘡の再建を施行した．

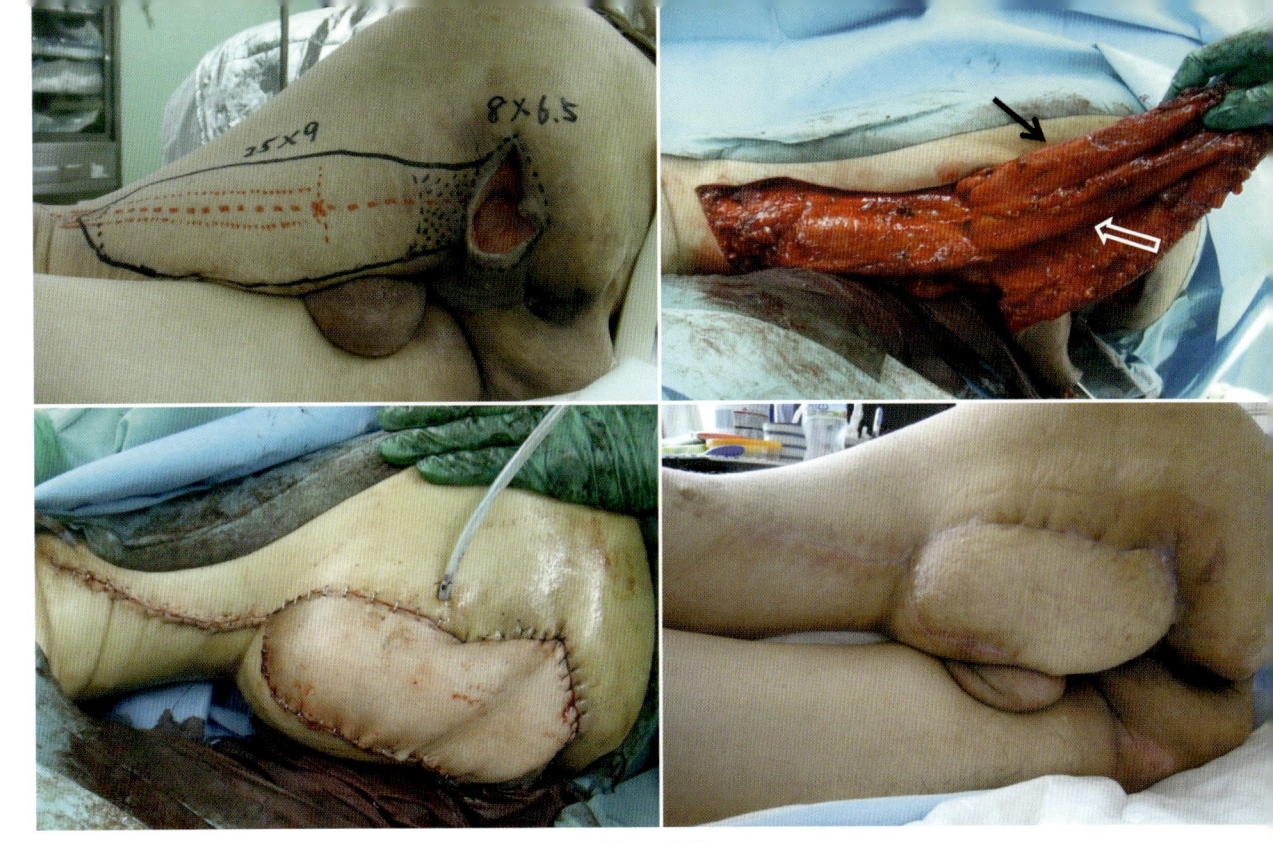

図5. 症例2
a：大腿二頭筋上に25×9 cmの大きさの，筋肉茎によるプロペラ皮弁をデザイン
b：皮弁の幅が大きいため半腱様筋も用いた（→：大腿二頭筋，⇨：半腱様筋）．
c：ポケット内に筋体と真皮脂肪弁を充填した．皮弁採取部は一次縫縮可能であった．
d：術後9週間後．その後も再発は認めていない．

既往歴：43歳，高血圧，高脂血症．50歳，右下腿骨骨折．55歳，仙骨部褥瘡．58歳，右大腿骨骨折．61歳，左坐骨部褥瘡．左坐骨部褥瘡より殿部膿瘍（図5）

IV. 考 察

坐骨部再建の手技は下記のように様々な方法が報告されている．

・Limberg flap
・Gluteal island flap[4]
・Posterior thigh flap（後大腿皮弁）[5]
・Lateral thigh flap（外側大腿皮弁）
・Gracilis flap（薄筋皮弁）[6]
・VY advancement flap[7]
・Tensor fascia lata myocutaneous flap（大腿筋膜張筋皮弁）
・Biceps-femoris musculocutaneous island flap（大腿二頭筋皮弁を用いた島状皮弁）[2]

大腿二頭筋皮弁は局所皮弁と比べると筋体が折り返されるためpivot pointがややbulkyになる点が欠点として挙げられる．しかしながら利点として，筋肉による良好な血行が保証されること，褥瘡部位に褥瘡部と離れた部位からの健常皮膚・筋肉を充填することができること，皮弁の移動が比較的容易なことなどが挙げられる．また，坐骨部の褥瘡は再発が多いために複数回の手術の可能性を念頭に置いて手術を行う必要がある．

筋肉茎プロペラ皮弁では褥瘡の再発時にpivot pointを近位に移動することで皮弁を前進させることが考慮でき，坐骨部褥瘡の再発率の高さを考えると1枚の皮弁が必要に応じて何回か使えるということがメリットとなる．他にプロペラ皮弁の利点として，回転した皮弁近位側が皮弁遠位側採取部に充填されることにより縫縮が容易になるこ

とが挙げられる．

結　語

　大腿二頭筋皮弁は保存的治療で治癒が得られない坐骨部褥瘡患者に対する再建法の1つとして優れた手法であると考える．

参考文献

1) 横川秀樹，市岡　滋：坐骨部褥瘡に対する術式の選択．形成外科．**51**：1163-1171, 2008.
2) 大木琴美，大木更一郎，百束比古：島状大腿二頭筋皮弁での再建が有用であった車椅子患者の坐骨部褥瘡の1例．褥瘡会誌．**7**：216-222, 2005.
3) Quaba, A. A., et al.：Extended application of the biceps femoris musculocutaneous flap. Plast Reconstr Surg. **81**(1)：94-105, 1988.
4) Stevenson, T. R., et al.：The gluteus maximus musculocutaneous island flap；Refinements in design and application. Plast Reconstr Surg. **79**：761-768, 1987.
5) 新冨芳尚，大浦武彦：Posterior thigh flap. 形成外科．**26**：243-248, 1983.
6) Gregory, B. W., et al.：Repair of ischial pressure ulcers with gracilis myocutaneous island flaps. Plast Reconstr Surg. **62**(2)：245-248, 1978.
7) Tobin, G. R., et al.：The biceps femoris myocutaneous advancement flap：a useful modification for ischial pressure ulcer reconstruction. Ann Plast Surg. **6**(5)：395-401, 1981.

II．有茎皮弁術

遠位茎腓腹皮弁による下腿・足再建

百束比古

KEYWORDS　遠位茎腓腹皮弁(distally based sural flap)，下腿潰瘍，足再建，クロスレッグ法

I．概　念

　腓腹部に有軸皮弁を作成することを初めて発表したのは Walton-Bunkis であった[1]．それは，膝窩動脈より分枝する腓腹動脈を有軸血管とする腓腹皮弁であった．これを遠位茎で作成して足首や踵骨後部の再建に有用とした最初の論文は筆者による[2]．それに先立って，腓骨動脈穿通枝を用いたり[3]，後脛骨動脈穿通枝を用いて遠位茎にデザインする皮弁[4]の報告があったが，明確に腓腹動脈を有軸血管として遠位茎皮弁としたのは，我々が最初である．その後，Hasegawa らにより，血管茎をかなり refine した同様の皮弁の報告があった[5]．そしてこの15年間に多くの遠位茎腓腹皮弁の論文が出たのは，それだけこの皮弁が有用である証左であろう．

II．解　剖

　腓腹動脈は膝窩動脈より分枝で腓腹部の中央を外踝に向かって走行する．しかし，連続性が外踝部まであるのは1/3程度であり，多くはアキレス腱までも連続しない（図1）[6]．また，連続しているものも分節状に派生する穿通枝のネットワークの連なりではないかとも考えられている[2]．したがって最近ではこの皮弁は穿通枝のネットワークによって生着する可能性もあると考える．また，腓腹神経を中心とした血管網が生着に関与するので，神経を皮弁に含むべきという文献が多いが，我々はこれには解剖学的検討を行って根拠に反証を示している[7]．

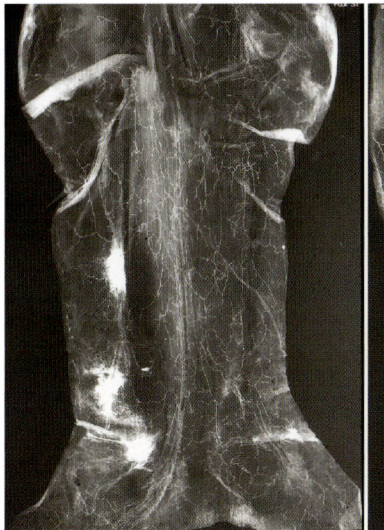

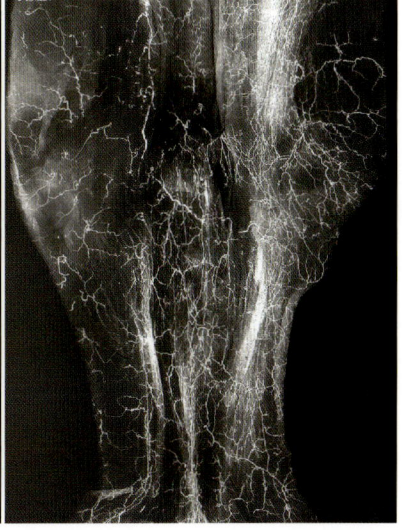

図1．
下腿腓腹部の保存屍体による血管撮影
a：膝窩部から外踝部へ浅腓腹動脈が連続している例
b：連続していない例

① proximally based sural flap　② proximally based sural island flap　③ distally based sural island flap (superior type)　④ distally based sural island flap (inferior type)　⑤ distally based sural flap

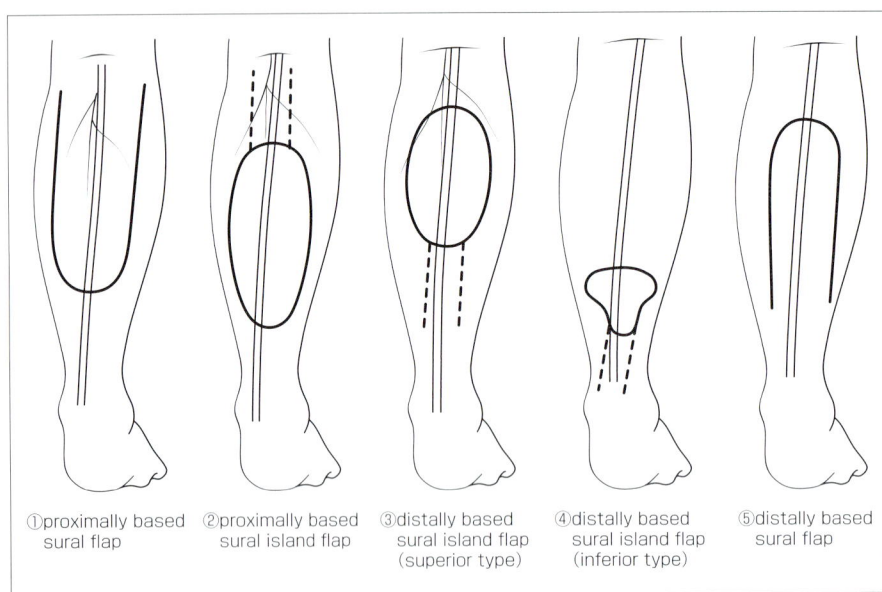

図2. Sural flap のデザイン法
浅腓腹動脈を栄養血管とするが，遠位茎では穿通枝のネットワークが皮弁生着に関与すると思われる．

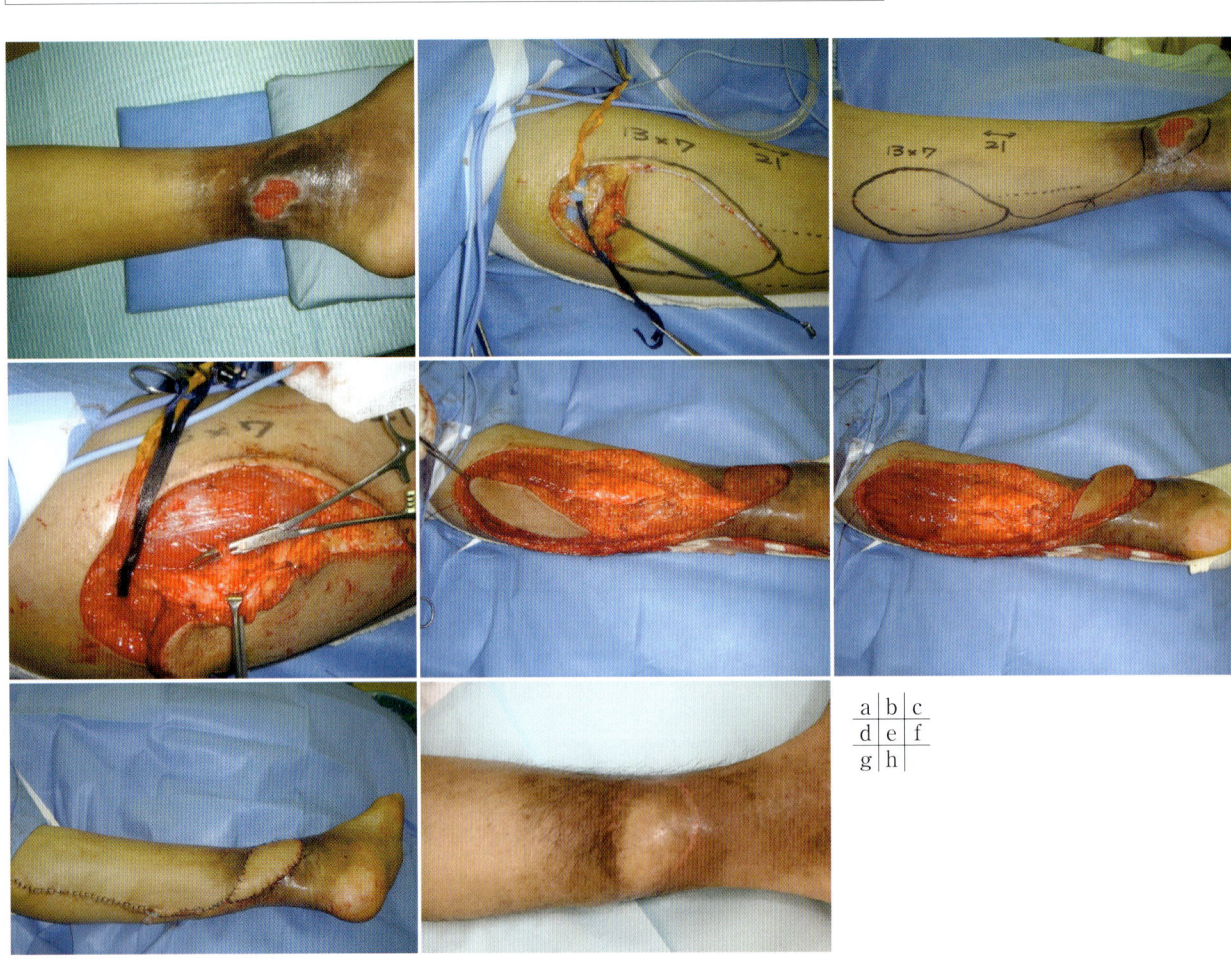

図3. 症例1：慢性下腿潰瘍に対する遠位茎腓腹皮弁による再建例
　a：術前の状態　　　b：皮弁のデザイン
　c：皮弁挙上の手順：小伏在静脈（黄色の血管テープ）と腓腹神経（青の血管テープ）の露出
　d：腓腹筋から出る穿通枝の結紮　　e：皮弁の挙上　　f：皮弁の移動
　g：皮弁の縫着　　h：術後1年の状態

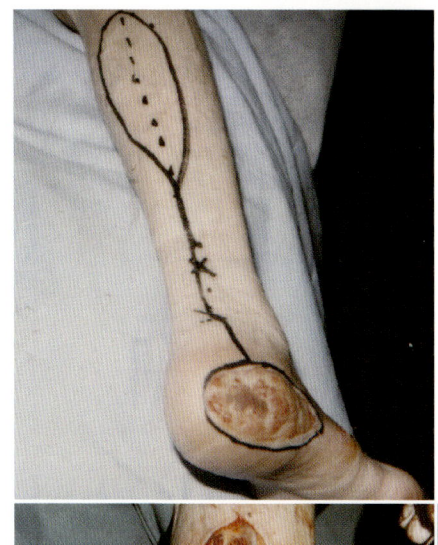

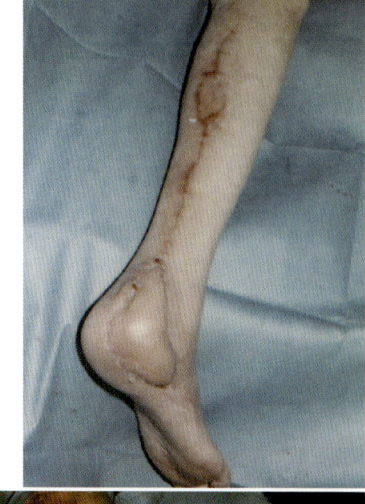

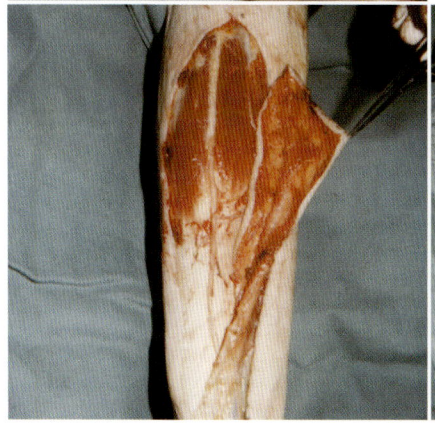

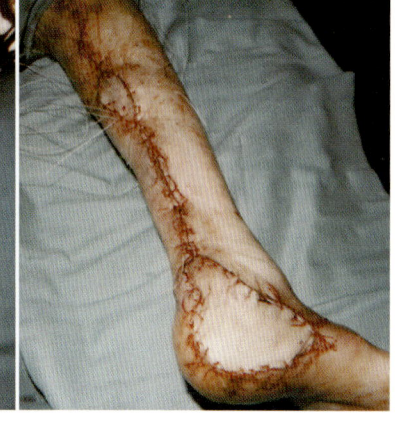

図4.
症例2：外踝部の褥瘡の再建に適用した遠位茎腓腹皮弁
 a：術前の状態と皮弁のデザイン
 b：皮弁の挙上
 c：皮弁の移植直後
 d：術後半年の状態

Ⅲ．皮弁のデザイン

皮弁の支点（ピボットポイント）を腓腹部のどこに取るかによってデザインも変わるが，原則は外踝の上約10cmの中央寄りに支点を取る．そして，茎は幅4～5cm程度の皮膚狭茎か筋膜脂肪組織茎にしてそこから膝窩部に向けて幅8～10cm，長さ12～15cm程度にデザインする．皮弁採取部位はできるだけ一期的に縫縮するが，最小限の植皮を要することが多い（図2）．また，皮弁の先端を鋭角にデザインしたりすると末梢壊死の可能性が高まるのでできるだけ半円形の遠位部とする．

Ⅳ．皮弁の挙上法

まず皮弁の末梢部を切開し小伏在静脈と腓腹神経を同定し，静脈は結紮切離，神経は温存する．あとは深筋膜上で挙上する．腓腹神経の温存は小剪刀を使って神経に沿って筋膜を切開すれば極めて容易である．皮弁は長さ幅比2：1以内の惰円形とし，幅3cm位の皮膚狭茎または筋膜脂肪組織茎をつける（図3）．

Ⅴ．皮弁の適応

下腿の末梢1/3，踵後部，踝周囲，踵の潰瘍や皮膚欠損の被覆に適応があるが，全身疾患，動脈硬化や高度の下肢還流障害がある症例，高齢者では適応としないほうがよい．

Ⅵ．症例供覧

症例1：23歳，男性
職業美容師．左下腿潰瘍が慢性化し，治療目的で入院．同側肢の遠位茎腓腹皮弁を島状に挙上して患部を被覆した（図3）．

症例2：72歳，女性
脳疾患による長期の臥床の後右外踝部に褥瘡を生じ難治であった．そこで，同側肢より遠位茎の腓腹皮弁を挙上し再建に用いた（図4）．

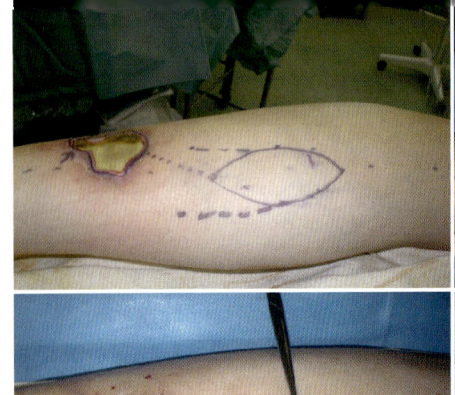

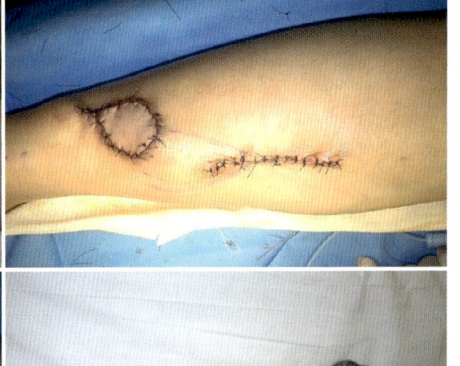

図5.
症例3：下腿のⅢ度熱傷に対する遠位茎腓腹皮弁の適用
a：術前の状態と皮弁のデザイン
b：皮弁の挙上．腓腹神経は温存されている．
c：手術直後
d：術後2か月の状態

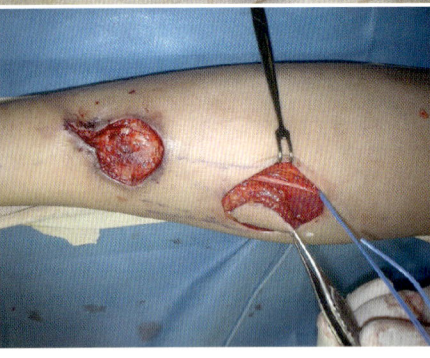

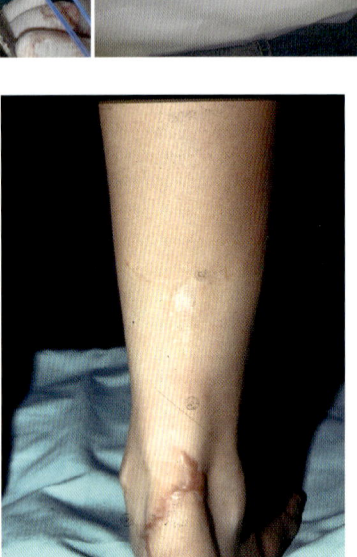

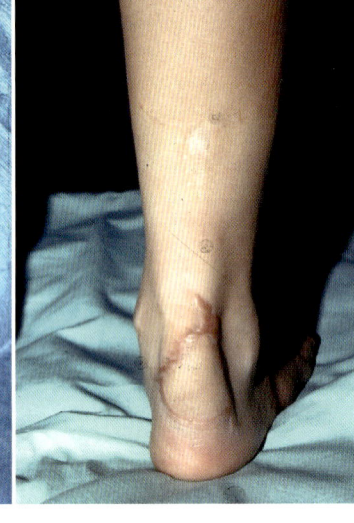

図6.
症例4：アキレス腱部に遠位茎腓腹皮弁を移植する時はT字型にデザインするとよい．
a：皮弁の作成
b：術後3か月

症例3：33歳，女性
あんかによる左下腿のⅢ度熱傷に対し，同側肢より遠位茎腓腹皮弁を挙上して被覆に用いた(図5)．

症例4：8歳，女児
スポーク損傷によるアキレス腱部の皮膚欠損に対して，T字型の遠位茎腓腹皮弁を作成して被覆した．皮弁採取部は一期的に縫縮した(図6)．

症例5：1歳，女児
囲炉裏に転落して左足に広範囲のⅢ度熱傷を受け，植皮によって患肢の切断はまぬがれたが，踵部の潰瘍が難治となりまた皮弁による被覆が望ましいと考え，対側肢から遠位茎腓腹皮弁をクロスレッグ法によって移植した(図7)．皮弁茎部は2週間後に離断した．

Ⅶ．考　察

我々の最初の解剖学的報告では，必ずしも全例で腓腹動脈が腓腹神経に沿って外踝部まで連続しないこと，腓腹神経本体は皮弁の血行には関与しないことを示唆した[2]．その後多くの臨床報告があったが，その多くは腓腹神経を周囲の血管を含む軟部組織とともに茎として挙上している．しかし，茎をあまり細く長くすると，皮弁の血行は保証されないこともいわれている．また，腓腹神経

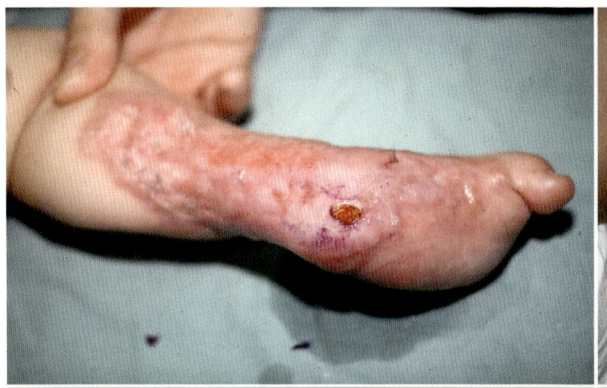

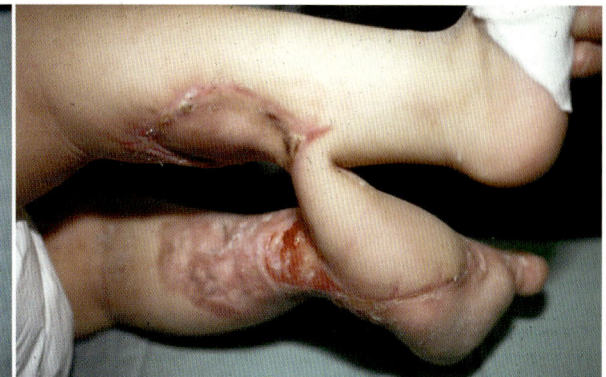

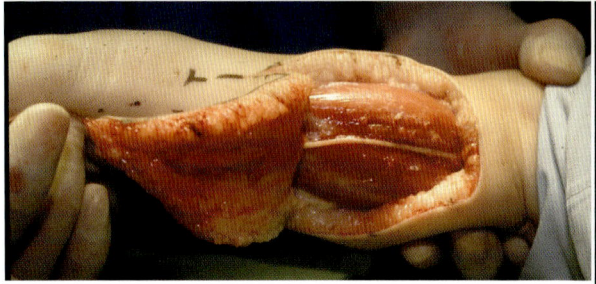

図7.
症例5：クロスレッグ法による遠位茎腓腹皮弁の対側肢への移植
　a：術前の状態．植皮部は皮下組織がほとんどなく，踵は特に皮弁による再建を要した．
　b：皮弁の挙上．腓腹神経は温存されている．
　c：クロスレッグ法による皮弁の移植
　d：術後3年の状態

は深筋膜を切開すれば極めて容易に，出血を伴うことなく皮弁から外して温存できることから，皮弁の血行には何ら影響していないことは，我々の研究でわかった[7]．しかし，腓腹神経の切断で残る外踝下部の知覚障害は軽微なので問題とならないので，あえて神経を温存しなくてもよいという意見があることは認めるが，温存しても皮弁の血流に影響がないことも事実である．腓腹部の中心に腓腹動脈が膝窩部より走行しており，これを中心とした遠位茎皮弁を作成できる．しかし，多くの文献にみるようにそのデザインの限界は不明であり，何割かの末梢壊死を覚悟しなければならない[7]．そこで，本稿では再度本皮弁について検討し安全な皮弁作成法を検討した．

参考文献

1) Walton, R. L., Bunkis, J. : The Posterior calf fasciocutaneous free flap. Plast Reconstr Surg. 74：76, 1984.
2) Hyakusoku, H., et al. : Heel coverage with a T-shapeddistally based sural island fasciocutaneous flap. Plast Reconstr Surg. 93：872-876, 1994.
3) Donski, P. K., Fogdestam, I. : Distally based fasciocutaneous flap from the sural region. Scand J Plast Reconstr Surg. 17：191, 1983.
4) Amarante, J., et al. : A new distally cased fasciocutaneous flap of the leg. Br J Plast Surg. 39：338, 1986.
5) Hasegawa, M., et al. : The distally based superficial sural artery flap, Plast Reconstr Surg. 93：1012-1020, 1994.
6) 利根川　均，田沼久美子：下腿の皮膚および筋膜の動脈網（系）の解剖学的検索ならびに臨床的応用に関する研究．日形会誌．14：404-426, 1994.
7) Aoki, S., et al. : Clinical and vascular anatomical study of distally based sural flap. Ann Plast Surg. 61(1)：73-78, 2008.

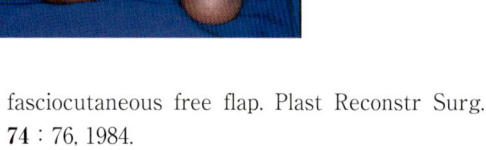

Ⅱ．有茎皮弁術

内側足底皮弁 ―踵再建―

柏　克彦　　樋口浩文　　小林誠一郎

KEY WORDS　有茎皮弁(pedicle flap)，内側足底皮弁(medial plantar flap)，踵再建(heal reconstruction)

緒　言

　足底と踵は，起立・歩行など日常生活に不可欠な機能の一端を担い，皮膚は厚い角質に覆われ，足底腱膜との間に脂肪織を内包する線維中隔を有する．この特殊構造がもたらす外力への抵抗性，衝撃吸収性，固着性は，修復に際し最も配慮すべき事項の1つであり，そのためには同様の性状を有する皮弁の使用が望ましい．他方，類似構造を有する組織は他部位には得がたく，足底局所に求める場合にも荷重部からの採取では新たな問題を惹起する．以上の観点から，足底非荷重部である土踏まずinstepは，荷重・摩擦部の再建に有用かつ貴重な皮弁採取部位といえる．

　現在，本部位からの皮弁として，内側足底皮弁medial plantar flapが広く用いられているので，本稿ではその解剖学的特徴を示し，特に踵骨部再建を中心とした手技の詳細について記載する．

Ⅰ．足底の解剖

1．血液供給

　足部循環は前・後脛骨動脈，腓骨動脈により維持されており，Hidalgoら[1]は足底の血流に，内・外側足底動脈の他，足背動脈，腓骨動脈などが関与することを指摘した．一方，並木ら[2]は，新鮮切断肢での解剖学的検索を基に，足底非荷重部に限れば内側足底動脈由来の血管が多く分布することを示し，色素注入実験からも内側足底動脈よりの血行が優位であることを示している．

　内側足底動脈の基幹血管である後脛骨動脈は，脛骨内踝ならびに踵骨載距突起の後方を下行する(図1-a)．踵骨内側突起の母趾外転筋起始付近で筋の深部を走行しつつ内側・外側足底動脈に分かれるが，この間屈筋支帯下では後脛骨動脈あるいは外側足底動脈より数本の踵骨枝が分岐し，外踝後方を走行する腓骨動脈からの踵骨枝と交通しつつ主に踵骨部内側に分布する．この踵骨枝は，calcaneal flapの栄養血管として用いられる[3]．また，外側足底動脈は，短趾屈筋と足底方形筋の間を，筋枝，皮枝を分岐しつつ前外方に走り，足底動脈弓に流入する．

　内側足底動脈は母趾外転筋下で浅枝と深枝を分岐し，深枝は分岐後すぐに外側枝と内側枝に分かれ，外側枝は骨と長腓骨筋腱の下で足底へと貫通し，足底動脈弓と吻合する[4,5]．内側枝は母趾外転筋と後脛骨筋腱の間を後方に走った後，舟状骨内側面から第1中足骨基部へと末梢に向かい，第1足底中足動脈と吻合する．本枝は，この間多数の枝を出し皮膚に分布するが，その血行領域は足部内側面における舟状骨粗面の突起部周辺であり，medialis pedis flapの栄養血管として知られる．なお，Masqueletら[4]は，約1/3の割合で，本枝が内側足底動脈本幹から直接分岐すると述べている．

　一方，内側足底皮弁の栄養血管として用いられる浅枝は，母趾外転筋と短趾屈筋間，内側足底中隔を走行するが，ここでさらに内側枝superficial tibial plantar arteryと内浅弓枝common plantar digital artery（Adachi, Sarrafian）に分かれる[2,6,7]．前者は足底内側縁を遠位へと向かい，後者は短趾屈筋底面に向かって斜め前方に走行する．これら

は末梢では第1～3指の趾動脈に移行するとともに，足底動脈弓と交通するが，各趾骨間で貫通枝を介して足背血行とも連絡する．この間，内側枝は母趾外転筋の深部から外側面を通り土踏まずの皮膚へと至る数本の筋間穿通枝を分岐し，内浅弓枝も土踏まず中央部で足底腱膜の線維間を貫く皮枝を出しており，これらが内側足底皮弁の直接の栄養血管となる（図1-b, c）．

内側足底動脈の分岐形態にはバリエーションが指摘されており，Adachi[6]は，①本動脈が浅枝と深枝に分かれ，前者が内側枝と内浅弓枝に分かれるもの63％，②深枝と浅枝内側枝が共通幹を有するもの28％，③深枝，内側枝，内浅弓枝の3枝に分離するものが9％であるとした．また，各々の口径については，内側枝が太いものや内浅弓枝が太いものがあること，その終末に関しても内側枝が皮枝として終わるものがあることなどの指摘がある[8]．これらは，内側足底皮弁の挙上にかかわる問題であり，内側足底皮弁の挙上にあたり，内側枝が細く，内浅弓枝あるいは両者を血管茎としなければならない場合があることを念頭に置く必要がある．

2．静脈還流

後脛骨動脈の各分枝はそれぞれ伴行静脈を伴い，静脈血は内側・外側足底動脈伴行静脈，後脛骨静脈へと流れ込む．これら深在性の還流に加え，皮静脈を介し主として大伏在静脈に流れ込む，浅在性の還流経路も存在し，これらは互いに交通している[2)3)]．足底皮静脈の解剖学的検索を基にImanishiら[9]は，足底における浅在性静脈系の役割を強調している．すなわち，足底の静脈還流には，大・小伏在静脈よりの直接の分枝とともに，大・小伏在静脈が足背で構成する静脈弓の分枝が関与し，特に足底非荷重部においては遠位外側から近位内側へと大伏在静脈に向かって皮静脈が還流されていることから，内側足底部の皮弁作図や挙上にこれらを利用できると述べた．臨床的には，通常の内側足底皮弁であれば，あえて皮静脈系を含めなくても十分な皮膚還流が得られるが[2)3)8)10)～18)]．遊離内側足底穿通枝皮弁の血管茎としての皮静脈の利用や，本部位よりの静脈皮弁も報告されている[18)～20)]．これらの知見は，皮静脈吻合による内側足底皮弁の安全性向上や，本部位皮弁形態の新たな発展に寄与する可能性を有している．

3．足底の神経

足底知覚は，内踝の1～3cm下方で脛骨神経が内側・外側足底神経に分かれ，前者が主に足部内側と第1～4趾，後者は足部外側と第4，5趾の知覚を担う[1)4)7)21)～23)]．加えて踵骨部には，脛骨神経内側踵骨枝が内側より，腓腹神経終末枝から分岐した外側踵骨枝が外側より分布している（図1-c）．

内側足底神経は，母趾外転筋，短趾屈筋に運動枝を出しつつ，母趾外転筋深部で内側足底動脈に伴走するが，その外側を走る場合と内側を走る場合があり[8)]，母趾外転筋の外側縁付近で二枝に分かれる．前者は母趾の固有底側趾神経として，内側足底動脈浅枝の内側枝とともに足部内側を走行し母趾内側に分布するが，その間数本の皮枝を分岐する．また，後者は総底側趾神経となり，足底腱膜下を通り第1～4趾の趾間に至る[1)2)4)8)11)22)23)]．

Hidalgoら[1)]は知覚神経の支配領域を考慮し，足底を踵骨前縁，中足骨頭より3cm中枢の横線で区分した．その中枢区域には内・外側踵骨神経が，末梢区域は足底腱膜深部から立ち上がる内・外側足底神経よりの皮枝が分布する．中間部分は内側および外側足底神経の支配領域であり，それぞれの領域は，正中で二分され，内側部では内側足底神経，外側部には外側足底神経により支配されるが，皮枝が足底筋膜を貫くことはなく，筋間中隔より立ち上がる．したがって，知覚皮弁としての内側足底皮弁を考慮する場合には，この中間内側領域からの挙上であれば，足底筋膜を犠牲にする必要はなく，神経の遊離も容易である．

II．挙上の実際

最も基本的手技である踵再建に対する有茎順行性島状皮弁の挙上法を中心に示す．

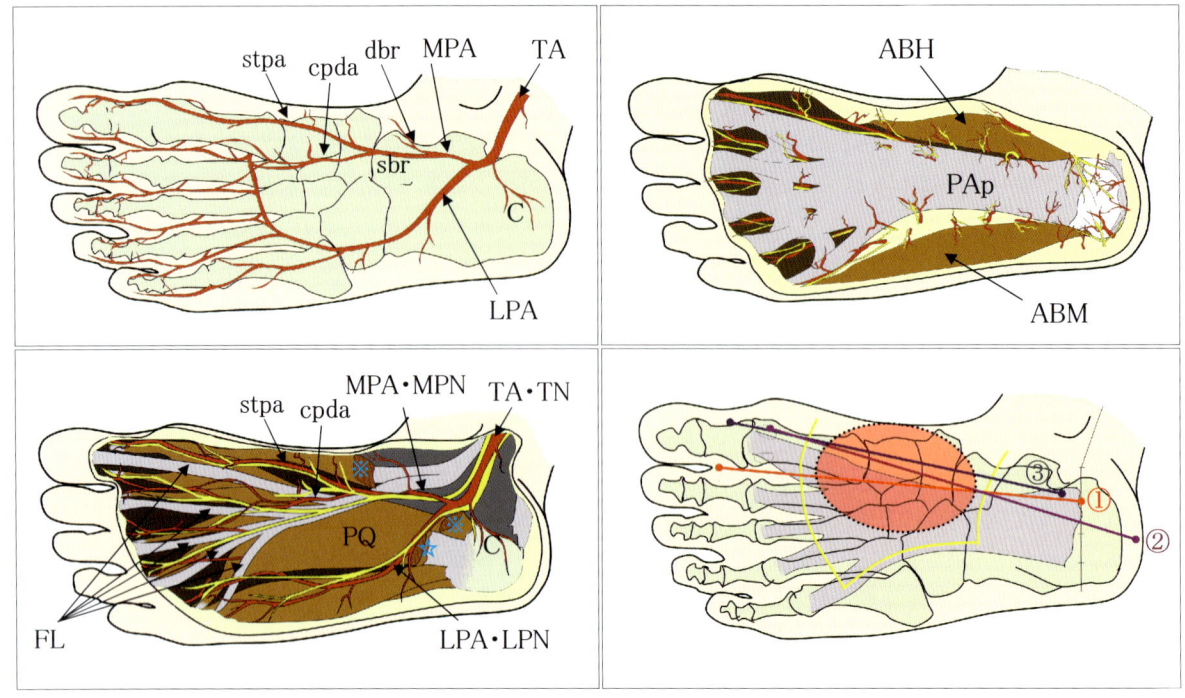

図 1. 足底の解剖

a：後脛骨動脈とその分布
b：浅層の解剖と皮膚穿通枝
c：深層の解剖（赤線は動脈，黄線は神経を示す）
d：皮弁のデザインにおける内側足底筋間中隔と内側足底動脈との位置関係の指標
　①脛骨後縁の踵部横断線の内側 1/4 と第一趾間とを結ぶ線[22]
　②踵後縁から第一中足骨内側種子骨とを結んだ線[17]
　③踵骨隆起内側突起の母趾外転筋起始部と母趾基部のやや内側を結んだ線[26]
　（赤領域は内側足底動脈の皮膚穿通枝が立ち上がる範囲，黄線内側は足底非荷重部）

（TA：後脛骨動脈，MPA：内側足底動脈，dbr：深枝，sbr：浅枝，stpa：内側枝，cpda：内浅弓枝，C：踵骨枝，LPA：外側足底動脈，ABH：母指外転筋，PAp：足底腱膜，ABM：小指外転筋，TN：脛骨神経，PQ：足底方形筋，MPN：内側足底神経，LPN：外側足底神経，FL：長指屈筋腱，※：母趾外転筋断端，☆足底腱膜・短趾屈筋断端）

1．体位

　患者を仰臥位とし，大腿にターニケットを装着した後，膝 90°屈曲，股関節を外旋・外転すれば，足底が上方を向いた状態となる．膝など手術台から浮く部分は，腓骨神経麻痺に配慮しつつ，枕などを挿入して安定させる．駆血は血管内に多少血液が残存する程度に行うと，血管の確認が容易となる．

2．手術デザイン

　内側足底動脈より立ち上がる皮膚穿通枝の分布する方向が皮弁軸となり，これは母趾外転筋と短趾屈筋間の内側足底筋間中隔の線に一致する．内側足底筋間中隔ならびに内側足底動脈の位置の指標として，①脛骨後縁の踵部横断線の内側 1/4 と第 1 趾間を結ぶ線（Sarrafian，Delorme）[7]，②踵後縁から第 1 中足骨の内側種子骨を結んだ線[3]，③踵骨隆起内側突起の母趾外転筋起始部と母趾基部のやや内側を結んだ線[22] などが提唱されている（図 1-d）．しかし，小さい皮弁の場合には，穿通枝を取りこぼさぬよう，Doppler 血流計で母趾外転筋外側に血管の位置を確認し，これを含めるように作図するのが安全である（図 2-a）．

　採取の範囲は，前後方向は踵骨前縁から中足骨頭部後縁の間，横方向では小趾外転筋内側縁から舟状骨結節より下方までの非荷重部内に留めることが重要である．荷重部位に及べば，採取痕の過

図2. 順行性皮弁としての挙上法

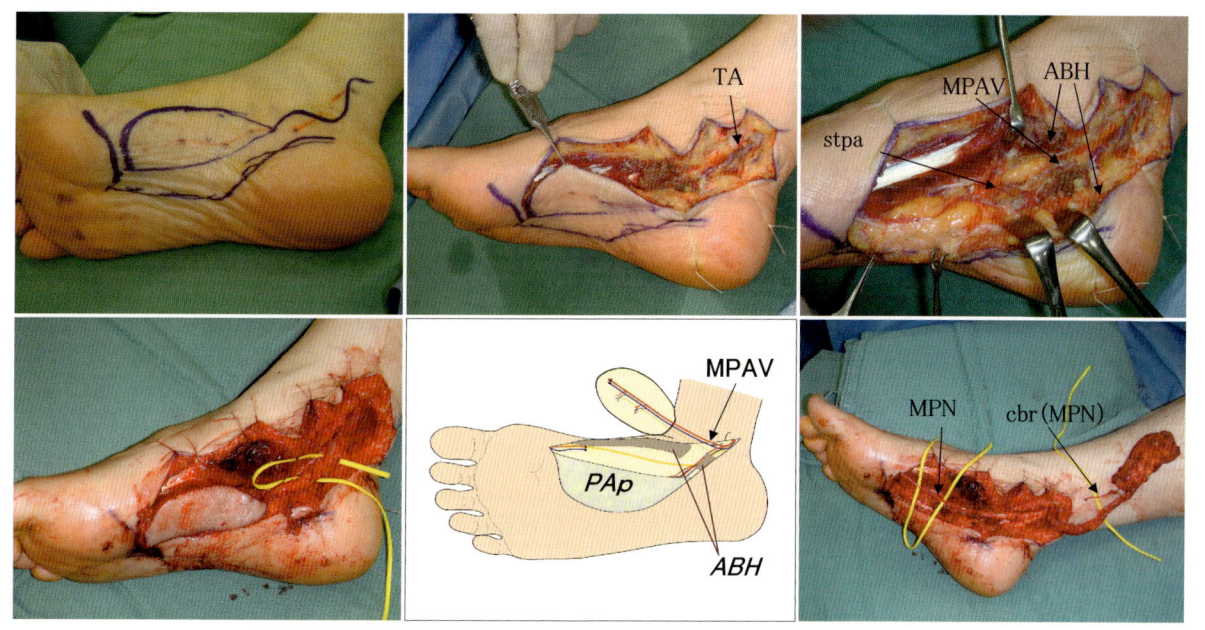

a	b	c
d	e	f

a：手術デザイン
b：足根管を開放し，後脛骨動脈より内側足底動脈を展開する．
c：皮弁裏面に内側足底筋間中隔より立ち上がる穿通血管と内側枝が確認できる．
d：島状皮弁として挙上したところ
e：皮弁挙上のシェーマ（柏　克彦ほか：足底の局所皮弁．MB Orthop. 21：61-68, 2008. より改変引用）
f：皮弁挙上終了時．内側足底神経の皮枝を含めて知覚皮弁として挙上した．
(TA：後脛骨動脈，MPAV：内側足底動静脈，stpa：内側枝，ABH：母指外転筋，PAp：足底腱膜，MPN：内側足底神経，cbr(MPN)：内側足底神経皮枝)

角化や胼胝形成により疼痛を生じる原因となるばかりか，外側足底神経皮枝の障害による知覚異常を招来する可能性も高まる．本領域の遠位部の血行には外側足底動脈，足背動脈も関与するが[2]，上記の範囲内で皮弁血行に問題を認めた例は経験していない．

最後に血管剝離のため皮島中枢側から内踝後方にかけて，必要な長さの切開を設定する．

3．挙上手技

皮島辺縁の母趾外転筋より内側部分の切開から母趾外転筋膜に至り，筋膜下を外側に向かって剝離する（筋膜上でも挙上は可能であるが，本筋膜は内側足底筋間中隔へと連続するため，筋膜下で剝離を行えば，それより外側にある穿通枝，内側足底動静脈分枝を傷める可能性が軽減できる）（図2-b）．後脛骨動静脈まで血管茎に含めるつもりであれば，はじめに内踝後方の切開より開始して足根管を開放し，後脛骨動静脈を確認した後，内・外側足底動静脈の分岐から内側足底動静脈へと剝離する方法もある．この場合，穿通枝の分岐部分に至る前に母趾外転筋を起始部で切断する必要がある．

母趾外転筋外側縁付近に達すると皮島裏面に血管が透見され，内側足底筋間中隔から立ち上がる穿通血管であることが確認できる（図2-c）．その近傍には神経皮枝も認められる．母趾外転筋を内側に牽引しつつ，穿通枝と神経を深部に追うと，内側足底動静脈浅枝内側枝とこれに伴行する内側足底神経分枝（母趾固有底側趾神経）が現れるので，穿通枝・神経皮枝の分岐位置を同定する．ある程度の大きさの皮島では数本の穿通枝が皮島に含まれる．ついで筋膜を開放し，内側枝・神経を中枢に向かい剝離する．内浅弓枝との合流を経て，外側足底動静脈・径神経との分岐部，後脛骨動静脈・脛骨神経に達する（図2-d）．この間，母趾外転筋起始部の切断，足根管の開放を要する．

神経と動静脈間を剝離，分離しておく．

以上の操作により，内側足底動静脈浅枝内側枝から後脛骨動静脈，母趾固有底側趾神経から脛骨神経までが直視下におかれることとなる．浅枝内側枝が十分な口径を有する場合は，この段階で皮島を島状にする．穿通枝が皮島に流入する位置を確認し，皮島外側の切開を加え，足底腱膜上を剝離して内側足底筋間中隔に至る．原則的には足底腱膜を含めずとも挙上でき，残存する筋膜上に多少脂肪織を残しつつ剝離すれば，採取部への植皮生着が確実となり，後の癒着も少ない．

内足枝が非常に細いなどの理由から，内浅弓枝を含める場合は，その基部からおおよその走行を確認し，内浅弓枝由来の穿通枝を含むよう皮島外側の切開を設定しなおし，挙上する．この際には，足底腱膜内側部を含める．

知覚皮弁として挙上する際には，皮弁への神経分枝を分岐部まで追い，固有足底趾神経から funicular dissection を用いて必要な長さだけ遊離する．この操作は，剝離に伴う神経損傷から採取部末梢の知覚障害をきたさぬよう，ルーペか顕微鏡下に行う．我々は通常皮島中央から近位部に入る2本程度の神経皮枝を皮弁に含めており，他は犠牲にしている．神経の長さは3cm程度まで得ることができる．

最後に皮弁に含めた穿通枝分岐部の末梢で血管を処理し，島状皮弁としての挙上が完了する(図2-e, f)．採取部を単純縫縮できるのは1cm程度の幅までであり，多くの場合，植皮などの処置が必要となる．

4．その他の移植形式における手技の相違
A．有茎穿通枝皮弁

短距離の移動であれば，本皮弁を穿通枝のみを茎とする皮下茎穿通枝皮弁として利用できる．穿通枝の長さやV-Y advancement[24)25)]などの形式での採取部閉鎖を考慮すれば，移動距離は1〜2cm程度に制限されるが，他の手技との組み合わせで用いることで有用性の向上を図ることができる[26)]．

穿通枝の確認と剝離は，島状皮弁としての挙上と同様であるが，穿通枝の牽引やねじれによる血管トラブルを避けるには周囲に多少の中隔筋膜を付着させたほうが安全である．

B．遠位茎(逆行性)皮弁

遠位茎で用いる際には，血管茎となる内側枝や内浅弓枝遠位部の損傷に配慮し，血管の走行が確認できるまで皮島遠位縁の切開を皮下に留めておく[16)]．順行性皮弁と同様の手順で，皮膚穿通枝の分岐部を確認し，血管茎(内側枝，もしくは内側枝と内浅弓枝の両者)を必要な長さだけ末梢に追う(図3-a, b)．血管剝離は静脈還流の立場から，周囲に多少の脂肪組織を付着させたほうが安全と考える．中側骨頭部付近には足底動脈弓や足背血行との交通枝が存在し，皮弁血行はこれらに依存する(図3-c)．

血管茎中枢側を結紮する前に，クリッピングなどにより皮弁血行を確認する(図3-d〜f)．血管に伴行する内側足底神経は血管束から剝離して温存しなければならず，皮島への神経分枝は切断する必要があるが，この皮枝を funicular dissection により長く含め，欠損部の神経断端に縫合することも可能である．

C．遊離皮弁

基本的に順行性島状皮弁の手技と同様であり，挙上後に血管柄(知覚皮弁として用いる場合は含めた神経も)を中枢側で切断し，移植に供する．

III．適　応

踵再建に際し足底より得られる皮弁としては，本皮弁以外にも Calcaneal flap[3)]，Latral calcaneal flap[27)]，短趾屈筋皮弁[4)12)]などがある．また，足底に近い皮膚性状を有するものでは，Medialis pedis flap[4)5)]も挙げられる．

しかし，Calcaneal flap, Latral calcaneal flap は，栄養血管となる内側・外側の踵骨枝の長さが短いため移動距離が得がたく，横転皮弁やV-Y伸展皮弁として用いられるのが一般的である．また，筋を含む皮弁は，採取による筋，神経の犠牲とと

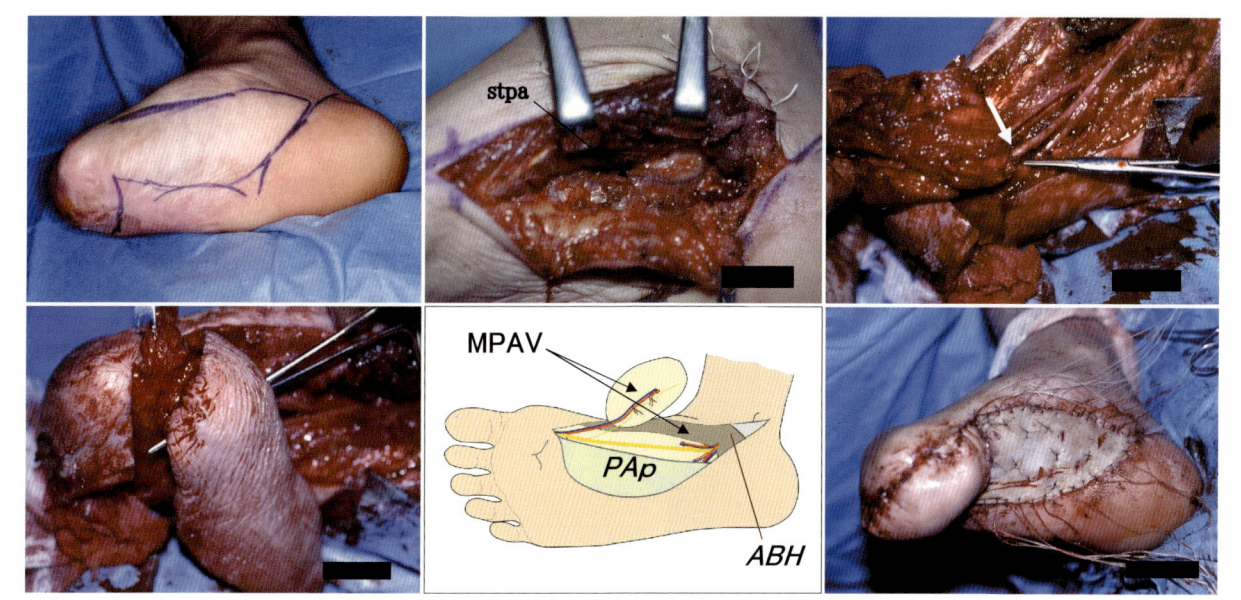

図3. 逆行性皮弁としての挙上法

a：手術デザイン
b：皮弁裏面に内側枝(stpa)から筋間中隔を立ち上がる穿通枝が確認できる．
c：皮弁挙上時（→は足底動脈弓との交通枝を示す）
d：島状逆行性皮弁としたところ
e：皮弁挙上のシェーマ（柏　克彦ほか：足底の局所皮弁．MB Orthop. 21：61-68, 2008. より改変引用）
f：皮弁移動後の状態．皮弁裏皮部には植皮を行った．

表1. 代表的挙上形態における特徴

挙上形態	解剖学的特徴	手技の特徴	問題点
皮膚茎を有する皮弁	内側足底動静脈または皮枝を含む神経分枝も含み得る	手技が容易・安全	適用範囲の制限
皮下茎皮弁	内側足底動静脈皮枝を含む皮下茎が付着神経分枝も含み得る	手技が容易・安全	移動距離の制限
順行性島状皮弁	内側足底動静脈もしくは後脛骨動静脈を茎とする 有茎・遊離いずれでも用い得る 内側足底神経分枝を含み得る（有茎の場合，必ずしも切断・吻合手技を要さない）	踵からアキレス腱部にかけての再建に有用	足背動脈系の血行が傷害されている場合，足部血行障害への配慮を要する
遠位茎島状皮弁	内側足底動静脈末梢分枝を茎とする 知覚皮弁とするには，内側足底神経分枝の切断・吻合を要する	足尖部における貴重な再建材料	内側枝や内浅弓枝末梢のバリエーション 足背動脈系の血行が傷害されている場合は，皮弁血行障害の可能性
穿通枝皮弁	内側足底動静脈皮膚穿通枝を栄養血管とする 有茎・遊離いずれでも用い得る	ドナーの犠牲が少ない	血管系が細く短い

もに，移植後の皮弁の固着性の観点から問題を有する．Medialis pedis flap も踵部分に適用できるが，皮弁血行領域が限られ大欠損には用い難い．

以上の観点から，我々は踵骨部の皮膚欠損には同側よりの島状内側足底皮弁を第一選択とし，同側に本皮弁が得られがたい場合には対側よりの遊離内側足底皮弁を次選択と考えている（表1）．その際問題となるのは，欠損の大きさが採取可能な皮弁の範囲を上回る場合であり，このような場合には，他の手技との併用を考慮する．

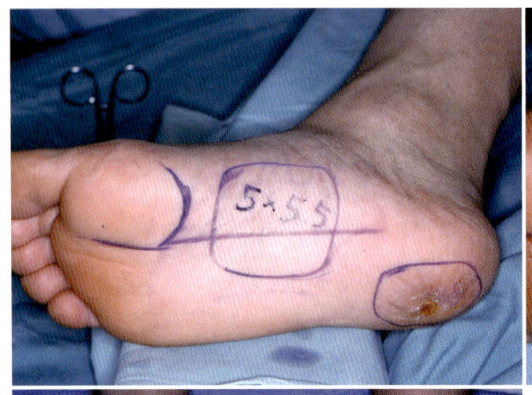

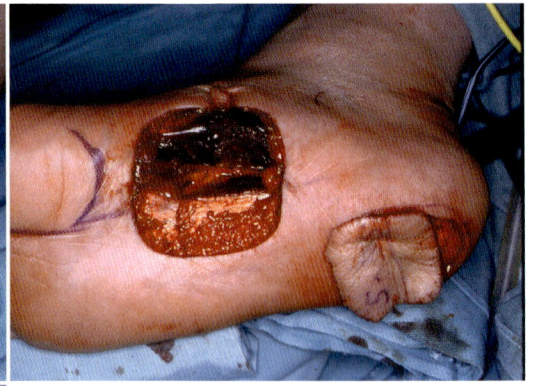

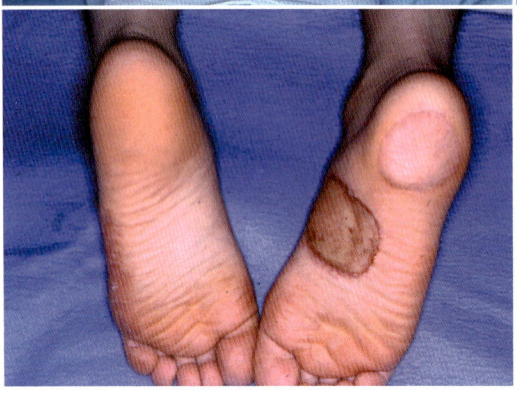

図4.
症例1：30歳，男性．順行性皮弁による踵部再建
a：踵部の切除範囲と皮弁のデザイン
b：皮弁移動後の状態
c：術後約3年半の状態

踵以外の本皮弁の適応として，前足部や手指なども良い適応となる．

前足部に対する遠位茎（逆行性）内側足底皮弁は今日広く用いられており，足底動脈弓，足背血行が維持されていることが使用の前提条件ではあるが，有茎皮弁の適応が限られる本部位の貴重な選択肢である．

また，手指再建では知覚皮弁としての利点が大きいが，遊離で用いることとなる．穿通枝皮弁や静脈皮弁としての移植も報告されており，必要な組織量や供給血管の状況などにより手技を選択する必要がある[18)～20)]．

特殊な適応としては，遊離知覚皮弁として褥瘡に用いた報告もあり，適応を選べば有用な手法と考えられる[28)]．

IV．症例供覧

以下に，症例を供覧し，具体的手技と適用を示す．

症例1：30歳，男性

右踵部の有痛性胼胝腫の症例．保存的治療により改善が認められず，本皮弁による再建を計画した．本例では，皮弁採取部からの視野のみで血管処理を行い，皮下トンネルを通して，胼胝腫切除後の欠損部まで移動した．

術後約3年半を経て，胼胝腫再発や異常角化などによる疼痛は認めない（図4）．

症例2：59歳，男性

右アキレス腱部の外傷性瘢痕，潰瘍例．内側足底動静脈を後脛骨動静脈まで剥離し，順行性皮弁として挙上した後，瘢痕切除後の欠損に移動した．

術後約1年半の経過観察で，潰瘍の再発は認めていない（図5）．

症例3：33歳，女性

幼少時期に右足熱傷を受傷し，植皮を施行されている．母趾基部の疼痛と繰り返す潰瘍形成に対し，逆行性内側足底皮弁を計画した．

皮弁内側より皮切を加え，穿通枝を追って内側枝を確認したところ十分な口径を有しており，内浅弓枝は含めず挙上した．穿通枝中枢でクリップをかけ，皮弁血行を確認したが問題なく，内側枝・内浅弓枝分岐部末梢で内側枝を結紮し挙上，移動した．術後，特に問題なく皮弁は生着した．

術後も2年3か月の経過観察で，特に問題を認

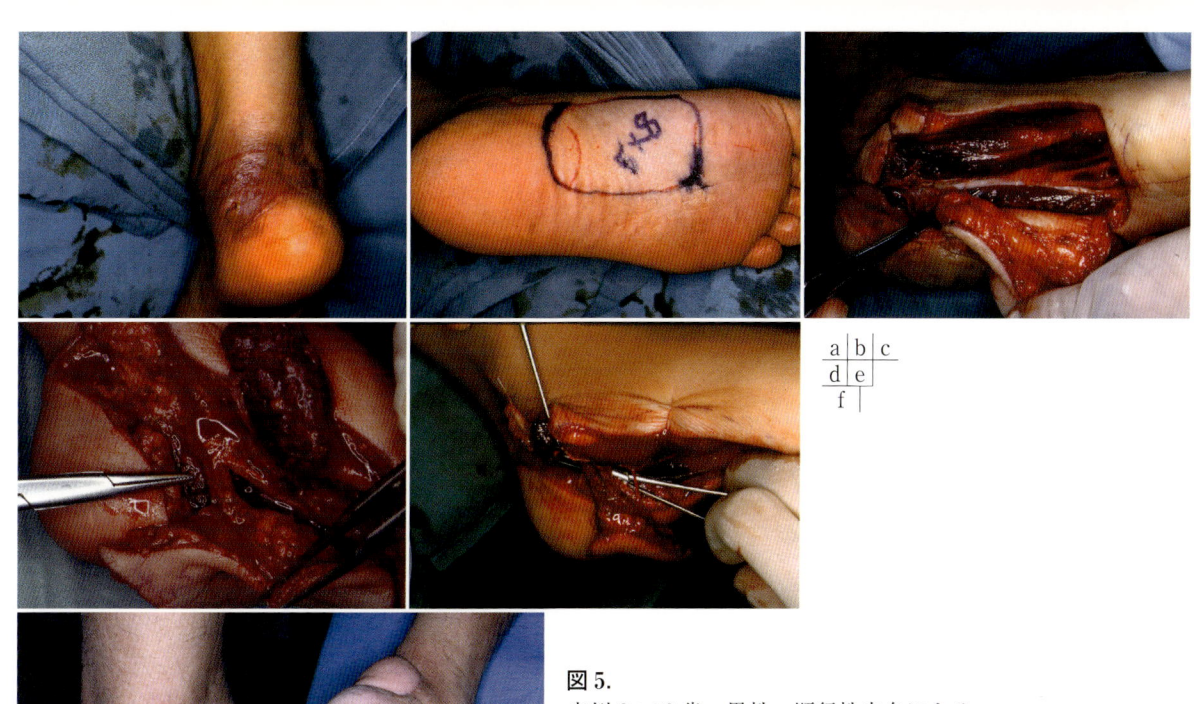

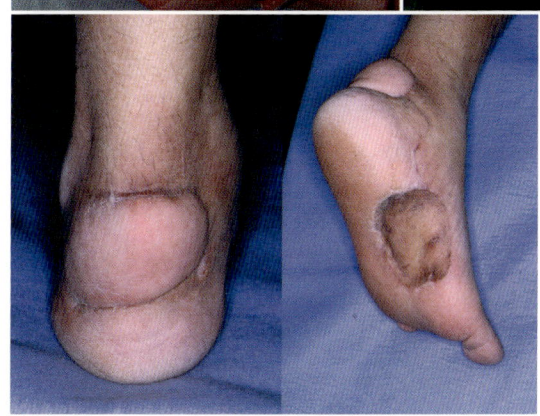

図5. 症例2：59歳，男性．順行性皮弁による踵部後面の再建
a：術前
b：皮弁のデザイン
c：皮弁の挙上
d：ペアンの先端は内側足底動脈を示す．
e：内側足底動静脈を中枢へ向けて剝離を行う．
f：術後約1年半の状態

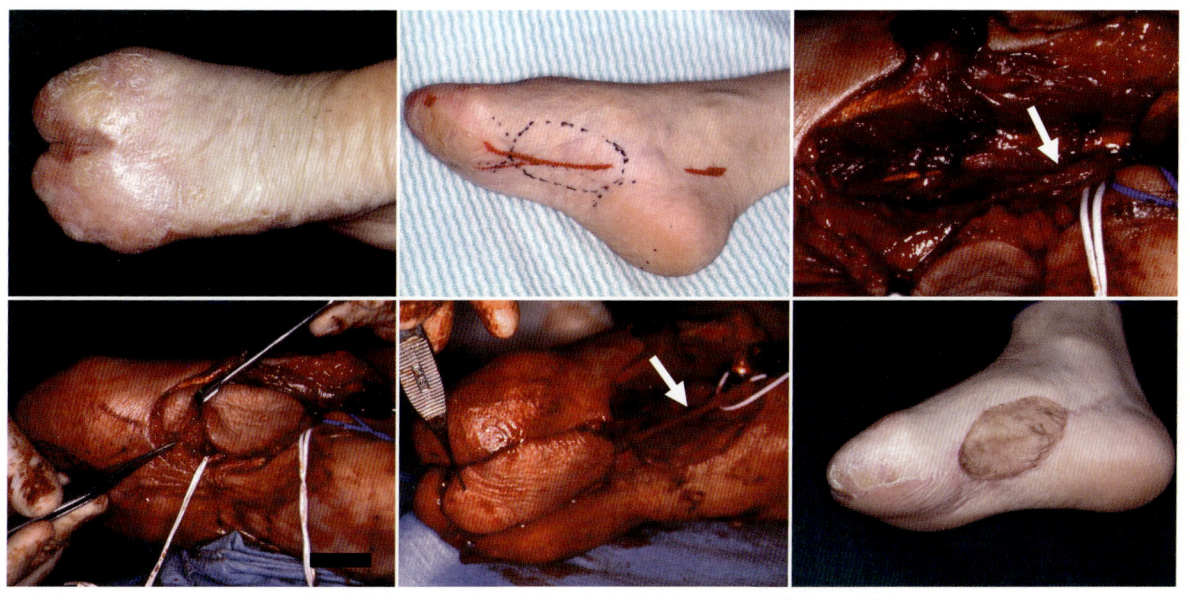

図6. 症例3：33歳，女性．逆行性皮弁による趾基部の再建
a：術前
b：皮弁のデザイン．赤線はドップラー血流計による内側足底動脈の走行を示す．
c：皮弁の挙上．→は浅枝内側枝を示す．
d：皮弁遠位部の剝離．鑷子先端は，足底動脈弓との交通を示す．
e：皮弁の移動．→は内側足底神経を示す．
f：術後2年3か月の状態

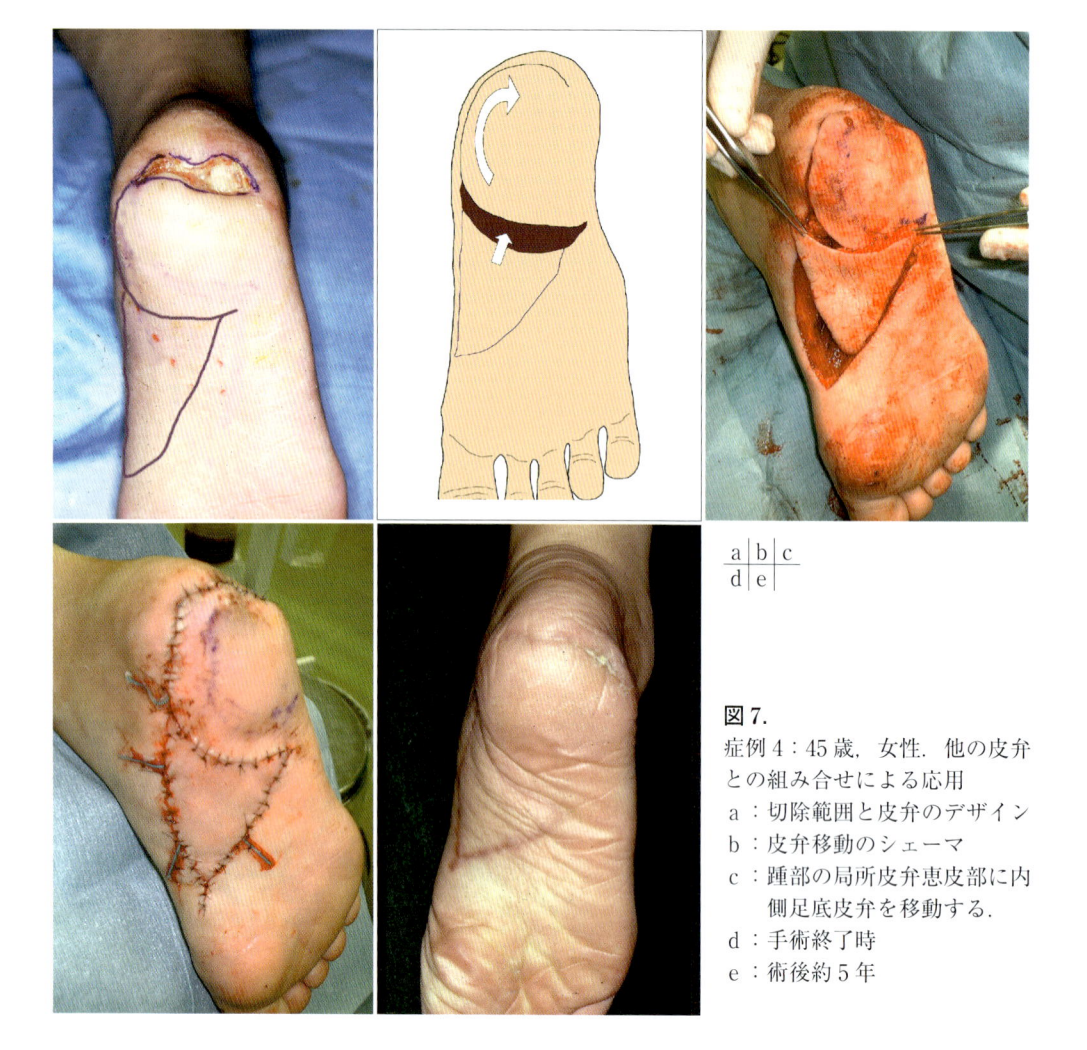

図7.
症例4：45歳，女性．他の皮弁との組み合せによる応用
a：切除範囲と皮弁のデザイン
b：皮弁移動のシェーマ
c：踵部の局所皮弁採皮部に内側足底皮弁を移動する．
d：手術終了時
e：術後約5年

めていない(図6)．

症例4：45歳，女性

糖尿病の既往を有し，特に誘因なく踵部に潰瘍が出現した．

潰瘍が小範囲であったことから Calcaneal flap による再建を選択し，皮弁移動後の欠損に対し，V-Y 伸展型内側足底動脈穿通枝皮弁を用いた．

術後5年の経過で，潰瘍再発や異常角化に起因する疼痛などを認めない(図7)．

症例5(図2と同一症例)：58歳，女性

手掌から母指にかけての剥脱損傷に対する遊離鼠径皮弁と骨延長による母指再建後の症例．つまみ動作時の指尖部の疼痛と皮膚の動揺を訴え，知覚再建を兼ねて神経付き内側足底皮弁を計画した．

皮弁は後脛骨動静脈を茎として挙上し，神経は母趾固有底側趾神経皮枝を含めた．供給血管は橈骨動脈，橈側皮静脈と正中皮静脈とし，神経は背側指神経(橈骨神経)に端端縫合した(図2)．

術後経過に問題なく，術後約1年半を経過し，2点識別間隔は12 mm まで回復した(図8)．

V. 考 察

内側足底皮弁開発の端緒は Mir y Mir(1954年)とされ，交差皮弁として対側踵骨部に用い，後年には良好な長期結果を報告している[29]．Shanahan ら[21]は1979年に，皮膚茎を有し内側足底神経の分枝を含む遷延知覚皮弁を 'Medial plantar sensory flap' の名称で踵に用い，翌年 Reiffel ら[30]は，解剖学的検討より内側足底動脈・神経の分枝を含む動脈皮弁の可能性について 'Medial plantar artery flap, Retrograde medial plantar artery flap' として記載した．島状皮弁としての臨床応用には，Hartrampf ら[31]が，それまで転位筋弁として用いられていた短趾屈筋弁に足底皮膚

a	b	c
d	e	f

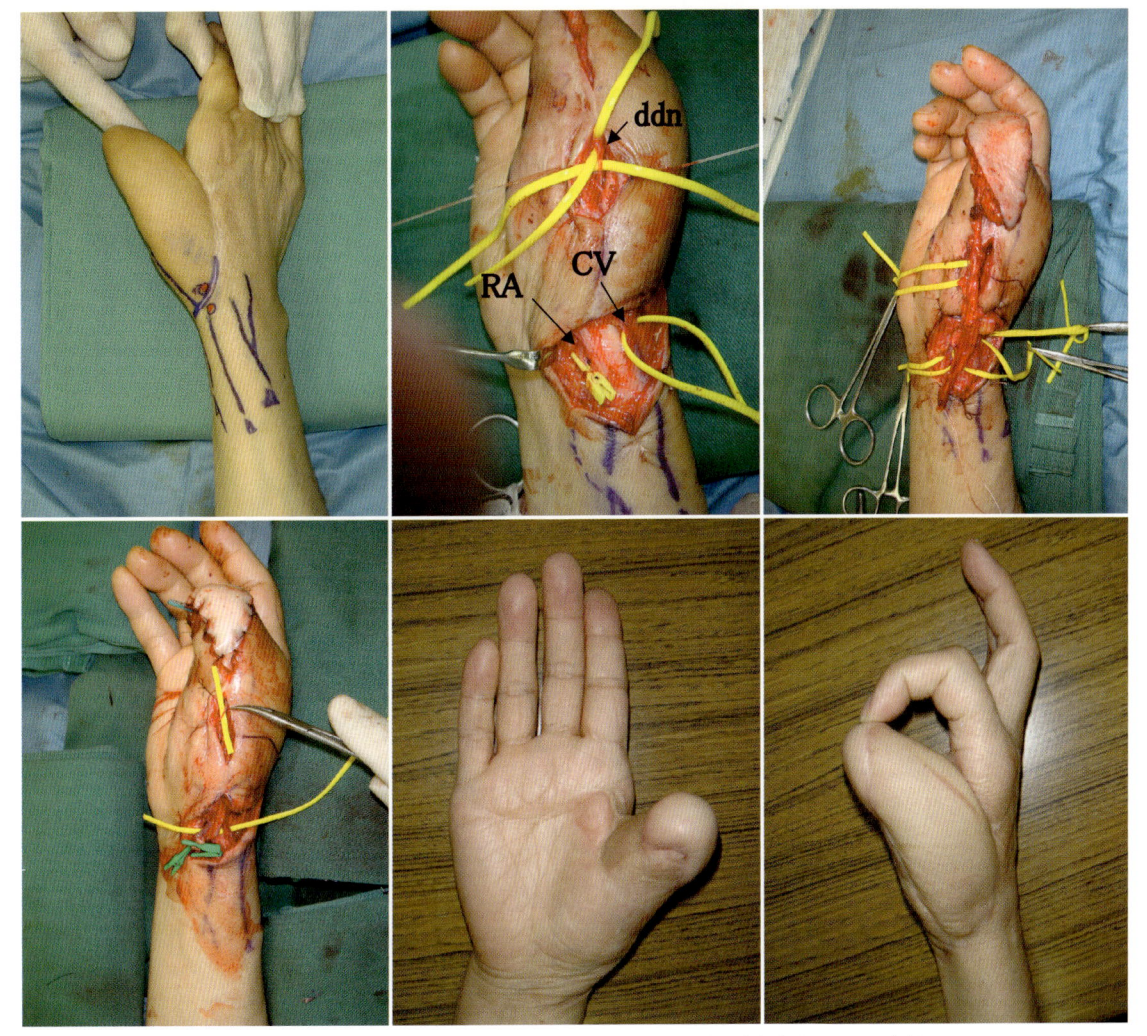

図8. 症例5：58歳，女性（図2と同症例）．遊離知覚皮弁としての応用
　　a：手術デザイン
　　b：供給血管・神経の同定
　　c：指尖部への皮弁移動
　　d：神経・血管吻合終了時
　　e, f：術後約1年半
　　(RA：橈骨動脈，CV：橈側皮静脈，ddn：背側指神経)

を複合し，知覚島状筋皮弁として使用した報告があるが，その血行は主に外側足底皮弁に依存した．また Harrison ら[32]は，内側足底動脈と神経を含む島状皮弁を，'instep island flap' の名称で踵再建に用いたものの，母趾外転筋を含む筋皮弁であった．したがって，内側足底皮弁がほぼ現在の形態を持つに至ったのは，Morrison ら[10]（1983年）の足底腱膜を含む島状・遊離筋膜皮弁としての応用によるところが大きい．

その後，本皮弁に関する解剖学的報告，順行性あるいは遠位茎有茎皮弁，遊離皮弁としての臨床報告が相次ぎ，最近では穿通枝皮弁としての応用もなされている[2)3)8)11)~18)]．

内側足底皮弁の利点は，① 足底の皮膚・軟部組織構造を持ち，荷重・摩擦部再建に適すること，② 皮膚茎を有する皮弁，皮下茎皮弁，穿通枝皮弁，順行性・遠位茎島状皮弁，遊離皮弁など多様な移動形式を選択できること，③ 島状皮弁として用いれば，有茎でも足底・踵に広い適用範囲を有すること，④ 遊離皮弁として他部位の再建にも応用可

表2. 内側足底皮弁 Medial plantar flap の特徴

長所	
・足底の皮膚・軟部組織構造を有する	→ 荷重・摩擦部位の再建に適する
・島状皮弁として利用できる	
・各種形態での利用が可能	→ 広い適用範囲を有する
(皮下茎皮弁, 順行性皮弁, 遠位茎皮弁, 穿通枝皮弁など)	
・遊離皮弁として他部位の再建にも応用可能	
・知覚皮弁としての利用が可能	

問題点
・採取範囲が限られる
・ドナーの犠牲
　(疼痛, 知覚障害, 過角化など)
・血管系の解剖学的バリエーション
・既存の血管障害

能であること, ⑤知覚皮弁としての可能性を有すること, などにある(表2).

他方, いくつかの問題点も存在するため, 以下に本皮弁挙上に際しての注意点を述べる.

1. 足部血行の確認

本皮弁適用の対象となる足部皮膚軟部組織欠損の原因として, 外傷, 熱傷, 腫瘍の他, 糖尿病や血管疾患などが挙げられるが, これらは血管の病変や損傷を伴うことが少なくない. 後脛骨動脈の障害があれば本皮弁の挙上自体が危ぶまれることはいうまでもなく, 逆行性皮弁として利用する場合には, 足背動脈や足底動脈弓との交通が皮弁の血流維持に重要である(表1). また通常であれば, 前脛骨動脈や腓骨動脈の血流により, 内側足底動脈・後脛骨動脈の犠牲が足部の循環障害に直結することは稀であるが, 血管障害を有する例ではこの限りではない. 最低限の心掛けとして足背動脈の拍動の確認は必須であり, できれば事前に, 血管造影やCT angiography, MR angiography, カラードップラー血流計などの精査を行うことが望ましい.

2. 合併症の回避

本皮弁採取後の瘢痕や疼痛の原因として, 荷重部よりの採取, 足底筋膜上への植皮による癒着, 神経損傷などが考えられる. 予防には, 非荷重部からの採取を厳守するとともに, 植皮を行う足底腱膜部に多少の脂肪を残しつつ挙上するなどの配慮が重要である. 神経剥離や分離操作, 分枝の切断には愛護的操作を心掛ける. また, 術前よりの知覚異常や足趾変形, 過角化をきたしやすい体質など, 患者自身の問題が存在する場合もあり, 事前の十分な診察が重要である.

3. 術後の管理

下肢は腫脹や浮腫が出現しやすく, これらに起因する皮弁血行障害のリスクが高い. 我々は, 術直後は患肢高挙を原則とし, 術後1週でのベッド上座位, 約2週間目を目安とする下肢の下垂訓練を経て離床を図っている[26]. 腫脹による過緊張で皮弁血流の悪化が認められた場合には, すみやかな開創により減張する. PGE$_1$製剤の使用, 神経ブロックや硬膜外麻酔などによる鎮痛も, 皮弁血流の維持に有用である.

長期的にみて周囲組織の瘢痕化や関節拘縮による機能障害が危惧される場合には, リハビリテーションを行い, 状況に応じ装具の装着なども考慮する必要がある.

結 語

内側足底皮弁の手技と適応を, 踵再建を中心に述べた. 手指など足部以外にも応用でき, 荷重部や磨耗部再建の第一選択として有用な皮弁と考える.

参考文献

1) Hidalgo, D. A., Shaw, W. W. : Anatomic basis of plantar flap design. Plast Reconstr Surg. 78 : 627-636, 1986.

2) 並木保憲, 鳥居修平：足底非荷重部を利用した島状皮弁の血管解剖. 日形会誌. **7**：130-140, 1987.
3) Cormack, G. C., Lamberty, B. G.：The arterial anatomy of skin flaps. 248-267, 368-370, 374-376, 395-397, Churchill Livingstone, 1994.
4) Masquelet, A. C., Romana, M. C.：The medialis pedis flap：a new fasciocutaneous flap. Plast Reconstr Surg. **85**：765-72, 1990.
5) Ishikura, N., et al.：The use of a free medialis pedis flap for resurfacing skin defects of the hand and digit：results in five cases. Plast Reconstr Surg. **95**：100-107, 1995.
6) Adachi, B.：Das Arteriensystem der Japaner. 215-291, Maruzen, Kyoto, 1928.
7) Sarrafian, S. K.：Anatomy of the foot and ankle. pp350-366, Lippincott, Philadelphia, 1983.
8) 小林誠一郎, 関口順輔：Free medial plantar flap による足底荷重部の再建. 形成外科. **31**：704-713, 1988.
9) Imanishi, N., et al.：Anatomical study of cutaneous venous flow of the sole. Plast Reconstr Surg. **120**；1906-1910, 2007.
10) Morrison, W. A., et al.：The instep of the foot as a fasciocutaneous island and as a free flap for heel defects. Plast Reconstr Surg. **72**：56-63, 1983.
11) 関口順輔ほか：Free medial plantar fascio-cutaneous sensory flap の手への応用. 日手会誌. **1**：705-708, 1984.
12) 小林誠一郎ほか：Medial plantar fasciocutaneous flap によるかかとの再建. 形成外科. **27**：406-411, 1984.
13) 光嶋 勲, 飯野知足, 添田周吾ほか：足底荷重部潰瘍に対する free or medial plantar flap の経験. 形成外科. **29**：2-7, 1986.
14) 鳥居修平, 並木保憲：足底部皮膚欠損に対する内側足底皮弁. 手術. **40**：1321-1325, 1986.
15) 佐藤兼born, 青山亮介, 吉川厚重ほか：短趾屈筋筋皮弁および足底筋膜皮弁による足底荷重部の再建. 形成外科. **31**：690-697, 1988.
16) 川上重彦, 岡田忠彦, 塚田貞夫：Distally based medial plantar flap による足底前 1/3 部の再建. 形成外科. **31**：698-703, 1988.
17) 小林誠一郎, 関口順輔：神経付き内側足底皮弁. 形成外科. **33**：1061-1069, 1990.
18) Koshima, I., et al.：Free Medial plantar perforator flaps for the resurfacing of finger and foot defects. Plast Reconstr Surg. **107**：1753-1758, 2001.
19) 仲沢弘明ほか：指尖部再建：静脈皮弁による再建. 形成外科. **41**：1011-1016, 1998.
20) Yokoyama, T., et al.：Finger palmar surface reconstruction using medial plantar venous flap. Ann Plast Surg. **57**：552-556, 2006.
21) Shanahan, R. E., Gingrass, R. P.：Medial plantar sensory flap for coverage of heel defect. Plast Reconstr Surg. **64**：295-298, 1979.
22) 柴田 実, 坂村律生：内側足底皮弁. MB Orthop. **21**：115-121, 2008.
23) Shaw, W. W., Hidalgo, D. A.：Anatomic basis of plantar flap design：clinical applications. Plast Reconstr Surg. **78**；637-649, 1986.
24) Colen, L. B., et al.：The V-Y plantar flap for reconstruction of the forefoot. Plast Reconstr Surg. **81**：220-228, 1988.
25) Maruyama, Y., et al.：V-Y advancement flaps in the reconstruction of skin defects of the posterior heel and ankle. Plast Reconstr Surg. **85**：759-764, 1990.
26) 柏 克彦, 小林誠一郎：整形外科に役立つ皮弁とそのコツ 足底の局所皮弁. MB Orthop. **21**：61-68, 2008.
27) Grabb, W. C., Argenta, L. C.：The lateral calcaneal artery skin flap（the lateral calcaneal artery, lesser saphenous vein, and sural nerve skin flap）. Plast Reconstr Surg. **68**：723-730, 1981.
28) 関口順輔, 小林誠一郎：坐骨部褥瘡への遊離足底知覚皮弁移植術. 日本外科系連合学会誌. **21**：40-43, 1990.
29) Mir, y Mir, L.：Follow-up clinic Functional graft of the heel. Plast Reconstr Surg. **14**：444, 1954. Plast Reconstr Surg. **55**：702-703, 1975.
30) Reiffel, R. S., McCarthy, J. G.：Coverage of heel and sole defect：a new subfascial arterialized flap. Plast Reconstr Surg. **66**：250-260, 1980.
31) Hartrampf, C. R. Jr., et al.：The flexor digitorum brevis muscle island pedicle flap：a new dimension in heel reconstruction. Plast Reconstr Surg. **66**：264-270, 1980.
32) Harrison, D. H., Morgan, B. D. G.：The instep flap to resurface plantar defects. Br J Plast Surg. **34**：315-318, 1981.

DP皮弁 ―頭頸部再建―

清川兼輔　森久陽一郎

KEYWORDS　deltopectoral flap, 血行形態, 皮弁挙上法

緒言

DP皮弁(deltopectoral flap：胸三角筋皮弁)は，1965年Bakamjian[1]によって発表され，1970年代には内胸動脈穿通枝を主栄養血管とする主軸栄養血管型皮弁として，頭頸部の再建における中心的な役割を果たしてきた．

現在はその主役の座を筋皮弁や遊離皮弁に譲っているが，顔面頸部のカラー・テクスチャーマッチに最も優れているというDP皮弁の特性から，現在でもその有用性は高い．一方，問題点としては，切り離しを含めて手術が二期的になること，および皮弁採取部の縫縮が不可能で多くの場合，植皮を必要とする点である．このため，手術適応を決めるうえではそのメリットとデメリットを考慮し，その選択に十分な検討が必要である．本稿では，DP皮弁の血行形態と手術手技について実際の症例を供覧しつつ述べる．

I. 血管解剖

DP皮弁の主栄養血管は，第2, 3, 4肋間から出る内胸動脈穿通枝の皮膚枝である．第2穿通枝は第3肋骨の上縁，第3穿通枝は第4肋骨上縁の，胸骨縁より約1横指外側の位置にある．これらの穿通枝は，筋膜上の皮下を肩に向かって斜め上方に走行し，隣接する胸肩峰動脈皮枝および頸横動脈皮枝の血管系とchoke吻合を介して，ネットワークを形成している(図1)．

DP皮弁挙上後，主軸栄養血管である内胸動脈穿通枝の皮膚枝の血流は，choke吻合を介して胸肩峰動脈皮膚枝の支配領域(第2の血行領域)に流入する．その血流が到達する外縁は前方からみた肩の稜線までであり，それより外側(後上腕回旋動脈三角筋穿通枝の支配領域で第3の血行領域)までは血流は到達しない(図1)．

II. 適応

主に頸部・頬部・耳下腺部の比較的浅い欠損や下咽頭頸部食道の再建が適応となる．皮弁の厚さが比較的薄く，顔面や頸部の皮膚とのカラー・テクスチャーマッチが他の皮弁に比べて優れている

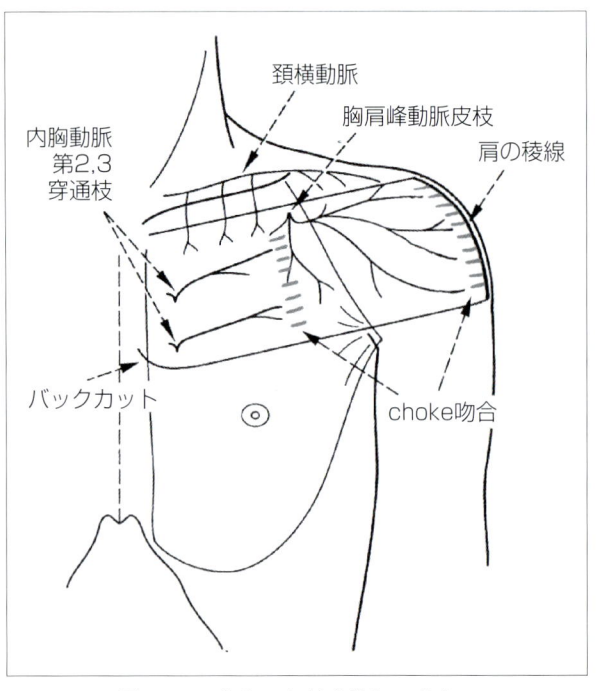

図1. DP皮弁の血行形態とデザイン

ため，顔面頸部の比較的浅い皮膚欠損には良い適応である．

III．皮弁のデザイン

Flapの下縁のラインは，内胸動脈第3穿通枝の位置（第3肋間で胸骨外縁より約1cm外側の第4肋骨上縁）より約1〜2cm下方の点から腋窩の直上を通って上腕の外縁に至る線である．Flapの上縁のラインは，胸鎖関節のやや下方の点からflapの下縁のラインとほぼ平行に鎖骨を越えない幅で肩の外縁に至る線である．Flapの先端にあたる外側のラインは，前方から見たときの肩の稜線までである（図1）．

皮弁のデザイン時における主なポイントは，次の2つである．1つは，肩の稜線を越えて三角筋後方へ皮弁を延長しないことである．DP皮弁の血流は，胸肩峰動脈皮枝の支配領域（第2の血行領域）である三角筋部の前面までは安定して到達するが，それより遠位部の後上腕回旋動脈三角筋穿通枝の支配領域（第3の血行領域）には到達しない．万一，皮弁を延長し長く採取する必要がある場合には，前もって皮弁遷延術（delay；後述）が必要である．他の1つは，鎖骨より上方への皮弁の拡大を行わないことである．この部位は頸横動脈皮枝の支配領域であり，主軸血管からの血流が到達しない．

皮弁に含める内胸動脈の穿通枝は第2および第3枝で十分であるが，患者の全身状態や年齢および血圧などを考慮し第4穿通枝を含めることもある．

IV．手 技

1．DP皮弁の作成

まずデザインを行った時点で，flapが欠損部に十分に届くかどうか確認する．実際には，ガーゼなどを用いて，flapのpivot point（第3穿通枝の位置）からflap先端部までの距離が欠損部までの距離より長いことを確認する．

デザインに沿って皮切を加え，末梢側の三角筋部より正中に向かって皮弁を剥離挙上する．剥離層は，栄養血管を損傷しないように筋膜下にて行う．三角筋と大胸筋の境界部においては，DP皮弁から橈側皮静脈をドナー側に残し，胸肩峰動脈の皮枝を切断する．

DP皮弁の基部までは筋膜下に容易に剥離される．大胸筋から皮弁に立ち上がる細い血管が数本認められるが，これらを丁寧にバイポーラーで電気凝固し止血する．内胸動脈の第2，第3肋間穿通枝は胸骨縁より約1横指離れた各肋間に存在するので，その近くまできたら慎重に剥離を行う．皮弁の先端が欠損部まで十分に届くところまで剥離したら，内胸動脈穿通枝が露出するまで剥離を行う必要はない．皮弁下縁の正中側で第3穿通枝を回り込むようにして行うバックカットは，皮弁茎部の減張を目的として行うが最小限とする（図1）．

2．DP皮弁の皮弁遷延術（delay）

DP皮弁のdelayでは，三角筋部後方へ皮弁を延長する[2)〜5)]．Delayにより内胸動脈第2，3穿通枝の血行支配を，後上腕回旋動脈三角筋穿通枝の支配領域（最長で肩甲骨外縁）まで拡大する．そのためには，DP皮弁の血行に関与する内胸動脈穿通枝以外の血管（後上腕回旋動脈三角筋穿通枝，胸肩峰動脈の皮枝，頸横動脈の分枝）の血流を遮断することが必要である．

皮切については，上縁はDP皮弁の切開線を肩の稜線を越えて後方に回り込むように延長する．延長する外縁は，肩甲骨の外縁までとする．下縁はDP皮弁の切開線の腋窩より外側の部分を，上縁と同様に肩甲骨外側縁まで延長して切開する．この際，最も重要な点は皮弁下縁の胸部正中から腋窩までの皮切を行わないことである．皮弁の剥離については，遠位部より筋膜下に行い，三角筋と大胸筋の境界部を少し越えるまでとする．これらにより，皮弁に流入する後上腕回旋動脈三角筋穿通枝と胸肩峰動脈の皮枝および頸横動脈の分枝が切断される（図2）．以上の操作により，腋窩より外側の皮弁は，random pattern flapとして挙上される．その皮弁は元の位置に戻し縫合してお

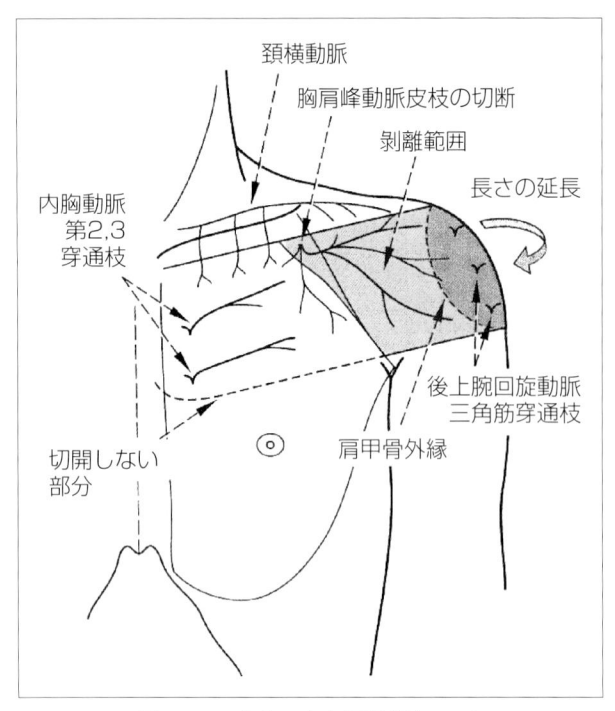

図2. DP皮弁の皮弁遷延術（delay）

く．血腫を作らないようドレーンを留置する．Delay手術後2週間をピークに，主栄養血管である第2,3内胸動脈肋間穿通枝の血流が2つのchock吻合を超えて皮弁の末端まで至ることになる．なお，皮弁遷延術の効果については，2週間が最適であり，1週間以内では不十分であるし，逆に3週間以上では周囲からの血行再開によって効果が弱まる．

3．皮弁の移植法

皮弁が欠損部に余裕をもって到達することを確認後，挙上した皮弁を欠損部に移植し縫合する．皮弁の茎部は筒状（tube状）になるように縫合する．この際，皮弁茎部を締めすぎないように注意する．一部にraw surfaceが生じても問題はない．皮弁挙上後に生じたドナーの皮膚欠損部には，人工真皮を貼付しておく（図3-a, b）．

4．皮弁の切り離しと皮弁採取部の処理

皮弁移植後2～3週目に，皮弁茎部の切り離しを行う．皮弁の茎部は筒状になっているが，筒状皮弁の中央部に生じた瘢痕を切除することで，筒状皮弁は元の平坦な皮弁の状態に復することができる．これを胸部に戻し縫合する（図3-c）．ただし，DP皮弁の茎部をさらに欠損部の移植に利用する場合には，茎部の根部にsurgical delayを行う必要がある．この際注意することは，主栄養血管である第2, 3穿通枝を確実に結紮切離すること，茎部の皮膚を約2cm幅で切開せずに残しそのまま連続させた状態とすることである．これらにより，茎部の切断端が壊死に陥ることなく，その2～3週後には，移植床からの十分な血流が皮弁茎部を逆流し切断端まで至ることになる（図4-a, b）．

多くの場合に皮弁採取部である腋窩より外側の肩の皮膚欠損部（皮弁挙上時に人工真皮を貼付した部位）には，通常網状分層植皮を行う．元に戻す皮弁の茎部については，真皮縫合を行い瘢痕が目立たぬよう配慮する．この際重要な点は，術後の腋窩の拘縮を予防する目的で，腋窩部の皮膚を可及的に頭側へ進展させて，その部分の縫合線が直線的にならないようにすることである（図3-c）．また，より整容的な配慮を行うのであれば，組織拡張器を用いて二次的に採取部を縫縮することも1つの選択である（図4-a）．最近では皮膚欠損部に胸背動脈穿通枝皮弁（TAP flap）を移植する方法も報告されている[6]．

V．考　察

DP皮弁は，筋皮弁および遊離皮弁が開発されてからはその使用頻度は少なくなった．しかし，本皮弁には頭頸部領域の再建において，①頭頸部にもっとも近く隣接した部位にあり，有茎皮弁として利用できる，②他の遠隔皮弁と比較して，顔面におけるカラー・テクスチャーマッチに優れている，③血行形態と動態がはっきりしており，安定した血流をもつ皮弁が挙上できる，④真皮と皮下脂肪の厚さが中等度で，bulkyにならない，⑤茎部まで用いることで十分な組織量が得られる，などの利点を有している．中でも顔面頸部の再建に適している大きな理由は，カラー・テクスチャーマッチの良さにある．

DP皮弁の使用頻度が少なくなった主な理由は，皮弁の茎部を2～3週後に二期的に切り離

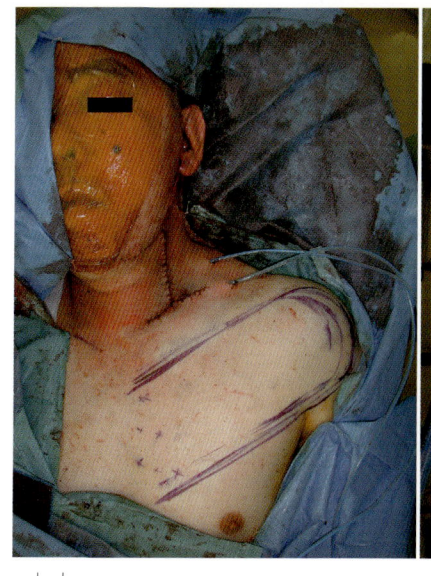

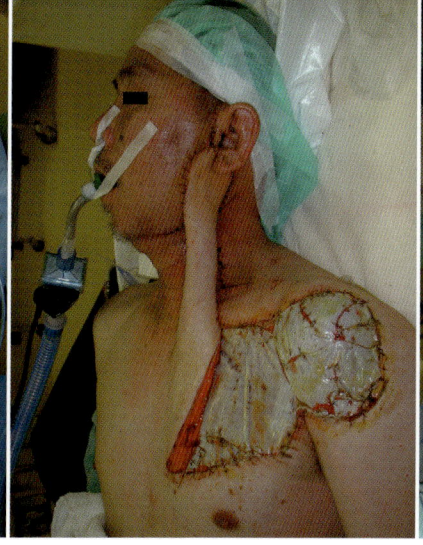

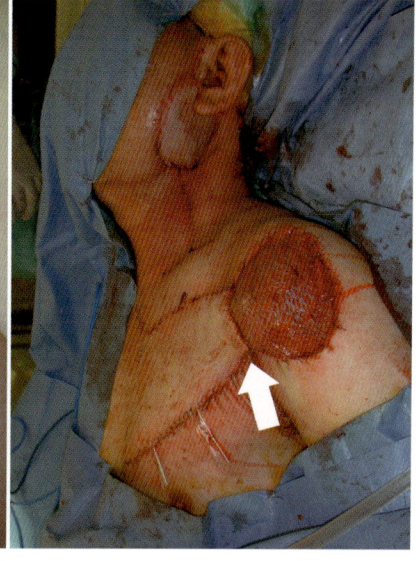

a|b|c

図3．50歳，男性．左耳下腺癌
a：DP皮弁のデザイン．先端は肩の稜線までとする．
b：DP皮弁の移植．皮弁を左耳下部の皮膚欠損に移植し，皮弁採取部には人工真皮を貼付している．
c：皮弁の切り離し．皮弁の茎部を元に戻して縫合した後，皮膚欠損部には網状分層植皮を行っている．術後の腋窩の拘縮を防止する目的で，腋窩の皮膚を可及的に頭側へ進展させてその部の縫合線が直線状にならないようにする(矢印)．

a|b

図4．
45歳，女性．下顎部熱傷後瘢痕拘縮
a：DP皮弁の移植と surgical delay の切開線．頸部熱傷瘢痕拘縮に対しDP皮弁を移植している．Delayの際には，皮膚を約2cm幅で切開せずに残す(矢印)．肩の部分は，事前に挿入していた組織拡張器によって伸展した皮膚で縫縮している．
b：皮弁の切り離し．DP皮弁の切り離しと同時に茎部の組織を反対側に移植している．

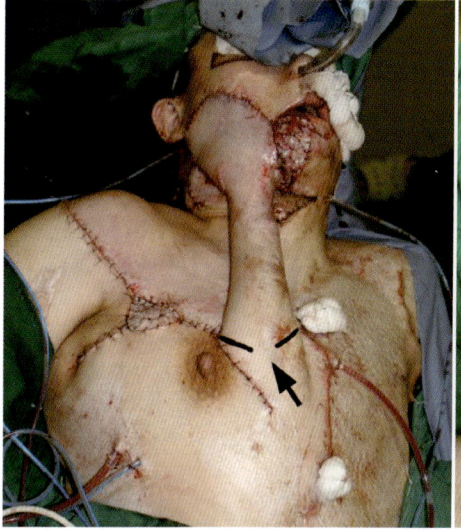

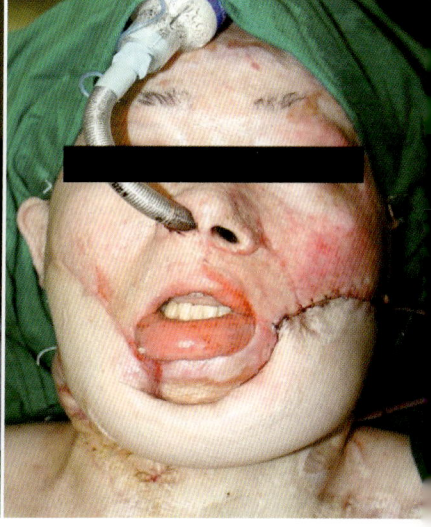

必要がある点である(図3-a～c)．確かに手術回数は少ないほうがよく，必要な組織量をコンパクトに移植できることには大きな意義があり，遊離皮弁，筋皮弁が多用されるのは当然と考えられる[7]．このため，DP皮弁を遊離皮弁として用いる方法も報告されているが[8)9)]，手技が煩雑となることに問題がある．一方，多くの遊離皮弁や筋皮弁の場合では，整容的効果を高めるために，defatting による皮弁の厚さの修正や植皮によるカラー・テクスチャーマッチの修正などを二次的に必要とする場合が多い．それらの点を考慮すると，茎部の切り離しを要するDP皮弁が，遊離皮弁や筋皮弁に比べて劣っているとは必ずしも言えない．また，切り離しの際に皮弁茎部の組織を利用することで広範囲の組織欠損にも対応できる点は，むしろ大きな利点とも考えられる(図4-a, b)．

しかし，皮弁採取部である胸部および三角筋部の処理では，多くの場合植皮を必要として整容上の問題が残る(図3-c)．これらの部位は通常は衣服で隠すことができるが，ファッションの多様性から患者の精神的負担に配慮した処理法の工夫が必要となる場合もある．前胸部では皮弁の茎部を戻した場合には，瘢痕が目立たなくなるように創縫合を丁寧に行う．茎部までをすべて用いた場合には，できるだけ縫縮するが，同時に tissue expander を埋入することで，後日縫縮することも可能である(図4-a)．また，採取部への TAP 皮弁移植も報告されている[6]．

DP 皮弁はその血行形態がはっきりしており，その血流が到達する安全な範囲内であれば通常は問題がない．しかし全身状態や血圧の低下および糖尿病による末梢循環不全などの悪条件下では，皮弁の遠位部において部分的な血行障害を認めることもある．この危険性を解消するためには，たとえ安全な領域内であっても，条件によっては皮弁遷延術を行ったほうがよい場合もある．また，DP 皮弁の遠位辺縁の血行をより安定させるうえで，橈側皮静脈を DP 皮弁側につけて挙上し，静脈血の super drainage を行うことによってうっ血を解除することも1つ有用な方法と考えられる．

結　語

DP 皮弁の血行形態と作成法およびその有用性について述べた．

DP 皮弁については，その血行形態と動態がはっきりしており，それらを理解することで十分に安全な皮弁として使用可能である．頭頸部のカラー・テクスチャーマッチに優れているという大きな利点を有する DP 皮弁は，その利点と欠点を十分に理解したうえで使用することにより，今後も頭頸部再建における重要な皮弁の1つであり続けると考えられる．

参考文献

1) Bakamjian, V. Y.：A two stage method for pharyngoesophageal reconstruction with a primary pectoral skin flap. Plast Reconstr Surg. 36：173-184, 1965.
2) Bakamjian, V. Y., et al.：Perfabrication techniques in cervical pharyngo-esophageal reconstruction. Br J Plast Surg. 26：214-222, 1973.
3) Bakamjian, V. Y., et al.：Maxillo-facial and palatal reconstructions with the deltopectoral flap. Br J Plast Surg. 30：17-37, 1977.
4) Konno, A., et al.：Primary reconstruction after total or extended total maxillectomy for maxillary concer. Plast Reconstr Surg. 67(4)：440-448, 1981.
5) 熊谷憲夫：DP 皮弁による上顎癌切除後の再建. 波利井清紀編著，頭頸部再建外科：最近の進歩. 50-59．克誠堂出版，1993.
6) 大川内真之ほか：有茎胸背動脈穿通枝皮弁(thoracodolsal artery perforator flap)を用いて DP 皮弁採取部を再建した2例．日形会誌．29：447-452, 2009.
7) Harii, K., et al.：Closure of total cheek defect with two combined myocufaneous free flap. Arch Otolarngol. 108：303-307, 1982.
8) Sasaki, K., et al.：Deltopectoral skin flap as a free skin flap revisited：further refinement in flap design, fabrication, and clinical usage. Plast Reconstr Surg. 107：1134-1141, 2001.
9) Harii, K., et al.：Free dectopectoral skin flap. Br J Plast Surg. 27：231, 1974.

Key Words Index

和文

あ行
足再建　165
VY 形成　1, 68
V-Y 皮弁　40
会陰部再建　127
遠位茎腓腹皮弁　165
横転皮弁　1
OC 皮弁　95
おとがい下島状皮弁　26
おとがい下動脈穿通枝皮弁　33

か行
外陰部再建　134, 140
外鼻形成術　40
外鼻変形　46
踵再建　170
下腿潰瘍　165
眼瞼　95
顔面頸部再建　95
逆行性顔面動脈皮弁　26
胸壁再建　120, 127
局所皮弁　20
クロスレッグ法　165
頸部再建　111
頸部瘢痕拘縮　107
血行形態　182
口蓋裂　82
口蓋瘻孔　82
広背筋皮弁　120
骨盤腔再建　127

さ行
再建　20, 74
鎖骨上皮弁　107
坐骨部褥瘡　160
島状皮弁　68
術後変形　46
唇裂鼻形成　14
正方弁法　14
Z 形成　1
舌弁　82
浅外陰部動脈皮弁　134
浅頸動脈　101

仙骨部再建　147
穿通枝皮弁　68, 101, 147
僧帽筋皮弁　111

た・な行
大胸筋皮弁　87
大腿二頭筋島状皮弁　160
DP 皮弁　111
殿溝皮弁　140
頭頸部再建　87, 101
内陰部動脈　140
内眼角形成術　40
内側足底皮弁　170
二次修正　46
乳房再建　127
熱傷　74
熱傷再建　107

は・や行
瘢痕拘縮　1, 14, 74
皮弁　74
皮弁挙上法　182
皮弁血行動態　26
披裂形成　14
腹直筋皮弁　127
プロペラ　74
頬　20
有茎皮弁　170

欧文

B～C
bilobe flap　40
burn　74
burn reconstruction　107
cheek　20
combined musculacutaneous flap with V-NAF flap　152

D～F
deltopectoral flap　111, 182
distally based sural flap　165
double-Z-rhomboid plasty　8
Dufourmentel flap　8
eyelid　20
flap　74

G～I
gluteal fold flap　140
hand and finger　53
heal reconstruction　170
Inferior gluteal artery perforator；IGAP　147
island flap　68

L～N
lateral femoral flap　152
Limberg Flap　8
local flap　20, 53
medial plantar flap　170
neck reconstruction　111
neck scar contracture　107

O・P
Occipito-Cervico flap　95
pectoralis major myocutaneous flap　87
pedicle flap　170
perforator flap　68, 101, 147
propeller　74

R～T
reconstruction　20, 74
resurfacing　53
rhomboid-to-W plasty　8
scar contracture　1, 74
square flap　14
submental perforator flap　33
superficial cervical artery　101
superficial pudendal artery flap　134
Superior gluteal artery perforator；SGAP　147
supraclavicular flap　107
trapezius musculocutaneous flap　111

V・Z
V-NAF flap　152
VY advancement flap　68
VY-plasty　1
Z-plasty　1

使える皮弁術―適応から挙上法まで―　上巻

2010年4月5日　第1版第1刷発行（検印省略）

編者　中島　龍夫
　　　百束　比古
発行者　末定　広光
発行所　株式会社　全日本病院出版会
　　　　東京都文京区本郷3丁目16番4号7階
　　　　郵便番号 113-0033　電話（03）5689-5989
　　　　　　　　　　　　　FAX（03）5689-8030
　　　　郵便振替口座　00160-9-58753
　　　　印刷・製本　三報社印刷株式会社

ⓒZEN-NIHONBYOIN SHUPPAN KAI, 2010.

・本書に掲載する著作物の複製権・翻訳権・上映権・譲渡権・公衆送信権（送信可能化権を含む）は株式会社全日本病院出版会が保有します．
・JCOPY ＜(社)出版者著作権管理機構　委託出版物＞
　本書の無断複写は著作権法上での例外を除き禁じられています．複写される場合は，そのつど事前に，(社)出版者著作権管理機構（電話 03-3513-6969，FAX03-3513-6979，e-mail：info@jcopy.or.jp）の許諾を得てください．

定価はカバーに表示してあります．
ISBN　978-4-88117-051-9　C3047